中药的现代研究与临床应用

路帅　朱太平　郭建利◎主编

吉林大学出版社
·长春·

图书在版编目（CIP）数据

中药的现代研究与临床应用 / 路帅，朱太平，郭建利主编. -- 长春：吉林大学出版社，2022.6

ISBN 978-7-5768-0326-6

Ⅰ. ①中… Ⅱ. ①路… ②朱… ③郭… Ⅲ. ①中药学—研究 Ⅳ. ① R28

中国版本图书馆 CIP 数据核字 (2022) 第 153775 号

书　　名　中药的现代研究与临床应用
　　　　　ZHONGYAO DE XIANDAI YANJIU YU LINCHUANG YINGYONG
作　　者　路　帅　朱太平　郭建利　主编
策划编辑　殷丽爽
责任编辑　官　鑫
责任校对　刘守秀
装帧设计　李文文
出版发行　吉林大学出版社
社　　址　长春市人民大街 4059 号
邮政编码　130021
发行电话　0431-89580028/29/21
网　　址　http:/ / www. jlup. com. cn
电子邮箱　jldxcbs@ sina. com
印　　刷　天津和萱印刷有限公司
开　　本　787mm × 1092mm　1/16
印　　张　19.75
字　　数　300 千字
版　　次　2023 年 1 月　第 1 版
印　　次　2023 年 1 月　第 1 次
书　　号　ISBN　978-7-5768-0326-6
定　　价　98. 00 元

前言

中医药学是我国广大劳动人民几千年来同疾病做斗争的经验总结，中药是中医药学的重要组成部分，是我国历代人民在漫长的岁月里与疾病做斗争过程中使用的重要武器，几千年来它为中华民族的生存繁衍和文明进步做出了重要贡献。而运用现代科学方法进行中药的药理研究，是继承和发展祖国医药学遗产的一个重要方面，对于促进传统医药学与现代医药学之间的沟通与交流，推动中医药学走向世界具有重要的现实意义。新中国成立以来，特别是改革开放以来，医药卫生科技工作者在中药基础研究和临床应用方面做了大量的工作，在各个领域都有了飞速地发展。随着社会的发展，中医药学进行了大量的临床研究、实验探索，为中医学的发展做出了重大贡献，使中医科学达到了新的水平。

本书内容共分为六章，第一章为中药基础知识概述，主要从六个方面进行了介绍，分别为中药的概念和起源、中药药性理论、中药的配伍与组方、中药的用法与剂型、中药的禁忌、中药的命名；第二章为中药学理论哲学原理，主要从四个方面进行了介绍，分别为整体学说、类象学说、阴阳学说、五行学说；第三章为现代中药药理学研究，主要从九个方面进行了介绍，分别为中药药理学概述、中药药性的研究、中药毒理学研究、解表药药理学研究、清热药药理学研究、理气药药理学研究、活血化瘀药药理学研究、补虚药药理学研究、其他中药药理学研究；第四章为现代中药的临床应用研究，主要从四个方面进行了介绍，分别为中药在内科疾病的临床应用、中药在外科疾病的临床应用、中药在儿科疾病的临床应用、中药在妇科疾病的临床应用；第五章为现代中药临床药学服务研究，主要从三个方面进行了介绍，分别为中药药物警戒理论、中药安全性影响因素、中药安全性评价；第六章为现代中药应用创新发展，主要从三个方面进行了介绍，分别为中药养生与健康管理、互联网与中药的结合、中药临床应用的新探索。

本书由路帅、朱太平、郭建利共同担任主编。具体分工如下：路帅编写了第一章至第二章（共计 12.1 万字）；朱太平编写了第三章（共计 11.6 万字），郭建利编写了第四章至第六章（共计 11.6 万字）。

在撰写本书的过程中，作者得到了许多专家学者的帮助和指导，参考了大量的学术文献，在此表示真诚的感谢。本书深入浅出地系统介绍了中药学的基础知识、临床应用以及现代研究，但由于作者水平有限，书中难免会有疏漏之处，希望广大同行及时指正。

作者

2021 年 11 月

目 录

第一章 中药基础知识概述

本章内容为中药基础知识概述，主要从六个方面进行了介绍，分别为中药的概念和起源、中药药性理论、中药的配伍与组方、中药的用法与剂型、中药的禁忌、中药的命名。

第一节 中药的概念和起源

一、中药的概念

中药，是相对于西药进入我国后产生的一个相对性概念。由于在使用之初就缺乏明确的概念规范，并且随着药学的发展，当初的概念也已变化，尤其与中药相对的西药的概念变化，使中药概念在实际应用中比较混乱，中药理论学的空缺也使这种混乱难以从根本上解决。本节将首先阐明中药与草药、中药与天然药物、中药与中华民族用药、中药与中国生产药物、中药与中医使用药物的区别，这些内容阐明之后，中药的概念也就基本清晰了。

中药，古称“本草”，是取“药物以草为本”之意，说明中药中的草本药物居多，所以用“本草”代指中药。因此，中药学古代称之为“本草”学。然而，现今中药的概念已经与古代“本草”概念不同，由于中药范围的扩大，中药来源不但包括植物，也包括动物、矿物及合成化合物等，恰当地界定中药的概念比用“本草”指代中药更合理、更规范、更便于推广应用。

首先，中药不同于“草药”。现代所称“草药”是指广泛流传于民间，而在正规医院不常用，且缺乏系统的加工炮制，也缺乏系统的性能功用描述的一部分天然药物及其加工品。简单地说，草药就是民间药，用药过程是凭经验用药，缺乏系统的理论指导。但中国的草药是中药产生的土壤和后备军，当一个被实践证明有效的草药由感性认识上升到理性认识后，草药也就变成了中药，这就是中药与草药的区别与联系。

其次，中药不同于天然药。天然药是泛指一切具有药用价值或药用有效成分的植物、动物、矿物。许多天然药物可以成为中药，但必须按中药理论加工、炮制、阐述和应用，否则只能称其为天然药物或“生药”（生货原药之意），有些中药也不是天然药物，如冰片、红粉、砒霜等。有些天然药也可做西药，如用作泻药的大黄、用作甜味剂的甘草等，所以不能说中药就是天然药物。

再者，中药不同于中华民族药。民族药是一个民族习用的药物。中华民族大家庭中各民族有各民族的用药习惯和用药理论，如藏药、蒙药、维药等。中药是以汉族用药为基础的，融合了东方其他民族用药经验，并形成了自己独特的应用理论体系的药物群体。因此，中药是以汉族用药为基础而又超出汉族用药范畴的药物群体。

还有，中药也不能定义为中国产的药。诚然，中国地大物博，资源丰富，中药绝大多数产于中国，但也有进口中药，如乳香、没药、番泻叶、血竭、犀角、羚羊角等。并且，中国产的药也不都是中药，也有西药，各种抗生素类等大多数西药中国都已生产，中国产的一些动物、植物、矿物药有些也被直接用作西药或西药原料药，如滑石粉、激素类药物合成的原料药薯蓣等。

如果说，中药就是中医用的药，也不确切。比如现代中医也使用消毒杀菌药“红药水”“碘酒”等，并不能因此而称“红药水”“碘酒”为中药。反之，西医医生用小金丹治疗乳腺增生，我们也不能说小金丹是西药，因为小金丹是按中药理论制剂而成的，其应用也是用其活血化瘀的功效。特别是中西医结合以来，西医医生用中药、中成药已非鲜见，所以不能单凭应用者定义中药。

综上所述，中药有别于草药、天然药、民族药，也不适合用产地和应用者定义。为区别于上述的药物类别，我们试图给出准确的中药定义，即中药是指按中药理论进行采收、制备、阐述和应用的一类药物的总称，是在中药理论的药源论、药性论、药效论、方药论、制药论、用药论和服药论约束下的一类药物的总称。

中药的特点是理论性、整体性、民族性、地域性和天然性。

（1）理论性，就是中药自基源始至用药、服药都有一套独特的理论，自成体系，也就是说，中药是中药理论约束下的药物，脱离了中药理论就无中药可言，或者说就不是中药，如生姜、葱白、花椒，烹调用于调味，此时不能说某菜中加入某中药。

（2）整体性，一是指中药单味药是统一的，其中某单一成分不能完全代替中药，如黄连素不能代替黄连，硫酸钠不能代替石膏等；二是指一个处方就是紧密的有机整体，不是堆砌物，缺一味、多一味或剂量的变化，药效都有所不同或相去甚远。

（3）民族性，一是指中药以汉族用药为主；二是指中药与中华民族文化密切联系，尤其与中国古代哲学理论的联系更为密切。

（4）地域性，一是指中药多产于中国；二是指中药的产地不同，疗效也就不同；三是指中药在不同地方应用，效用也不相同。

（5）天然性，一是指中药的来源多为天然的动植矿物；二是指许多野生药物优于人工来源药物的作用。

二、中药的起源

中药的起源和整个医学体系一样，也是随着生产的逐步发展而产生出来的。我国古代的许多典籍中，都有关于“神农尝百草”的传说。例如:《淮南子》载:“神农尝百草之滋味，水泉之甘苦，令民知所避就，一日而遇七十毒”[1];《史记》载:“神农以赭鞭鞭草木，始尝百草，始有医药”[2];《通鉴外纪》载:“民有疾病未知药石，炎帝始味草木之滋，尝一日而遇七十毒”[3]。说明了先民在生产实践中创造医药的过程。对于“神农”，我们当然不能把他看作一个具体的人，而应把他当作原始社会的农业经济时期的代表。

根据考古学的研究，人类的出现大约是二、三百万年前的事。从目前发掘的材料看来，大约在五十万年以前，我们的祖先中国猿人（蓝田猿人→北京猿人→山顶洞人），已经生活在祖国的土地上。当时的原始人通过漫长岁月的反复实践，已经能够制造简单的工具。他们把石头砸成各种粗糙的石器，并已经知道运用火，历史上称为“旧石器时代”。这时的生产方式，以采集植物和猎取动物为主，属采集、渔猎经济时期。经过几十万年的历史发展，到了大约距今一万年以前，出现了磨制石器和陶器，才进入“新石器时代”。这时，农业与畜牧业已比较发达，此即传说中的神农氏时代。

原始人在最初的生产—寻找食物—活动中，在饥不择食的情况下，自然难免会误食一些有毒或有剧烈生理效应的动、植物，以致引起呕吐、腹泻、昏迷甚至死亡。经过无数次的反复试验，就形成某些动植物可食、某些不能食（食则有害）的认识。接着，慢慢地他们又发现：如果人有了某种病苦，当吃了这些原属不能

[1] 刘向 . 淮南子 [M]. 胡亚军译注 . 南昌：二十一世纪出版社，2015.

[2] 司马迁 . 史记 [M]. 杨燕起译注 . 长沙：岳麓书社，2019.

[3] 孔子 . 通鉴外纪 [M]. 张元济主编 . 北京：中央编译出版社，2015.

食的有害动植物后，反而可以解除疾苦。例如：原来便秘、腹胀的，吃了会致泻的动植物后，一泻之下顿觉轻松；原来烦躁、发狂、抽搐的，吃了会令人昏迷的动植物后，能够很快安静下来，等等。于是，他们便对这些动、植物获得第二个认识，即可以用来治病，这便是药物了。这两个认识经过无数次反复的实践，逐渐从口耳相传到结绳契刻，最后到文字记载，就逐渐形成为中药的知识。

基于以上观点，我们可以这样认为：自从有人类开始，原始人便在生产的同时开始了医疗活动，并逐步形成药物的知识。故药物的酝酿与萌发时期，早已同原始人的生活、劳动联系了。至于为什么历史典籍要特别强调神农呢，作者认为有以下三个因素：

（1）太远则湮渺而无据，难以取信于人；

（2）到了农业经济时期，才有可能把这些有疗效的药物通过引种留在氏族内，以备试验研究及发生疾病时的需要；

（3）这时出现的陶器，不但提高了原始人熟食的技术，并为“汤液”这一中药最重要的剂型创造了条件。

第二节　中药药性理论

一、中药药性的内涵

中药药性理论是经典中医药理论的核心组成部分，是指导中药应用实践的基本原则，是由古人在长期医疗实践中逐渐积累发展而形成的。正确认识中药药性的概念内涵，是理解中药药性理论的基本前提，对于展开中药药性理论的相关研究和指导实践应用具有重要的意义。随着《黄帝内经》和《神农本草经》的问世，中药药性理论初步建立，标志着人们对中药药性的认识完成了从经验积累到科学理论的升华。“药性”一词最早出现在《神农本草经》的序列中，云：“药有宜丸者，宜散者，宜水煮者，宜酒渍者，宜煎膏者，亦有一物兼宜者，亦有不可入酒汤者，并随药性，不得违越。”[1] 意指药物制剂的种类。古代文献中关于中药药性内涵的解析和记述，大多散见于各种本草著作的序列、总论或综合性医学文献中，其中对于“药性”一词的概念一直缺乏明确的阐述和定义，多要依据具体文意而定，其内涵和外延比较宽泛。现代众多学者通过较为坚实的文献研究，结合自身

[1]　未著撰人．神农本草经 [M]. 长沙：湖南科学技术出版社，2008：18.

实践经验，对中药药性的概念内涵进行了多维度的分析归纳和整理研究，使得中药药性的概念内涵逐步明确和清晰。有学者认为，药性是中药与疗效有关的各种属性和性质，是决定一种物质可以作为中药的性质或属性，并将药性理论分为基础药性理论和采制应用药性理论。基础药性理论内容较为广泛，包含了四气、五味、有毒无毒、归经、升降浮沉、色、臭、形等方面内容；采制药性理论包含了药物产地、采收时间、入药部位、炮制、收藏、服药等方面内容。有学者认为，中药之所以能治疗疾病，是因为中药自身具有与治疗有关的若干特性，称之为药性。药性是中药与治疗有关的性质和效能，包括药物发挥疗效的物质基础和治疗过程中所体现出来的作用。2006 年国家重点基础发展研究计划（973 计划）立项并启动了“中药药性理论继承与创新研究”项目，该项目在中医药理论指导下对中药药性进行了诠释，认为中药药性是中药与机体和环境相互作用后体现出来的基本属性，包括自然属性和效应属性两个方面。自然属性是效应属性产生的基础，包括中药的形质以及所含的物质成分等，是中药本身在形成（生长）过程中与自然环境相互作用而产生中药药性内涵概述的属性；效应属性是药物与机体相互作用后的表现属性，包括四气、五味、归经、升降浮沉、毒性等。有学者认为中药药性是对中药性质与功能的高度概括，包括本原药性和效应药性。本原药性是药物固有的、取决于种质与环境的客观属性，具有相对静态、隐性的特征；效应药性是对药物作用于机体产生效应的主观认知，取决于中药的应用条件，具有动态、条件显性的特征。有学者认为中药药性即中药性能，中药性能包含药物的性质和药物的功能两个部分。以前者为主的内容称为药物的基础药性，包括四气、五味、归经、升降浮沉、毒性等内容；以后者为主的内容称为药物的功能药性，是药物治疗作用的直接概括并通过作用于机体而反映出来，也是多种药性的综合作用。还有学者在《中药药性学》中提出，中药药性是药物与疗效、安全性有关的性质和性能的统称，其基本内容包括四气五味、升降浮沉、归经、刚柔、润燥、补泻、有毒无毒等内容。经过现代学者的持续研究和阐发，中药药性的内涵和主要内容逐渐清晰，可大致总结如下：中药药性又称中药性能，是中药与疗效有关的各种属性和性质的总称。中药药性包括自然药性和效应药性两个方面，自然药性是效应药性产生的基础。自然药性是药物固有的，由种质、生长环境等自然条件所赋予的，包括药物的形、质、色、气味、化学成分等，因自然生长环境的不同和变化而不同，从而也影响了效应药性；效应药性是药物与机体相互作用后表现出来的属性，包括四气、五味、归经、升降浮沉、毒性等。效应药性不仅以自然药性为基础，同时也受到炮制、配伍等外在客观因素的影响。

二、中药四气

（一）《内经》中的四气内涵

中医学中的四气，源于《内经》的四时理论，代表药食物的寒、热、温、凉四种特性，这种特性是根据药食物阴阳气的多寡，和对人体阴阳盛衰、寒热变化的作用倾向来划分的。除四气外，《内经》还提出了“平气”的概念，所谓平气，即“无过者也”。《素问·五常致大论》曰：“生而勿杀，长而勿罚，化而勿制，收而勿害，藏而勿抑，是谓平气”[1]，故这里的平气是指一切无偏性的平和之气，体现在药食物的特性上面则用“和”来表示，如“酸和”“辛和”“甘和”等，与寒、热、温、凉一起表达药食物的另一种特性，即不具有明显阴阳寒热偏性的平和之气。后世常常用“平”来表达《内经》中所提到的“和”气，或者概括为平和之气。故四气有时也包含平气，进而将药食物分为寒、热、温、凉、平五种不同属性。

《内经》有时会用不同的字词代替寒、热、温、凉的表达，如《素问·五常致大论》中所提到的“治温以清……治清以温……”[2]，便是用“清”代指“凉”，“温者清之，清者温之”（《素问·至真要大论》）中的“清”义同上。《灵枢·师传》云：“食饮者，热无灼灼，寒无沧沧。”[3]这里用“灼灼”表示“热”，用“沧沧”表示“寒”。

（二）四气的定名依据

四气作为寒，热、温、凉、平等药性的统称，最早见于《神农本草经》，并以四气作为正名。

宋代寇宗奭在他的《本草衍义》中提出，“气”应是指香臭之气，而描述药物的性质应该用“性”字；明代陈嘉谟在《本草蒙筌》中明确提出“四性”，认为“气”字为后人误书，应该改为“四性”。但本词最早名称四气系由《神农本草经》提出，而《神农本草经》作为我国古代第一部本草学专著，具有不可取代的地位。后世的重要本草学著作如《本草经集注》《汤液本草》《本草纲目》均引用此书四气的记载，以四气作为正名，所以四气作为规范名便于达成共识，符合术语定名的约定俗成原则。

普通高等教育中医药类规划教材，凌一揆主编《中药学》和高学敏主编《中

[1] 龙伯坚，龙式昭 . 黄帝内经集解：素问 [M]. 天津：天津科学技术出版社，2016.
[2] 龙伯坚，龙式昭 . 黄帝内经集解：素问 [M]. 天津：天津科学技术出版社，2016.
[3] 佚名 . 黄帝内经 · 灵枢 [M]. 太原：山西科学技术出版社，2019.

药学》，以及《中药方剂学》在继承《神农本草经》观点的基础上对中药四气作了明确的阐述。现代有关著作均以四气作为规范名，如全国科学技术名词审定委员会审定公布的《中医药学名词》以及辞书类著作《中国中医药学术语集成·中药学》《中国医学百科全书·中医学》和《中医大辞典》《中医辞海》《中医药常用名词术语辞典》等均以四气作为规范名。已经广泛应用于中医药学文献的标引和检索的《中国中医药学主题词表》也以四气作为正式主题词。现代有代表性的中药学著作如《中药学图表解》《中药学讲稿中华本草》等也以四气作为规范名。说明把寒、热，温、凉、平等功能药性的统称以四气作为规范名已成为共识。

我国 2005 年出版的由中医药学名词审定委员会审定的《中医药学名词》已将四气作为本词正名，故将四气作为本词正名符合科技名词协调一致的原则。

（三）四气的相关记载

四气一词始载于秦汉时期《神农本草经》，并以四气为正名，如该书卷三："彼子……药有酸、咸、甘、苦、辛五味，又有寒、热、温、凉四气，及有毒无毒……疗寒，以热药；疗热，以寒药。"[1] 其后历代重要的相关著作大多即沿用该书记载，以四气为正名记载本词，如南北朝时期陶弘景《本草经集注·序录上》："药有酸、咸、甘、苦、辛五味，又有寒、热、温、凉四气，及有毒、无毒，阴干、曝干，采治时月生熟，土地所出，真伪陈新，并各有法。"[2] 唐代孙思邈《备急千金要方》卷一"诸论"："又有酸、咸、甘、苦、辛五味，又有寒、热、温、凉四气，及有毒、无毒、阴干、曝干、采造时月、生熟、土地所出、真伪陈新，并各有法，其相使、相畏七情，列之如下，处方之日，宜善究之。"[3]

宋元的相关著作仍沿用该书记载以四气为正名记载本词，如宋代唐慎微《经史证类备急本草·梁陶隐居序》："药有酸、咸、甘、苦、辛五味，又有寒、热、温、凉四气，及有毒、无毒。"[4] 元代王好古《汤液本草·用药法象》"温凉寒热，四气是也，皆象于天。"[5] 元代李东垣《珍珠囊补遗药性赋助读》卷二："用药法象……天有阴阳，风寒暑湿燥火。三阴三阳上奉上，温凉寒热四气是也。温热者，天之

---

[1] 未著撰人．神农本草经 [M]. 长沙：湖南科学技术出版社，2008：18.

[2] 陶弘景．本草经集注（辑校本）[M]. 尚志钧，尚元胜辑校．北京：人民卫生出版社，1994.

[3] 孙思邈．备急千金要方 [M]. 张印生，韩学杰主编．孙思邈医学全书．北京：中国中医药出版社，2015.

[4] 唐慎微．证类本草 [M]. 上海：上海古籍出版社，1991.

[5] 王好古．汤液本草 [M]. 北京：中国医药科技出版社，2011.

阳也。寒凉者，天之阴也。此乃天之阴阳也。”[1] 同时尚出现了“四性”的名称，寇宗奭在他的《本草衍义》中提出，气应是指香臭之气，而描述药物的性质应该用“性”字，如《本草衍义·衍义总叙》：“药有酸、咸、甘、苦、辛五味，寒、热、温、凉四气。今详之：凡称气者，即是香臭之气；其寒、热、温、凉，则是药之性。论其四气，则是香、臭、臊、腥，故不可以寒、热、温、凉配之。”[2]

明清的相关著作大多以四气为正名记载本词。如明代李时珍《本草纲目·七方》：“制方之体，本于气味，寒、热、温、凉，四气生于天；酸、苦、辛、咸、甘、淡，六味成于地。”[3] 明代缪希雍《神农本草经疏·自序》：“寒、热、温、凉，四气生于天；酸、苦、辛、咸、甘、淡，六味成于地。”[4] 明代李中梓《本草通玄·用药机要》“药有四气：温、凉、寒、热，四气之本性也。”[5] 清代张山雷《本草正义·兔丝子》：“缪仲淳谓五味之中，辛通四气，《经》言辛以润之，兔丝子之属是也。”[6] 但明代陈嘉谟《本草蒙筌》认为“气”字为后人误书，应该改为“四性”，明确提出“四性”这一名词，如《本草蒙筌·四气》：“其古本序例中，并各条内气字，恐或后世误书，当改为性字，于义方允，仍寒热温凉四性。”[7]

另四气尚用作运气术语，即四之气，出《素问·六元正纪大论》：“其乃发也，以其四气。”[8]

现代有关著作均沿用《神农本草经》记载以四气作为本词正名，同时又均以“四性”作为本词的又称。如《中医药学名词》《中国中医药学主题词表》《中医药常用名词术语辞典》《中医大辞典》《中药学》（凌一揆）、《中药学》（高学敏）、《中药方剂学》《中国中医药学术语集成·中药学》《中国医学百科全书·中医学》《中华本草》等。

关于四气的含义，我国 2005 年出版的由中医药学名词审定委员会审定公布的《中医药学名词》释义为“寒、热、温、凉、平等功能药性的统称”，该释义客观、准确地表达了四气的科学内涵和本质属性。

---

[1] 李东垣 . 珍珠囊补遗药性赋助读 [M]. 朱克俭，朱沛，王凤雷主编 . 长沙：湖南科学技术出版社，2010.

[2] 寇宗奭 . 本草衍义 [M]. 颜正华点校 . 北京：人民卫生出版社，1990.

[3] 李时珍 . 本草纲目 [M]. 太原：山西科学技术出版社，2014.

[4] 缪希雍 . 神农本草经疏 [M]. 太原：山西科学技术出版社，2013.

[5] 李中梓 . 本草通玄 [M]. 北京：中国中医药出版社，2015.

[6] 张山雷 . 本草正义 [M]. 太原：山西科学技术出版社，2013.

[7] 陈嘉谟 . 本草蒙筌 [M]. 北京：中医古籍出版社，2009：16.

[8] 龙伯坚，龙式昭 . 黄帝内经集解：素问 [M]. 天津：天津科学技术出版社，2016.

（四）四气的运用所蕴含的中医治则治法

四气的运用蕴含了中医的治则治法，其中包括正治、反治和反佐法。正治，是指采用与病证性质相反的方药以治疗的治疗原则，由于采用的方药与病证的性质相逆，故又称逆治。《素问 · 至真要大论》云："逆者正治。"[1]张介宾注曰："以寒治热，以热治寒，逆其病者，谓之正治。"[2]故此法体现在四气方面便是《内经》所说的"寒者热之，热者寒之，温者清之，清者温之。"《素问 · 刺热》篇中的"诸治热病，以饮之寒水乃刺之，必寒应之，居止寒处，身寒而止也"[3]，便是用四气正治法治疗热病的具体做法。

反治，指顺从病证的外在假象而治的治疗原则。由于采用的方药性质与病证中假象的性质相同，故又称为从治。当疾病发展到一定程度时，其表象会出现与本质相反的症状，比如本质为寒证的疾病反而表现为一派热象，或本质为热性的疾病反而展现出一派寒象，这种情况我们一般称其"真寒假热"证或"真热假寒"证。《素问 · 至真要大论》曰："反治何谓？岐伯曰：热因寒用，寒因热用，塞因塞用，通因通用"，理解这句话不能望文生义，有学者认为这里当作"热因热用，寒因寒用"来理解，当临床出现"真热假寒"现象时，要遵循疾病本质用寒药来治疗；出现"真寒假热"现象时，同样要遵循疾病的本质用热性药来治疗。

中医学教材将反佐归纳为方剂配伍方法和服药原则的范畴。运用反佐法，是为了灵活调整方剂中药物的药性，防止病人对药物治疗产生格拒现象，以便更好地发挥药效。首先从方剂配伍方法来说，反佐便是在热剂中配入一些寒凉药，或在寒剂中加入一些温热药，如往白通汤中配入猪胆汁和童尿，或在滋肾丸中配入一些肉桂。从服药方法来讲，用寒药治热证用热服法，热药治寒证用凉服法，以防格拒太过而呕吐。反佐之说源于《素问 · 至真要大论》："奇之不去则偶之，是谓重方，偶之不去则反佐以取之，所谓寒热温凉，反从其病也。"《素问 · 五常致大论》中的"治热以寒，温而行之；治寒以热，凉而行之；治温以清，冷而行之；治清以温，热而行之"，体现的就是服药原则中的反佐法。

（五）四气的使用原则

《内经》中多处提到了四气的使用原则和禁忌，如《素问 · 六元正纪大论》中的"用寒远寒，用凉远凉，用温远温，用热远热，食宜同法"，先后强调了六

[1] 黄帝内经素问 [M]. 北京：人民卫生出版社，2011.

[2] 张景岳 . 景岳全书系列 传忠录 [M]. 北京：中国医药科技出版社，2017.

[3] 黄帝内经素问 [M]. 北京：人民卫生出版社，2011.

次，足以证明其重要性，中医称此为“因时制宜”，若不遵循此法，则“寒热内贼，其病益甚”“无者生之，有者甚之”“不远热则热至，不远寒则寒至”[1]。但也有特殊情况可不必遵循因时用药的原则，如“发表不远热，攻里不远寒”，对此，唐·王冰注曰：“如是则夏可用热，冬可用寒；不发不泄，而无所畏忌，是谓妄远，法所禁也。”[2] 即发汗解表、泄下攻里之法，可不必拘于时令之寒热，以免耽误病情，然而如果不是应用于发表或泄下这两种情况，用药就必须有所忌惮，这种情况可概括为“因病制宜”，“发不远热，无犯温凉”也是同样的意思。

此外，还要注意疾病的阴阳寒热虚实对四气运用的影响。如《素问·至真要大论》云：“有病热者，寒之而热；有病寒者，热之而寒。二者皆在，新病复起，奈何治？岐伯曰：诸寒之而热者取之阴，热之而寒者取之阳，所谓求其属也。帝曰：善。服寒而反热，服热而反寒，其故何也？岐伯曰：治其王气，是以反也。”[3] 病热者，寒之而热，乃因阴虚而发热，故当补阴而非清热；病寒者，热之而寒，乃因阳虚而发寒，故当补阳而非散寒。亦即寒热虚证，而非实证，临床用药须补而非泻，这种情况也可概括为“因病制宜”。

（六）四气的现代研究

1. 物质基础研究

探索药性与所含成分的相关性，是中药现代化的研究重点。中药的化学物质是其发挥药效的物质基础，化学物质可分为有机化合物和无机化合物两大类，其中有机化合物根据其产生途径又可分为初生物质和次生物质，目前，对中药四性物质基础的研究主要针对以上三个方向。有研究将黄芩拆分为苷元、苷类、多糖三种组分，干预寒、热模型大鼠，并检测能量代谢相关酶的表达，结果显示黄芩全成分、苷元组分、苷类组分可明显抑制热证大鼠能量代谢，且苷元、苷类作用效果与全成分十分相似，推测黄芩寒性的物质基础是苷元和苷类。有学者提取了9种中药的挥发油，并通过回归分析挥发油与药性的关系，发现挥发油中单萜和四气相关，且成分含量越高，热度越高。有学者认为中药入血成分可能是治疗疾病的物质基础，通过比较桃仁体外样品和血瘀模型给药后血清HPLC图谱，以及寒、热所致的不同血瘀证含药血清HPLC图谱，发现桃仁在两种血瘀证大鼠的入血成分不尽相同，热证互结证相较寒凝血瘀证多一个体外实验证实的热证入血成

[1] 黄帝内经素问 [M]. 北京：人民卫生出版社，2011.

[2] 王冰注 . 重广补注黄帝内经素问 [M]. 北京：中医古籍出版社，2015.

[3] 黄帝内经素问 [M]. 北京：人民卫生出版社，2011.

分的信号峰，且其他信号峰物质含量也有较大差异。有研究显示，牡蛎、石决明、瓦楞子三种中药水煎液含有相似的无机元素，并且含量的高低也有近似的顺序，依次为 Ca、Mg、K、Mn、Fe、Cu 或 Zn、Se（Cr）、Mo（Co），无机元素的种类和含量的近似可能是这三种中药药性相似的原因。

中药材可通过炮制实现缓和、增强甚至改变中药药性，在中国古代，该学说仅停留在理论层面，现代研究结果将其具体化，从实际数据中阐述了炮制调和药性的作用机制。有学者采用 PITC－HPLC 法，建立了黄柏中所含有的 17 种氨基酸含量检测方法，并对生黄柏和炮制品进行了总氨基酸含量检测，结果显示酒黄柏含量相对于生黄柏有所升高，而盐黄柏有所降低，推测这可能是酒炙使黄柏热性增强，盐炙使热性减弱的物质基础。有学者建立姜黄连炮制前后的 HPLC 指纹图谱，并进行药性指标关联度分析，结果发现四个关联度较大的特征峰，其中两个为已知成分——小檗碱和盐酸巴马汀，从峰面积结果可知，干姜制黄连的两种成分含量低于生姜制黄连和生黄连，这可能是干姜制黄连寒性更弱的原因。

从近年的四气与物质基础关系的研究来看，虽然探索到一些药性与化学成分的相关规律，但多是针对单一药材或一类药材，仍旧缺乏对中药系统性的整体研究，尚未找到可适用于鉴定全体中药材四气分类的标准物质或药效团指标。

2. 生物效应研究

现代四气生物效应研究主要从中枢神经系统、自主神经系统、内分泌系统、能量代谢等方面探讨四气的本质。

（1）对中枢神经系统功能的影响

多数寒凉药对中枢神经系统具有抑制性作用。寒凉药可使大鼠脑内多巴胺β—羟化酶活性降低，多巴胺、肾上腺素等神经递质含量下降。相反，多数温热药则对中枢神经系统呈现兴奋性作用，可使大鼠脑内多巴胺β—羟化酶活性增强，多巴胺、肾上腺素等神经递质的含量增加，且维持在较高水平。

（2）对自主神经系统功能的影响

多数寒凉药能抑制自主神经系统功能，降低自主神经平衡指数，使交感神经活性、肾上腺皮质功能降低。多数温热药则能增强自主神经功能，升高自主神经平衡指数，提高交感神经活性、增强肾上腺皮质功能。

（3）对内分泌系统功能与基础代谢率的影响

温热药对内分泌功能具有兴奋作用，而寒凉药具有抑制作用。大鼠长期给予温热药，其甲状腺、卵巢、肾上腺皮质等内分泌系统功能增强，血清及垂体内促甲状腺激素（TSH）、黄体生成素（LH）升高，肾上腺皮质激素含量升高，肾上腺皮质激素的代谢产物 17 —羟皮质类固醇（17—OHCS）从尿液中排出增加。寒凉药则抑制内分泌系统功能，使大鼠血清及垂体内 TSH 下降，下丘脑促甲状腺激素释放激素（TRH）释放减少，肾上腺皮质激素含量降低，大鼠的动情周期延长。另外，温热药通常使机体的基础代谢率增加，而寒凉药通常使机体的基础代谢率降低。

综上所述，中药的四气是在长期的临床实践过程中，人们根据药物对机体的影响，即通过观察用药前后人体的变化，总结出来的药物特性。这种总结来源于临床实践，是药物与人体相互作用的结果，对于理解中药、研究中药、安全有效地使用中药具有重要意义。

3. 数据分析研究

数据挖掘可实现从中药各类实验数据中提取潜在价值的信息，从模糊且呈非线性趋势的药性与成分关系中，预测其中隐含的规律，满足现代中药药性深入挖掘的需求。采用数据挖掘应用于中药四气的研究当中，是对实验研究数据萃取精华的过程，也是证明中药四气理论的科学内涵并保持其特色的有效途径。有学者以 Apriori 算法，挖掘寒热药性与中药生境的关联规则，结果与“光照—寒热药性”假说部分吻合，强光区域寒性中药生长比例较高，弱光区域热性中药生长比例较高。有学者通过关联规则挖掘、可视化、构建系统发育树分析寒热药性—科属—分子骨架关系，发现以下三种关联较强：热性—乌头属—带哌啶和酯基的五元桥环烷烃；平性—红豆杉属—带一个环外双键的三元环；寒性—贝母属—带一个羰基和一个哌啶的六元环。目前有大量文献采用数据挖掘方法对中药寒热药性判别进行研究，依据中药基本信息进行建模后，再通过部分已知信息对所建模型进行测试。有学者获得寒热性中药荧光光谱后，采用 LLE、PCA 算法提取特征，再使用 RF、SVM 分别建立模型对中药寒热药性进行分类识别，四种分类方法正确率均在 80% 以上，LLE—RF 分类效果最好。依据“性—效—物质三元论”假说，有学者提出用马氏距离针对反映中药物质成分特性的紫外指纹图谱数据，计算相似性，并构建模型，达到预测中药寒热药性的目的。所建预测模型对指纹图谱的识别和预测以石油醚作溶剂最优，且与已报道的经典预测药性分类器相比，此预测模型识别性能更好。使用单一数据挖掘方法存在缺陷，无法完整分析数据规律，多种方法联合应用可实现优势互补，不仅可以将单个方法无法达成的目的实现，还可提高挖掘效率。李欢等将表达非线性的 softmax 回归与线性分类 PLS—DA 融合，建立 PLS—S—DA 算法识别寒热药性，并与 PLS—DA、KPLS—DA、softmax、SVM 和 RF 五种分类方法进行比较，结果显示 PLS—S—DA 分类效果最好，且可高效识别在大鼠血样数据集中的寒药和热药。

三、中药五味

（一）《内经》中的五味内涵

《内经》之五味，首先表示口尝之滋味，即药食物的酸、苦、甘、辛、咸五种基本的味道，有时也指六味，把淡味包含在内。五味还可指一种病理感觉，《素问·至真要大论》中提到的“民病喜呕，呕有苦”“目赤欲呕，呕酸善饥”“呕苦咳啰”“诸呕吐酸”等，皆是病理之味[1]。《内经》中的五味，除了表示口尝之滋味、病理之味外，更重要的是反映药食物的功效，或者说，五味可以通过药食物的功效反推出来。

（二）五味的定名依据

五味一词首载于《黄帝内经素问》，但关于五味理论内容则见于《神农本草经》。

《黄帝内经素问》一书中不仅首载五味一词，而且还记载了五味的来源、作用以及五味与五体及五脏的关系，这些论述为五味理论的形成奠定了基础。《神农本草经》中不仅出现了五味一词，并且对五味的含义进行了解释。其后历代相关著作均沿袭《内经》和《神农本草经》以五味作为本名词的正名。到明代《本草发挥》中提出“六味”一说，“六味”的说法在明代比较多见。虽在《黄帝内经素问》中就有“淡”味的体现，但由于淡味附于甘，所以此后“六味”的提法并未广泛流传。历代的著作多沿用五味一词，如南北朝的《本草经集注》；唐代的《新修本草》《备急千金要方》；宋代的《太平圣惠方》《证类本草》；元代的《汤液本草》；明代的《本草发挥》《本草蒙筌》《本草纲目》《神农本草经疏》；清代的《本草求真》《本草述钩元》等。这些著作均为历代影响较大的著作。所以五味作为规范名已达成共识，符合术语定名的约定俗成原则。

我国最新出版的由全国科学技术名词审定委员会审定公布的《中医药学名词》和普通高等教育中医药类规划教材《中药学》（雷载权）、《中药学》（高学敏）、《中药学》（凌一揆）、《中药方剂学》《中药学图表解》《中药学讲稿》和《中医学》等，以及辞书类著作《中国医学百科全书·中医学》和《中医大词典》《中医辞海》也以五味作为规范名记载。现代有代表性的中药学著作如《中华本草》和《中医

[1] 黄帝内经素问 [M]. 北京：人民卫生出版社，2011.

药常用名词术语辞典》等也以五味作为规范名。世界中医药学会联合会编制的标准类书《中医基本名词术语中英对照国际标准》也以五味作为标准词记载。这说明五味作为中药药性理论的重要内容之一的规范名已成为共识，符合术语定名的协调一致和约定俗成原则。

（三）五味的相关记载

我国现存最早的医方书《五十二病方》中对五味的概念有所记载，但五味一词始见于我国四大经典之一的《内经》，如《黄帝内经素问·阴阳应象大论》中曰："木生酸……火生苦……土生甘……金生辛……水生咸。"[1] 指出了五味的来源。《黄帝内经素问·藏气法时论》："此五者，有辛酸甘苦咸，各有所利，或散或收，或缓或急，或坚或夹，四时五脏，并随五味所宜也。"[2] 此处不仅体现出了五味的作用，且出现了五味一词。《黄帝内经素问·宣明五气论》中记载了五味与五脏的关系，如"五味所入：酸入肝，辛入肺，苦入心，咸入肾，甘入脾，是谓五入。"[3] 同时也有五脏与五体关系的相关记载，如"五味所禁：辛走气，气病无多食辛；咸走血，血病无多食咸；苦走骨，骨病无多食苦；甘走肉，肉病无多食甘，酸走筋，筋病无多食酸。是谓五禁，无令多食。"又《黄帝内经素问·至真要大论》："辛甘发散为阳，酸苦涌泄为阴，咸味涌泄为阴，淡味渗泄为阳。"[4] 论述了五味的作用及其阴阳属性，对临床用药起到了指导作用。《素问》中对于五味概念的来源及其与阴阳脏腑的关系做了详尽的论述，但对其含义却没有解释。

我国第一部本草学专著《神农本草经》系统总结了汉代及汉以前的药物学知识，其中不仅记载了五味一词，而且对五味的含义进行了解释。如《神农本草经·序列》云："药有酸、苦、甘、辛、咸五味。"[5] 其后的医书和本草书籍均沿用五味一词，如南北朝时期的《名医别录》卷一："玉屑，味甘，平，无毒。"[6]《雷公炮炙论》："五味子，雷公云：凡小颗、皮皱泡者，有白扑盐霜一重，其味酸、咸、苦、辛、甘，味全者，真也。"[7] 这些是五味在药物药性中的记载。梁代陶弘景《本草经集注》；唐代的《新修本草》《备急千金要方》；宋朝的《太平圣惠方》以及《太

---

[1] 黄帝内经素问 [M]. 北京：人民卫生出版社，2011.

[2] 黄帝内经素问 [M]. 北京：人民卫生出版社，2011.

[3] 黄帝内经素问 [M]. 北京：人民卫生出版社，2011.

[4] 黄帝内经素问 [M]. 北京：人民卫生出版社，2011.

[5] 徐树南 . 神农本草经 [M]. 石家庄：河北科学技术出版社，1996.

[6] 陶弘景 . 名医别录 [M]. 尚志钧辑校 . 北京：人民卫生出版社，1986.

[7] 雷敩 . 雷公炮炙论 [M]. 施仲安，校注 . 南京：江苏科学技术出版社，1985.

平惠民和剂局方》等均以五味作为本名词的正名。

宋金元时期，医学的学术环境宽松，医药交流开放，促进了中医学的发展。而中药的药性理论也在不断地发展与完善。宋代唐慎微在《证类本草》中曰："夫天地既判，生万物者，唯五气尔。五气定位，则五味生；五味生，则千变万化，至于不可穷已。"[1] 卿指出药物性味在临床应用中层出不穷，具有极大的灵活性。宋代寇宗爽在《本草衍义》中指出了五味对五体的生养作用，《本草衍义·序列上》曰："气坚则壮，故苦可以养气。脉软则和，故咸可以养脉。骨收则强，故酸可以养骨。筋散则不挛，故辛可以养筋。肉缓则不奎，故甘可以养肉。"[2] 小为五体疾病在临床用药中提供了依据。金代李果的《珍珠囊补遗药性赋》卷一："夫药有寒热温凉之性，酸苦辛咸甘淡之味，升降浮沉之能，厚薄轻重之用。"[3] 总结概括了药物的性能之一是五味。元代王好古对于五味的论述更为详尽。其在《汤液本草》中说："辛甘淡酸苦咸，五味是也，皆象于地。辛甘淡者，地之阳也。酸苦咸者，地之阴也。此乃地之阴阳也。味之薄者，为阴中之阳，味薄则通，酸、苦、咸、平是也。味之厚者，为阴中之阴，味厚则泄，酸、苦、咸、寒是也。气之厚者，为阳中之阳，气厚则发热，辛、甘、温、热是也。气之薄者，为阳中之阴，气薄则发泄，辛、甘、淡、平、凉、寒是也。"[4] 小其中不仅阐述了五味的定义，且对于五味各自的阴阳属性都给予了明确的划分。至此，五味理论已日趋完善。

明清时期，是中医学理论不断汇通与创新的时期。五味理论也得到了不断地补充和发展。明代徐彦纯的《本草发挥》对五味从不同角度进行了论述。如该书卷四"五多五伤"中道："多食咸，则脉凝泣而变色。多食苦，则皮搞而毛拔。多食辛，则筋急而爪枯。多食酸，则肉服而唇揭。多食甘，则骨痛而发落。此五味所伤也。"[5] 指出了过食五味对人体的影响。《五味之用》："苦直行而泄，辛横行而散，酸束而收敛，咸止而软坚，甘上行而发。"[6] 指出了五味各自的作用。在《用药法象》又有"六味"一说。如"此辛甘淡酸苦咸六味是也，皆象于地。"在《本草蒙鉴》与《景岳全书》中也有"六味"的体现，但是五味的说法更为普遍。且早在《黄帝内经素问》中便有淡味及涩味的体现，但是由于淡味附于甘，涩味附

[1] 唐慎微．证类本草 [M]. 上海：上海古籍出版社，1991.

[2] 寇宗奭．本草衍义 [M]. 颜正华点校．北京：人民卫生出版社，1990.

[3] 李东垣．珍珠囊补遗药性赋助读 [M]. 朱克俭，朱沛，王凤雷主编．长沙：湖南科学技术出版社，2010.

[4] 王好古．汤液本草 [M]. 北京：中国医药科技出版社，2011.

[5] 徐彦纯．本草发挥 [M]，北京：中国中医药出版社，2015.

[6] 徐彦纯．本草发挥 [M]，北京：中国中医药出版社，2015.

于酸，所以后世还是习称五味。明代刘文泰在前人的基础上进行了总结，补充了二十四则的内容。如《本草品汇精要》："一分二十四则……九曰味著酸辛甘苦咸也，十曰性分寒热温凉收散缓坚软也，十一曰气具厚薄阴阳升降之能也。"《本草蒙筌》专列五味篇，可以看出五味在药性理论中的重要性。明代李时珍的《本草纲目》，首次提出五味宜忌两方面的内容，使五味的内容更加充实。清代汪昂《本草备要》："凡药酸者能涩能收、苦者能泻能燥能坚、甘者能补能和能缓、辛者能散能润能横行、咸者能下能软坚、淡者能利窍能渗泄，此五味之用也。"[1] 总结补充了五味的作用，使五味理论更加完备。随着药性理论的进一步完善，五味一词作为本名词的正名被载于大多数的著作之中。如《普济方》《神农本草经疏》《本草征要》《类经》《本草崇原》《本草述钩元》等。

现代著作均沿用《内经》和《神农本草经》的记载，以五味作为本名词的规范名，如《中药学》（雷载权）、《中药学》（高学敏）、《中药学》（凌一揆）、《中药方剂学》《中药学讲稿》《中医学》《中药学图表解》《中国医学百科全书·中医学》《中华本草》《中医大词典》《中医辞海》《中医药学名词》《中医药常用名词术语辞典》《中医基本名词术语中英对照国际标准》。

综上所述，《内经》中记载的五味的来源、作用以及其阴阳属性等是五味理论形成的基础；《神农本草经》中记载的五味内容是五味药性理论形成的标志。南北朝的《本草经集注》；唐代的《新修本草》《备急千金要方》；宋代的《太平圣惠方》《证类本草》；元代的《汤液本草》；明代的《本草发挥》《本草蒙荃》《本草纲目》《神农本草经疏》；清代的《本草求真》《本草述钩元》等是五味理论的补充和发展，且这些著作均沿用五味一词作为规范名。

（四）五味的功效

1.“辛”味的功效

辛能散、能行、能润、能胜酸。辛味的前三种功效之间关系密切，主要体现在《素问·藏气法时论》中的“肝欲散，急食辛以散之，用辛补之，酸泻之”“肾苦燥，急食辛以润之，开腠理，致津液通气也”这两句话[2]。因为肝喜条达而恶抑郁，体阴而用阳，肝郁不舒时，辛能行气散郁，使肝气条达，辛味顺肝之性则为补，酸味逆肝之性则为泻。辛味的润燥作用是其发散作用应用的体现，人体因为肾阳不足，无力蒸腾气化津液，津液不能正常输入到肌表和头面诸窍而出现各种燥象，

---

[1] 汪昂.本草备要[M].北京：人民卫生出版社，1965.

[2] 佚名.黄帝内经·素问[M].北京：中国医药科技出版社，2016.

此时辛味药能宣通阳气，开发腠理，布津液化气以行水，故辛能润。辛能散，除了散郁的意思外，还有散邪之意。因“辛甘发散为阳”，且辛味入肺，肺病在皮毛，若肺脏受邪，皮毛腠理闭塞不通，可借助辛味发汗散邪。《内经》原文两次提到了“酸伤筋，辛胜酸”，这里我们从五行相克的角度去理解辛味的这个功效，根据五行相克理论，肺金克肝木，若因过食酸味而伤筋，则可用辛味来克酸，减轻对筋脉带来的伤害。

2.“甘”味的功效

甘能缓、能和、能补、能胜咸。《素问·脏气法时论》曰：“脾欲缓，急食甘以缓之，用苦泻之，甘补之”[1]。“甘能和”，一方面与“甘能缓”合为和中缓急之功，主治腹部拘挛疼痛不舒，如饴糖等；另一方面，“甘能和”是指甘味对药性有调和之功，此功效在《内经》原文中并没有直接提出，但在后世方剂配伍中应用广泛，如大枣、甘草等。甘能补，即甘味具有补益的功效，《灵枢·邪气藏府病形》篇记载：“少气者……阴阳俱不足，补阳则阴竭，泻阴则阳脱，如是者可将以甘药。”[2] 脉小即气血皆少，气血阴阳不足者皆可以甘味补之，如党参、熟地、阿胶等。《灵枢·九针论》还提到甘能治形苦志苦：“形苦志苦，病生于咽喝，治之以甘药”[3]，这也是利用甘味药补益作用的体现。甘味的缓、和、补益功能密切相关，中焦脾胃不足则腹部拘急疼痛，甘味之品能够通过补益脾胃达和中缓急之功。《内经》两次提到：“咸伤血，甘胜咸”，是因五行相克理论中，脾土克肾水，若因过咸伤血，可运用甘味来抑制咸味对血脉的伤害。

3.“酸”味的功效

酸能收敛固涩，能胜甘。《素问·藏气法时论》曰：“心苦缓，急食酸以收之。”[4] 这里的缓是指心气散逸，是因心气虚而导致全身血脉运行缓而无力的表现，而酸味具有收敛的作用，适用于收敛散逸的心气。又有“肺欲收，急食酸以收之，用酸补之，辛泻之”，因肺与秋相应，秋气收敛，故肺也以收敛为性，酸敛顺其性则为补，辛散逆其性则为泻。《灵枢·五味论》云“酸入于胃，其气涩以收”[5]，再一次强调酸味的收敛固涩之功，药如山楂、乌梅等。《素问·阴阳应象大论》云：

---

[1]　佚名．黄帝内经·素问 [M]. 北京：中国医药科技出版社，2016.

[2]　佚名．黄帝内经·灵枢 [M]. 太原：山西科学技术出版社，2019.

[3]　佚名．黄帝内经·灵枢 [M]. 太原：山西科学技术出版社，2019.

[4]　佚名．黄帝内经·素问 [M]. 北京：中国医药科技出版社，2016.

[5]　佚名．黄帝内经·灵枢 [M]. 太原：山西科学技术出版社，2019.

“甘伤肉，酸胜甘”[1]，《素问·五运行大论》亦云：“甘伤脾，酸胜甘”[2]，盖因肝木伐脾土，若因过食甘味而脾肉受损，可用酸味来克制其害。

4.“苦”味的功效

苦能燥湿、能降气、能坚阴、能胜辛。《素问·藏气法时论》曰“脾苦湿，急食苦以燥之。”[3] 因脾主长夏，长夏通于湿，但脾喜燥恶湿，苦能燥脾湿，以维持脾脏的正常功能。又曰：“肺苦气上逆，急食苦以泄之”“肾欲坚，急食苦以坚之，用苦补之，咸泻之。”前一句体现了苦能降气的功效，因肺以宣发肃降为和，苦能使气降，若肺气上逆，应急食苦来降气；后一句是说因肾藏阴精，苦味之品多能清热泻火以全阴气，即后世所说的泻火存阴之法，苦味顺其之性则为补，咸味逆其之性则为泻。《内经》有两处提到“辛伤皮毛，苦胜辛”，这是因为辛喜入肺，心火克肺金，若因过食辛味而伤皮毛，可用苦味之品克制辛发之性，以养护皮毛。

5.“咸”味的功效

咸能软坚、能养心、能胜苦。《素问·藏气法时论》中的“咸耎”即“咸软”，是软坚的意思，咸味药的软坚作用，既可配合化瘀药，用于治疗瘰疬痰核、瘿瘤、癥瘕痞块等症，又可配合行气药，化痰散结软坚。《素问·藏气法时论》还提到：“心欲软，急食咸以软之，用咸补之，甘泻之。”[4] 这里的“软”非软坚之意，应理解为养心、补心。咸水能泄心火，使“火自息而心自宁，故软之即所以补之”。《内经》两次提到“苦伤气，咸胜苦”，是因为火克金，若苦从火化则遏制肺气，则肺气不能舒伸，而咸水又能克苦火，故能治疗其伤气之弊。

（五）五味的现代研究

中药的五味也是中药的重要特性，是中医临床用药的重要依据。现代研究发现，中药的五味与药物所含的化学成分有一定关联性，每一种药味所对应的中药，其所含有的化学成分有一定的规律性。

（1）辛味中药

辛味中药主要含挥发油类成分，其次是生物碱、苷类等成分。挥发油是辛味中药发挥作用的主要物质基础。辛味中药主要见于芳香化湿药、开窍药、温里药、解表药、祛风湿药、理气药。辛味中药主要具有扩张血管、改善微循环、发汗、

---

[1] 佚名．黄帝内经·素问 [M]. 北京：中国医药科技出版社，2016.

[2] 佚名．黄帝内经·素问 [M]. 北京：中国医药科技出版社，2016.

[3] 佚名．黄帝内经·素问 [M]. 北京：中国医药科技出版社，2016.

[4] 佚名．黄帝内经·素问 [M]. 北京：中国医药科技出版社，2016.

解热、抗炎、抗病原微生物、调节肠道平滑肌运动等药理作用。

（2）甘味中药

甘味中药多含糖类、苷类、蛋白质、氨基酸、维生素等成分。甘味中药主要见于补虚药、消食药、安神药、利水渗湿药。甘味中药具有增强机体抗病能力、抗菌、解热、降血脂、降血压、降血糖、利尿等作用。

（3）酸味中药

酸味中药多含有机酸和鞣质。酸味中药主要见于收涩药、止血药。酸味中药主要表现抗病原微生物、凝固、吸附等作用。

（4）苦味中药

苦味中药多含生物碱、苷类、挥发油、黄酮、鞣质。苦味中药主要见于泻下药、理气药、清热药、活血药、祛风湿药。苦味中药主要有抗炎、抗菌等作用。

（5）咸味中药

咸味中药主要含无机盐成分。咸味中药主要见于化痰药、温里药。咸味中药具有抗肿瘤、抗炎、抗菌、致泻等药理作用。

综上所述，中药的五味不一定是真实的味道，更主要反映的是药物作用的特性。不同的化学成分可能是中药五味的物质基础。

（六）五味的使用禁忌

五味运用的恰当能治疗疾病，可若过食五味，也会对人体健康带来伤害，即“气增而久，夭之由也”[1]，提示长期服用、过量服用同一种效用的药食物，会导致人体阴阳失衡，脏腑气机失司，进而引发疾病？过食五味也是同样的道理，故要严格遵循“谨和五味”的使用原则，如《素问·生气通天论》所云：“谨和五味，骨正筋柔，气血以流，腠理以密，如是则骨气以精，谨道如法，长有天命”[2]，切忌过用。

1. 过食五味伤脏腑

“阴之所生，本在五味；阴之五宫，伤在五味”，这句话揭示了五味作用的双重性，强调使用应恰当有度，否则便会对人体五脏之阴精造成损害。又曰“是故味过于酸，肝气以津，脾气乃绝；味过于咸，大骨气劳，短肌，心气抑；味过于甘，心气喘满，色黑，肾气不衡；味过于苦，脾气不濡，胃气乃厚；味过于辛，

[1]　佚名 . 黄帝内经·素问 [M]. 北京：中国医药科技出版社，2016.

[2]　佚名 . 黄帝内经·素问 [M]. 北京：中国医药科技出版社，2016.

筋脉沮弛，精神乃央。”[1] 这一段提示过食五味对脏腑的伤害，过酸会导致肝津过多，进而影响脾气的传化和运输；肾主骨，脾主肉，过咸则伤肾劳骨，肾水侮脾土，进而导致肌肉短缩，又因水克火，肾水盛而上凌心火，导致心气被抑；过甘会导致脾土过于壅实，影响心气传子，造成喘满，脾土亢而伤肾，“故色黑而肾气不平”；又因“阳明络属心，子母之气相通”，过苦会造成心气盛，进而胃气强，胃强则脾阴绝，脾阴绝表现为脾气不濡，无法为胃转津，最终导致胃气厚；辛走肺金，过辛会导致肺金之气盛，盛则伐肝木，肝木伤而筋脉弛懈，金气盛则燥，津液不能相成而精神殃。

2.过食五味伤五体

《内经》多篇提到：“木生酸……在体为筋……酸伤筋。火生苦……在体为脉……苦伤气。土生甘……在体为肉……甘伤肉。金生辛……在体为皮毛……辛伤皮毛。水生咸……在体为骨……咸伤血。”即五行生五味，五味走五体，过食酸伤筋，过食甘伤肉，过食辛伤皮毛，过食咸伤血，血在脉内，也可理解为伤脉。这里有一个特殊情况：过食苦伤气，是因苦味性降而遏肺气，肺气不舒则伤。《素问·五藏生成》篇在五行相克理论基础上讨论了过用五味对五体的伤害，即“多食咸，则脉凝泣而变色；多食苦，则皮槁而毛拔；多食辛，则筋急而爪枯：多食酸，则肉胝（月刍）而唇揭；多食甘，则骨痛而发落，此五味之所伤也。”[2] 咸入肾，过食咸则肾水盛而克心火，故病在心脉；苦走心，过食则心气旺而克肺金，故病在肺所主之皮毛；辛入肺，多食则肺气行散太过而克肝木，故病在肝所主之筋爪；酸走肝，多食则肝气升发太过而伤脾肉，故病在肉与唇；甘入脾，过食则脾土满盛而克肾水，故病在肾所主之骨与发，“此五味之所伤也。”据此，《素问·宣明五气》篇明确提出五味所禁，若犯此五禁，则各有所病。

3.过食五味造成的其他伤害

偏嗜咸味还使人易患痈疡，正如《素问·异法方宜论》所说的：“食鱼而嗜咸……盐者胜血……其病皆为痈疡。”过咸易致血瘀，因为“多食咸，则脉凝泣而变色”[3]。《素问·宝命全形论》也有：“夫盐之味咸者，其气令器津泄”，是说咸味易使津液从脏器和脉道涌泄，致使血液黏稠，运行不利，而致血瘀。且咸味药多性寒，“寒独留，则血凝泣，凝则脉不通”[4]。痈疡和血瘀本质也是咸伤血脉的表现。

---

[1] 佚名.黄帝内经·素问 [M]. 北京：中国医药科技出版社，2016.

[2] 佚名.黄帝内经·素问 [M]. 北京：中国医药科技出版社，2016.

[3] 佚名.黄帝内经·素问 [M]. 北京：中国医药科技出版社，2016.

[4] 佚名.黄帝内经·素问 [M]. 北京：中国医药科技出版社，2016.

四、升降浮沉

升降浮沉，中药作用的四类趋向性。升是上升，升提；降是下降，降逆；浮是发散，上行；沉是泄利，收敛，下行。

（一）升降浮沉的定名依据

升降浮沉作为中药药性理论的重要内容之一，其概念最早起源于《内经》，但“升降浮沉”一词最早记载于《医学启源》。

《内经》中记载的气机升降出入和气味阴阳厚薄是升降浮沉理论的雏形《伤寒论》中总结的药物的治疗大法以及《本草拾遗》中的“十剂”等则为升降浮沉理论的具体应用。而自元代张元素《医学启源》中提出“升降浮沉”之名，其后历代的著作多有沿用，如元代的《珍珠囊补遗药性赋水汤液本草》，明代的《本草蒙筌》《本草品汇精要》《本草纲目》《类经》，清代的《本草备要》《本草述钩元》等。这些著作均为历代的重要著作，对后世有较大影响。所以“升降浮沉”作为规范名便于达成共识，符合术语定名的约定俗成的原则。

我国最新出版的由全国科学技术名词审定委员会审定公布的《中医药学名词》和普通高等教育中医药类规划教材《中药学》（雷载权）、《中药学》（高学敏）、《中药学》（凌一揆）、《中药方剂学风中药学图表解》和《中药炮制学》等，以及辞书类著作《中国医学百科全书·中医学》《中医大词典风中医辞海》也以“升降浮沉”作为规范名记载。已经广泛应用于中医药学文献的标引和检索的《中国中医药学主题词表》也以“升降浮沉”作为正式主题词。现代有代表性的中药学著作如《中华本草》和《中医药常用名词术语辞典》等也以“升降浮沉”作为规范名。世界中医药学会联合会编制的标准类书《中医基本名词术语中英对照国际标准》也以“升降浮沉”作为标准词记载。这说明“升降浮沉”作为中药药性理论的重要内容之一的规范名已成为共识。

（二）升降沉浮的相关记载

升降浮沉的有关记载始见于最早论述中医理论的经典著作《黄帝内经素问》。如《黄帝内经素问·六微旨大论》：“出入废，则神机化灭；升降息，则气立孤危。故非出入，则无生长壮老已；非升降，则无以生长化收藏。是以升降出入，无器不有。”[1]《黄帝内经素问·刺法论》又曰：“升降不前，气交有变，即成暴郁。”[2]论

[1]　佚名.黄帝内经·素问 [M]. 北京：中国医药科技出版社，2016.

[2]　佚名.黄帝内经·素问 [M]. 北京：中国医药科技出版社，2016.

述了气机升降出入是人体生理功能的基本形式，而天地之气的升降会影响人体疾病病势的趋向性。《黄帝内经素问·至真要大论》说：“辛甘发散为阳，酸苦涌泄为阴。咸味涌泄为阴，淡味渗泄为阳。六者或收或散或缓或急或燥或润或软或坚。以所利而行之，调其气，使其平也。”[1]《黄帝内经素问·阴阳应象大论》也提出：“味厚者为阴，薄为阴之阳。气厚者为阳，薄为阳之阴。味厚则泄，薄则通。气薄则发泄，厚则发热。”“其高者，因而越之；其下者，引而竭之；中满者，泻之于内。其有邪者，渍以为汗；其在皮者，汗而发之；其慓悍者，按而投之；其实者，散而泻之。”[2] 其中虽未明确提出升降浮沉的药性理论，但其中却隐含了药物治疗作用的趋向性，是药物升降浮沉理论的概括总结。《内经》中的这些理论为“升降浮沉”学说的形成奠定了坚实的基础。

汉代张仲景也很重视中药升降浮沉之特性。总结了汗、吐、下、温、清等治法方药，充分应用了药物的趋向性能。其中的汗法、吐法、温法是运用了药性升浮为主的药物组成的方剂；而下法、清法，则多是运用具有沉降药性的药物组成的方剂。如《伤寒论·辨少阴病脉证并治》：“少阴病，四逆，其人或咳或悸或小便不利或腹中痛或泄利下重者，四逆散主之。”[3] 四逆散中柴胡主升、疏肝气之郁结，枳实主降、导胃气之壅塞等，巧妙应用药物升降浮沉之特性，以升制降、以降制升、以浮制沉、以沉制浮。由此说明张仲景对中药升降浮沉药性理论的产生具有巨大影响作用。

唐代医家在前人理论的基础上进行了实践与总结，促进了升降浮沉理论的形成。如唐代陈藏器《本草拾遗·序列》：“谓药有宣、通、补、泄、轻、重、涩、滑、燥、湿十剂。”[4] 十剂分类法对后世影响很大。其中的宣、通、轻等剂具有升浮的趋向；而滑、泄、重等剂，则具有沉降的趋向。更从药性分类上有了类似升降浮沉的概括。这对升降浮沉药性理论的形成奠定了宝贵的基础。

金元时期，是我国医药学发展的重要时期。此期的基础理论与临床医学均取得了较大发展。升降浮沉理论也是在这个时期逐渐形成的。“升降浮沉”一词首载于金代张元素《医学启源》中，该书的《医学启源·用药备旨》中的“气味厚薄寒热阴阳升降之图”篇认为药物的气味厚薄可以制约其升降浮沉作用；“药性要旨”篇中正式以药物升降浮沉来概括药性，这是“升降浮沉”名词的最早记载；“用

[1] 佚名．黄帝内经·素问 [M]. 北京：中国医药科技出版社，2016.

[2] 佚名．黄帝内经·素问 [M]. 北京：中国医药科技出版社，2016.

[3] 张仲景．伤寒论 [M]. 北京：人民卫生出版社，2005.

[4] 陈藏器．本草拾遗 [M]. 芜湖：皖南医学院科研处，1983

药升降浮沉补泻法”篇则论述了药物的沉降特性与其他药性的关系[1]。其后“升降浮沉”一词作为药性理论多有沿用。如李东垣在《珍珠囊补遗药性赋·总赋》中曰：“升降浮沉之辨，豁然贯通，始可以言医，而司人命矣。”[2]指出了药物的“升降浮沉”在临床治疗中的重要性。且在《珍珠囊补遗药性赋·玄胡索》中曰：“以上凡药九十品，品各赋以短章。既明以升降浮沉，复主以君臣佐使。”[3]丰富了药物的升降浮沉药性理论，把药物的升降浮沉理论在用药中放在首位。在其《脾胃论》中则又论述了用药要顺应四时的升降浮沉之气，才能使人体升降浮沉之气生生不息。该书曰：“夫诸四时用药之法，不问所病，或温或凉，或热或寒，如春时有疾，于所用药中纳清凉风药；夏月有疾，加大寒之药；秋月有疾，加温气药；冬月有疾，加大热之药，是不绝生化之源也。”[4]而元代王好古的《汤液本草》全面继承了张元素的学术思想，如《汤液本草·用药法象》就是在张元素的理论基础上论述了药物升降浮沉的具体气味。至此，升降浮沉理论已日臻完善，成为药性理论不可或缺的重要部分。并且在金元的医籍中“升降浮沉”理论已在实践中得到了广泛应用。如元代王好古《汤液本草·甘草》：“小柴胡有柴胡、黄芩之寒，人参、半夏之温，其中用甘草者，则有调和之意。中不满而用甘，为之补，中满者用甘，为之泄，此升降浮沉也。”[5]元代朱震亨在金元医家的升降理论的基础上进行了全面总结，并创越鞠丸治六郁之病，在用药中注重药物的升降变化。如《金匮钩玄·六郁》中曰：“当升者不得升，当降者不得降，当变化者不得变化也。”[6]由此可见，升降浮沉理论在金元时期已经形成完整的理论体系。

明清时期，是中医学理论不断创新、汇通、综合和完善的时期。“升降浮沉”理论也得到了不断补充和发展。如明代陈嘉谟对昼夜、阴晴不同时间服用药物引起的升降浮沉作用的变化不同进行了论述。在其著作《本草蒙筌》中曰：“昼服之，则从热之属而升；夜服之，则从寒之属而降。至于睛日则从热、阴雨则从寒。所以求类，变化犹不一也。仍升而使之降，须知抑也；沉而使之浮，须知载也。”[7]明代李时珍《本草纲目》曰：“升者引之以咸寒，则沉而直达下焦；沉者引之以

[1] 张元素 . 医学启源 [M]. 北京：人民卫生出版社，1978

[2] 李东垣 . 珍珠囊补遗药性赋雷公炮制药性解合编 [M]. 上海：上海卫生出版社，1958

[3] 李东垣 . 珍珠囊补遗药性赋雷公炮制药性解合编 [M]. 上海：上海卫生出版社，1958

[4] 李东垣 . 脾胃论 [M]. 北京：人民卫生出版社，2005.

[5] 王好古 . 汤液本草 [M]. 北京：中国医药科技出版社，2011.

[6] 朱震亨 . 金匮钩玄 [M]. 北京：人民卫生出版社，1980

[7] 陈嘉谟 . 本草蒙筌 [M]. 北京：中医古籍出版社，2009.

酒，则浮而上至巅顶。”[1] 说明药物升降浮沉性味并非一成不变的，可以通过炮制改变其性味，从而改变其作用趋向。又曰：“酸咸无升，甘辛无降，寒无浮，热无沉。”[2] 说明药物的升降浮沉药与性味也有一定的关系。在《本草纲目·四时用药例》中亦指出：“李时珍曰：‘《经》云：必先岁气，毋伐天和。又曰：升降浮沉则顺之，寒热温凉则逆之。’”[3] 又提出药物的升降浮沉药性要顺应四时之气。清代汪昂在《本草备要》中曰：“凡药轻虚者浮而升，重实者沉而降，味薄者升而生，气薄者降而收，气厚者浮而长，味厚者沉而藏，味平者化而成。气厚味薄者浮而升，味厚气薄者沉而降，气味俱厚者能浮能沉，气味俱薄者可升可降。酸咸无升，辛甘无降，寒无浮，热无沉，此升降浮沉之义也。”[4] 指出药物的升降浮沉药性与其气味厚薄有关。清代吴塘《温病条辨》：“治上焦如羽（非轻不举）；治中焦如衡（非平不安）；治下焦如权（非重不沉）。”[5] 强调温病发展的阶段和病位不同，在方药选择上的升浮和沉降也不同。随着升降浮沉理论的日渐成熟，“升降浮沉”名称，已被大多数著作所采用，特别是本草类著作。如《类经》《本草蒙签》《本草品汇精要》《本草述钩元》等。

现代有关著作均沿用《医学启源》的记载以“升降浮沉”作为规范名，如《中药学》（雷载权）、《中药学》（高学敏）、《中药学》（凌一揆）、《中药方剂学》《中药炮制学》《中药学图表解》《中国医学百科全书·中医学》《中华本草》《中国中医药学主题词表》《中医大词典》《中医辞海》《中医药学名词》《中医药常用名词术语辞典》《中医基本名词术语中英对照国际标准》等。

总之，《内经》中记载的气机升降出入和气味阴阳厚薄是升降浮沉理论的雏形；《伤寒论》中的治疗大法以及《本草拾遗》中的“十剂”等则是升降浮沉理论的发展；而在《医学启源》是升降浮沉理论的形成。后世的《珍珠囊补遗药性赋》《汤液本草》《本草发挥》《本草蒙筌》《本草品汇精要》《本草纲目》《类经》《本草备要本草述钩元》等是升降浮沉理论的补充，且这些著作均沿用“升降浮沉”一词作为规范名。

从现代科学的角度对中药的升降沉浮认识还比较局限。已有的研究主要集中在挖掘药理作用与升降沉浮特性的内在关系等方面。

---

[1] 李时珍 . 本草纲目 [M]. 重庆：重庆出版集团，2006.

[2] 李时珍 . 本草纲目 [M]. 重庆：重庆出版集团，2006.》

[3] 李时珍 . 本草纲目 [M]. 重庆：重庆出版集团，2006.

[4] 汪昂 . 本草备要 [M]. 郑金生，整理 . 北京：人民卫生出版社，2017.

[5] 吴瑭 . 温病条辨 [M]. 北京：中国医药科技出版社，2012

（三）中药升降浮沉药性的辨别

经过历代医家的不断发展创新和总结，升降浮沉药性理论得到了充分普及和发展，成为中药药性理论的重要组成部分，也是指导临床用药的重要原则之一。随着对此理论现代认识的加深，中药升降浮沉药性的基本含义已经较为明确，确定药物升降浮沉药性的依据以及影响药物升降浮沉药性的因素也逐渐清晰和明了。但时至今日，多数版本的高等中医药院校《中药学》教材在对每味药进行具体阐述时，并没有列出药物升降浮沉归属一项，《中国药典》每味中药下也没有列出升降浮沉药性。升降浮沉药性理论并未像性味、归经等其他药性理论一样，将全部中药纳入其中。因此，依据药物升降浮沉药性理论总结更多中药升降浮沉药性的辨识规律尤为重要。通过文献研究基础上的总结归纳，认为辨识药物的升降浮沉之性可按以下几方面规律进行。

1. 根据药物的气味厚薄

根据药物的气味厚薄辨识升降浮沉药性的一般规律气味升降的基本原理可概括为：气味分阴阳，气为阳，阳气主上升，味为阴，阴味主下降。在实际应用中，气味还有厚薄之分，即阴阳中又分阴阳。药物气味厚薄阴阳与升降浮沉性能有密切联系，故辨识药物的气味厚薄对确定药物的升降浮沉药性极为重要。值得注意的是，药物用以辨识厚薄的“气味”概念，并不等同于药物四气五味的性味概念。

以气味厚薄作为判断药性阴阳的依据，再以药性阳升阴降的标准来推理升浮或是沉降的作用趋向是合理的。然而气味厚薄、药性阴阳的辨别依据至今仍缺乏统一的认识，这也给依此辨识中药升降沉浮药性带来一定的难度。有学者认为阴阳是药性的概括，有药性就有阴阳，不可无阴阳，也不可仅局限于阴阳。金、元各家乃至明、清各派的争论都离不开阴阳，虽然气味厚薄一直是理论发展的关键，但其本质还是以阴阳为总纲，在阴阳之中再细分阴阳，即阴中有阳，阳中有阴。但通过对于理论发展的历史源流梳理，历代医家对于如何明确区分药物的气厚、气薄，味厚、味薄，并没有明确的统一说法和客观标准，因此药性阴阳、气味厚薄也缺乏统一的认识，这也是中药升降浮沉药性理论现代发展研究的重点和难点。

2. 根据药物质地

中药的质地是指中药材形状、软硬、轻重、坚韧、疏松、致密、黏性或粉性等物性特征。药物的质地与药物升降浮沉的关系较为密切。如张元素《医学启源·用药备旨》云：桂枝“体轻而上行，浮而升”；石膏“体重而沉降”；厚朴“体重浊而微降”；白豆蔻“轻清而升”[1]。汪昂在《本草备要》中对药物质地与升降浮沉的关系作了精辟的概括：“轻清升浮为阳，重浊沉降为阴”，“凡药轻虚者浮而升，重实者沉而降。”如礞石“体重沉坠”、“体重而降”，故而“其性下行，阴也，沉也”；“诸木皆浮，而沉香独沉”，故而“性沉”，能“下气而坠痰涎”，“色黑沉水者良”[2]。对一般药物而言，花、叶、皮、枝等体质轻的药物多升浮，例如辛夷、薄荷、细辛、防风、荆芥等；种子、果实、矿物、贝介等质地沉重的药物多具有沉降之性，例如苏子、枳实、桃仁、朱砂、寒水石、牡蛎、鳖甲等。这是依据药物质地辨识药物升降浮沉之性的一般规律。

五、归经

（一）归经的定名依据

北宋时期，寇宗奭在《本草衍义》中论述“泽泻”时首先提出“归……经”的观点。

至金元时期，张元素在其所著的《珍珠囊》《医学启源》中正式把归经作为药性主要内容加以论述，对中药归经理论进行了系统整理研究。李杲在《珍珠囊补遗药性赋》中也对归经理论进行了进一步的补充。王好古的《汤液本草》徐彦纯的《本草发挥》又全面汇集了金元时期医家对归经的学术见解，标志着系统的归经理论已基本确立，其应用的名词多为“入”走“引”等。

归经一词的正式启用是清代的沈金鳌，他在《要药分剂》一书中对药物的归经作了较为全面的总结，他把历代本草论述归经的名称，如“引经”“响导”“行经”“走”“入”“归”等统称为归经。

现代有关著作均沿用沈金鳌的记载，以归经作为规范名，如全国中医药行业高等教育“十三五”规划教材《中药学》(钟赣生)、辞书类著作《中医大辞典》和《中国医学百科全书·中医学》等均以归经作为规范名。已经广泛应用于中医药学文献的标引和检索的《中国中医药学主题词表》也以归经作为正式主题词。现代有代表性的中药学著作如《中华本草》《中华临床中药学》等也以归经作为规范名。说明把药物对于机体某部分的选择性作用以归经作为规范名已成为共识，符合术语定名的约定俗成原则。

我国2005年出版的由全国科学技术名词审定委员会审定公布的《中医药学

[1] 张元素．医学启源 [M]. 北京：人民卫生出版社，1978.

[2] 汪昂．本草备要 [M]. 郑金生，整理．北京：人民卫生出版社，2017.

名词》已以归经作为规范名。所以归经作为规范名也符合术语定名的协调一致原则。

（二）归经的相关记载

中药归经理论的形成可以追溯到先秦的文史资料，如《韩非子》卷第七中记述："疾在腠理，汤熨之所及；在肌肤，针砭之所及也；在肠胃，火齐之所及也；在骨髓，司命之所属，无奈何也。"[1] 这可能是早期疾病及药物定位的初步概念。

《内经》是中医理论体系确立的标志，为归经学说的创立奠定了理论基础，如《黄帝内经素问·宣明五气》云"五味所入，酸入肝，苦入心，甘入脾，辛入肺，咸入肾，是谓五入"，《黄帝内经素问·至真要大论》载"夫五味入胃，各归所喜，酸先入肝，苦先入心，甘先入脾，辛先入肺，咸先入肾"[2]，均指出五味对五脏的选择性作用。《黄帝内经灵枢·九针论》载；"酸走筋、辛走气、苦走血、咸走骨、甘走肉，是谓五走也"[3]，明确了五味和筋、气、血、骨、肉之间的关系。《黄帝内经灵枢·五味》则论述了谷物之五味和五脏的关系："五味各走其所喜，谷味酸，先走肝，谷味苦，先走心，谷味甘，先走脾，谷味辛，先走肺，谷味咸，先走肾。"[4] 由上可知《内经》中"五入""五走"是五味与五脏之间具有特殊的对应关系，且五味对脏腑具有选择性作用，这成为后世推断药物归经的主要依据，可以认为是归经理论的雏形。

《神农本草经》论述青芝味酸补肝气，赤芝味苦益心气，黄芝味甘益脾气，白芝味辛益肺气，黑芝味咸益肾气，是药物归经在本草学中的早期体现。《神农本草经》中已有益肺气、养脾等和脏腑相关的功能记载，对某些药物主治的描述亦有近似归经的论述，如记载：大黄"荡涤肠胃"；沙参"补中，益肺气"；地肤子"主膀胱热，利小便"；大枣"安中养脾，助十二经，平胃气"；柴胡"主心腹，去肠胃中结气"等，其中大枣"助十二经"是本草学著作中有关药物归经最早、最明确的记载[5]。而且《神农本草经》对药物功能主治的趋向性论述影响了后世对具体药物归经的判定，如《滇南本草》《药品化义》均记载沙参"入肺经"，《汤液本草》《本草纲目》《药品化义》等均记载大黄"入手足阳明经"。

据此可知，在中医学理论体系确立后的较长一段时期内并没有归经理论，但

[1]　韩非．韩非子 [M]. 秦惠极校点．沈阳：辽宁教育出版社，1997.

[2]　佚名．黄帝内经·素问 [M]. 北京：中国医药科技出版社，2016.

[3]　佚名．黄帝内经·素问 [M]. 北京：中国医药科技出版社，2016.

[4]　佚名．黄帝内经·灵枢 [M]. 太原：山西科学技术出版社，2019.

[5]　未著撰人．神农本草经 [M]. 长沙：湖南科学技术出版社，2008.

已经出现了类似的概念萌芽。尤其是《内经》中较为明确地提出了药食中的五味可滋养脏腑、治疗脏腑疾病，这种五味与脏腑之间的选择性对应关系实为中药归经理论的先声。

汉代张仲景《伤寒杂病论》的问世，标志着中医学辨证论治理论体系的确立，其脏腑辨证、六经辨证和分经用药理论，对中药归经理论的形成产生了深远的影响。后世出现的六经用药的归经方法，如麻黄、桂枝为太阳经药，知母、石膏为阳明经药，附子、细辛为少阴经药等即肇始于此，这为中药归经理论的形成奠定了坚实的临床基础。

魏晋南北朝时期的《名医别录》中，也有一些有关归经思想的记述，如载有薤，“归骨”，韭，“归心，安五脏，除胃中热”；蒜，“归脾肾”；葫，“归五脏”等内容[1]。说明这一时期的药物学家亦注意到不同药物对脏腑经络的治疗作用具有选择性。唐宋时期的本草著作对某些药物功效的记载也体现了归经思想，如《新修本草》载“泽泻……逐膀胱、三焦停水”[2]，医家开始注意到中药治疗疾病具有一定的定位、定向性，某些中药只能对某一特定的脏腑病证产生治疗作用，如唐《食疗本草》中称绿豆“行十二经脉”，宋《图经本草》言瞿麦“通心经”等。

宋代本草著作中关于归经的记载虽然并不系统，或没有具体说明某种药物归入某一脏腑，也未归入中药基本理论的范畴，但它们从不同角度的记述，对后世归经学说的创立和发展有着一定影响。如《苏沈良方》的“论脏腑”中有：“凡所谓某物入肝，某物入肾之类……人之饮食药饵，但自咽入肠胃，何尝能至五脏。凡人肌骨、五脏、肠胃虽各别，其入腹之物，英精之气味，皆能洞达，但滓秽即入二肠。”[3] 阐述了药物精微之物无处不到，无所不及，同时也认识到药食之气对脏腑具有选择性治疗作用，所以亦体现了归经的概念内涵。寇宗奭在《本草衍义》中论述“泽泻”时提到“张仲景八味丸用之者，亦不过引接桂、附等，归就肾经”，首次提出“归……经”的观点[4]。

至金元时期，以刘河间、张子和、李东垣、朱丹溪为代表的四大家以及各流派的学术争鸣大大推动了医药理论的发展，而在中药学方面的归经理论也应运而生。易水学派的代表人物张元素在其所著的《珍珠囊》《医学启源》中正式把归经作为药性主要内容加以论述，对中药归经理论进行了系统整理研究。张元素尤

[1] 陶弘景．名医别录 [M]. 北京：人民卫生出版社，1986.

[2] 苏敬．新修本草 [M]. 安徽：安徽科学技术出版社，1981.

[3] 沈括，苏轼．苏沈良方 [M]. 成莉校注．北京：中国医药科技出版社，2012.

[4] 寇宗奭．本草衍义 [M]. 颜正华点校．北京：人民卫生出版社，1990.

其重视十二经辨证，主张分经用药，在他的《医学启源》一书中，总结了不少分经用药的经验，专列“各经引用”和“去脏腑之火”章节，如“太阳经羌活。少阳经柴胡”“黄连泻心火，黄芩泻肺火，白芍药泻肝火，知母泻肾火，木通泻小肠火，黄芩泻大肠火，石膏泻胃火”[1]。在“药类法象”一节中，有 90 余种药物记述了“入某经”“某经药”。张氏为中药归经理论奠定了一定的基础，给后人以较大的启示，在中药理论研究方面做出了很大的贡献。李杲在《珍珠囊补遗药性赋》中也对归经理论进行了进一步的补充，在“手足三阳表里引经主治例”章节中对十二经引经药做了进一步的修改，如“太阳（足膀胱手小肠）上羌活，下黄柏。少阴（足肾手心）上黄连，下知母”，并专列“诸药泻诸经之火邪”章节，提出“黄连泻心火，栀子、黄芩泻肺火，白芍泻脾火，柴胡、黄连泻肝胆火，知母泻肾火，木通泻小肠火，黄芩泻大肠火，柴胡、黄芩泻三焦火，黄柏泻膀胱火”，对归经理论进行了补充。

王好古的《汤液本草》、许彦纯的《本草发挥》全面汇集了金元时期医家对归经的学术见解，标志着系统的归经理论已确立。《汤液本草》明确指出每一药物的归经，并以列表的形式将归入各经的药物进行归纳，称为“向导图”，专载“入”“走”“引”经的药物达 80 余种，涉及有关内容的药物已达 147 味之多，如葱白“入手太阴经、足阳明经”，黄柏“足太阳经引经药”。《本草发挥》则强调以归经指导辨证用药，如“石膏，足阳明药也。又治三焦大热，手少阳也。仲景治伤寒阳明经证，身热目痛鼻干，不得卧”。据此可知，金元时期归经理论已基本确立。

这一时期还出现了“引经”（《医学启源》）、“行经”（《汤液本草》）等本词的多种曾称。如《医学启源》曰：“升麻……足阳明胃、足太阴脾引经药。”[2]《汤液本草》曰：“防风，足阳明胃经、足太阴脾经，乃二经行经之药。”[3]

明代医药学家尽管仍未明确提出归经一词，但在论述药物的药性时多遵循张元素的归经理论，且有所发展，如李时珍的《本草纲目》，刘文泰的《本草品汇精要》等著作。《本草品汇精要》论述每一种药物都设 24 个条目，其中专设了“行何经”一项，明确指出了药物的归经。《本草纲目》不仅继承了易水学派的归经理论，而且将归经理论与临床治病联系起来，在论述药物归经时，他把脏腑、经络、官窍等功能结合起来讨论，在某药归某经的基础之上又有“本病”“经病”“窍

---

[1] 张元素 . 医学启源 [M]. 北京：人民卫生出版社，1978.

[2] 张元素 . 医学启源 [M]. 北京：人民卫生出版社，1978.

[3] 王好古 . 汤液本草 [M]. 北京：中国医药科技出版社，2011.

病”之分，既体现了中医学的整体观，又使归经理论趋于准确。此外，对归经药物的“入气分”“入血分”都有比较详细的论述，进一步体现了药物作用的针对性和选择性，如“大黄乃足太阴、手足阳明、手足厥阴五经血分之药。凡病在五经血分者，宜用之。若在气分用之，是谓诛伐无过矣。”[1]同代李中梓之《本草征要》、贾所学之《药品化义》，皆用“入某经”一词，如《本草征要》载“紫苏，味辛，性温，无毒，入肺经。其气芳香，其性和融，温中达表，散风解凝。”[2]

明清医家大多将归经理论与临床实践心得相结合，使归经理论逐渐完善趋于成熟，促进了归经理论的应用和推广，如明代缪希雍的《神农本草经疏》、清代张璐的《本经逢原》、赵观澜的《医学指归》等。这一时期出现的归经曾称有“响导”(《本经逢原》)等。如《本经逢原》卷二曰：“白蒺藜性升而散，入肝肾经，为治风明目要药。风入少阴、厥阴经者，为响导。”[3]

归经一词的正式启用是清代的沈金鳌，他在《要药分剂》一书中对药物的归经作了较为全面的总结，把历代本草书中论述归经的名称，如元代李杲《珍珠囊补遗药性赋》称之为“引经”，元代王好古《汤液本草》称之为“行经”，清代张璐《本经逢原》称之为“响导”等，统一称为归经，如“每药首明主治，见药之功用不一也，次详归经，见药与经各有所入，不相袭也”[4]，并在每药项下都列出了归经。至此，归经理论作为中药药性的重要组成部分完全独立了出来，标志着传统中医形成了对中药选择性作用于脏腑经络的系统认识。

1958年由南京中医学院孟景春、周仲瑛主编的《中医学概论》首次将归经理论进行综合概括并作为中药基本理论进行论述，所谓归经，就是把药物的作用与五脏、六腑、十二经脉的关系，密切地结合起来，以说明某药对某些脏腑经络的病变，起着主要作用。全国高等医学院校中医药专业统编《中药学》教材，也持这一观点，将归经解释为“药物对于机体某部分的选择作用”，如《中药学》(凌一揆)、《中药学》(雷载权)、《中药学》高学敏)和《中药学》(钟赣生)。

现代有关著作均沿用沈金鳌的记载以归经作为规范名，如《中医药学名词》记载：“归经是中药作用归属、趋向于某脏腑、经络或特定部位等的定位、定向理论。”[5]辞书类著作《中医大辞典》记载：“将药物的作用与脏腑经络的关系结合起

---

[1] 李时珍 . 本草纲目 [M]. 重庆：重庆出版集团，2006.
[2] 李中梓 . 本草征要 [M]. 北京：北京科学技术出版社，1986.
[3] 张璐 . 本经逢原 [M]. 赵小青，裴晓峰校注 . 北京：中国中医药出版社，1996.
[4] 张璐 . 本经逢原 [M]. 赵小青，裴晓峰校注 . 北京：中国中医药出版社，1996.
[5] 中医药学名词审定委员会 . 中医药学名词 [M]. 北京：科学出版社，2005.

来，说明某药对某些脏腑经络的病变所起的治疗作用，谓之归经。”[1]用于中医药学文献的标引和检索的《中国中医药学主题词表》记载；“归经指药物对机体某部分的选择性作用，主要对某经或某几经发生明显作用，而对其他经则作用小，或无作用。”[2]以及《中医辞海》《中医药常用名词术语辞典》《中医学》《中药学》均持相同观点。现代有代表性的中药学著作如《中华本草》《中华临床中药学》等也以归经作为规范名。持相同观点的还有《中药学图表解》《中药炮制学》《中药方剂学》《张廷模临床中药学讲稿》《中医学》等，归经作为本词的规范名已形成共识。

（三）归经的现代研究

中药的归经是药物的作用以及其产生的效应的定向与定位，是药物功效与药理作用的综合体现。现代研究发现，有些中药的归经与其药理作用选择性相关；有些中药的归经与其所含有的主要化学成分在体内的分布靶器官相关；有些中药的归经与其所含的微量元素在体内的富集组织相关。可见，中药的归经实质是中药功效的宏观定向与定位，不同类别、不同功效的中药，其功效定位都有一定的规律性，客观、科学地揭示这种规律性，对于更好地利用中药，具有重要意义。

（四）归经研究中存在的问题

1. 归经理论的渊源上存在问题

（1）把归经理论的渊源上溯至先秦时期无充分证据

《中华本草》认为早在先秦文献中已有药物定位的概念，似乎归经理论在此间已具雏形。从其援引《左传》所记“疾不可为也，在肓之上，膏之下，攻之不可，达之不及，药不至焉”[3]可知，膏肓是指不可医治的绝症，并非明确的人体部位。所云既无药物定位的概念，也未能反映出药物作用趋向及其定位的认识。再则，《左传》作为编年体史书，为春秋末期鲁国史官左丘明记录春秋时期鲁国十二公（公元前722年—前468年）这一时期历史的著作，并非医学著作，且此间中医理论的基本框架尚未形成，因而没有充分理由证明归经理论的渊源发端于先秦时期。

---

[1]　李经纬，邓铁涛，等．中医大辞典[M]. 北京：人民卫生出版社，1995.

[2]　吴兰成．中国中医药学主题词表[M]. 北京：中医古籍出版社，2008.

[3]　左丘明．左传[M]. 蒋冀骋标点．长沙：岳麓书社，1988.

（2）将五入、五走作为归经产生的理论渊源是片面的

持《内经》五入、五走为归经理论渊源观点者，均依据前述《素问·宣明五气篇》和《素问·至真要大论》以及《灵枢·五味》和《灵枢·九针》四段经文。其实，人们普遍忽略了《素问》两段经文，前者称“入”，后者称“先入”;《灵枢》两段经文，前者称“走”，后者称“先走”的表述。入和走表义相同，均有专一和排它的意味，而“先入”和“先走”，则隐含着酸入肝、苦入心、甘入脾、辛入肺和咸入肾并不是五味与五脏关系的单一取向，这种对应关系仅属于“先入”（或“先走”），据此判断五味尚存在“后入”的问题。此外，基于五入、五走确定的五味与五脏的对应关系，不是在疾病状态下建立起来的，违反了归经产生的一般逻辑过程。故而有关研究把五入和五走作为归经产生的理论渊源看来是片面的。

2. 归经的判断标准存在问题

中药吸收、分布、排泄情况与归经相关性的判定标准：（1）口服吸收良好者，判与归脾、胃、肝、大肠、小肠经相关：注射或舌下给药吸收良好者，判与归心、肝经相关。（2）凡脑、甲状腺、血管组织分布明显者，判与归心、心包、肝经相关；骨髓和血细胞内分布明显者，判与归脾、肾经相关：骨骼、肾上腺、子宫、卵巢、胎盘、睾丸等组织中分布明显者判与归肾经相关：肌肉、胰腺、脂肪组织分布明显者，判与归脾经相关。（3）以粪便排泄为主者，判与归胆、大肠、小肠经相关：小便排泄为主者，判与归肾、膀胱、三焦经相关；以汗液排泄为主者，判与归肺经相关。可以看出，这个标准是拼凑中医理论加杜撰的结合体，操作起来矛盾重重。按照口服吸收标准，中药汤剂、中成药（丸、散、片、胶囊、颗粒、口服液等）均与归脾、胃、肝、大肠和小肠经相关吗？那么具体归何经又当如何细分？既可口服又能外用中药的归经如何处理呢？中药注射剂有皮下、肌肉和静脉注射之别，是否均与归心、肝经相关呢？双黄连颗粒和双黄连注射液前者口服，后者注射给药，均属辛凉解表之剂，各自应该归属何经？此标准可否用于西药归经研究，倘若可用，西药中药化可谓举手之劳。诸如此类，这个标准自相矛盾，漏洞百出，令人难以置信。实际上，将西医脏器组织混同中医脏腑同样是判断标准问题，这个问题的性质与该标准没有本质区别。

六、毒性

毒性是指某些药物性质强烈，对人体具有一定的毒副作用，如果应用不当，就会引起中毒，甚至导致死亡。

（一）毒性的定名依据

我国现存最早的药物学专著《神农本草经》首次明确了有毒“无毒”与四气、五味同属药性理论的范畴。但“毒性”一词首载于《证类本草》。

西周时期的《周礼》记载的“毒药”以及春秋战国时期的《黄帝内经》记载的“毒”虽与本术语有一定的联系，但含义并不尽相同。“毒药”在东汉以前的文献中是中药的统称，而东汉以后的大多文献中的概念与现代毒药的概念基本一致，但也有著作中仍保持其原义。如《中药炮制学》《中医大词典》和颜正华的《中药学》。而在《素问》及其以前则认为药毒同义，在《神农本草经》中“毒”是指药性峻烈，并首次将其归为药性理论的范畴。而张景岳的《类经》中“毒”则是指药物的偏性，与药性的概念基本一致。在其后的历代本草中“毒”的词义范围日益扩大，已接近现代中医界的认识。而在现代著作《中华本草中医辞海》《中药学》（凌一揆）以及颜正华的《中药学》中仍旧以“毒”来表示中药的毒性，但是有的含义并不单一。如《中医辞海》中“毒”的含义有：（1）属病因之一。（2）病症名。（3）药性理论中用指药物的毒性或药性峻猛程度。而采用“毒性”一词作为规范名既符合术语的单义性原则，且又能确切地表达出该术语的内涵。

北宋唐慎微《证类本草》首提“毒性”之名，其后历代多有沿用。如宋代的《圣济总录》；元代的《卫生宝鉴》；明代的《神农本草经》《本草纲目水本草备要》《本草从新》《本草述钩元》《本草求真》等。这些著作均为历代的重要著作，对后世影响深远。所以“毒性”作为规范名便于达成共识，符合术语定名的约定俗成原则。

我国普通高等教育中医药类规划教材《中药学》（雷载权）、《中药学》（高学敏）、《中药炮制学》《中药方剂学》以及辞书类著作《中国医学百科全书·中医学》等均以“毒性”作为规范名。说明“毒性”作为中药药性理论重要内容之一的规范名已成为共识。

（二）毒性的相关记载

毒性的有关记载最早见于《周礼天官·冢宰》：“医师掌医之政令，聚毒药以供医事”，而这里的“毒”指的就是药物的偏性。这是中医对药物“毒性”相关描述的最早记载。

春秋战国至秦汉时代的医学著作《素问》中有关于“毒”的记载较为详尽，如《素问·汤液醪醴论》云：“岐伯曰：当今之世，必齐毒药攻其中，镵石针艾治其外也。”[1] 这里岐伯口中的“毒药”则是指广义的中药。在《灵枢·论痛》篇中则对用药要因人而异作了较好的阐述：“胃厚、色黑、大骨及肥者，皆胜毒；故其瘦而薄胃者，皆不胜毒也。”[2] 这对临床用药也起到了指导作用。

东汉时期，对药物毒性理论的认识渐趋全面。在现存最早的药物学专著《神农本草经》中明确指出了药物毒性的有无及毒性大小，与药物炮制、采收、产地、真伪、陈新有密切关系。该书卷三中云：“药有酸、咸、甘、苦、辛五味，又有寒、热、温、凉四气，及有毒、无毒，阴干曝干，采治时月生熟，土地所出，真伪陈新，并各有法。”[3] 且该论述首次明确了有毒“无毒”，与四气、五味同属于药性理论的范畴，这对于药物毒性理论的确立有重要的意义。《神农本草经·序录》中又云：“上药一百二十种为君，主养命以应天，无毒……中药一百二十种为臣，主养性以应人，无毒有毒……下药一百二十五种为佐使，主治病以应地，多毒。”提示“上、中、下三品药物分类法”[4] 在此时已形成。至此，药物毒性理论已趋于成熟。西汉时期，刘安《淮南子·诠言训》中曰：“饮毒药，非不苦也；然而为之者，便于身也。”[5] 说明了毒性药物虽然能损伤机体，但若能妥善加以利用，可以变害为利，保健治病。故《淮南子·主术训》又云：“天下之物，莫凶于奚毒，然而良医汇而藏之，有所用也。”[6] 说明当时有毒药物已较为常用，且对其毒性能力的掌控也达到了相当水准。

而魏晋时期，吴普在先贤神农、岐伯、扁鹊、雷公等的基础之上，完善了中药的药性理论，著《吴普本草》一书。《吴普本草》在药物毒性方面较先前有了更新的认识，在理论上最早对药物毒性进行大毒、有毒的二级定量分级，使中药毒性的认识由模糊到具体，也为后世毒性的定量分级奠定了基础，且这一分级方法为历代医家所沿用。但遗憾的是该书已失传。但是毒性理论的分级方法却被后世传承下来。到梁陶弘景《本草经集注》中将药物分为“大毒”“有毒”“小毒”三级。而至明李时珍的《本草纲目》中则又增加“微毒”一词，将药物毒性分为大毒，有毒，小毒和微毒的四级定量分级。至此，药物定量分级已臻至完善。

隋唐时期，隋代杨上善《黄帝内经太素》卷十九曰：“良药可以养性，毒药以

[1] 佚名 . 黄帝内经·素问 [M]. 北京：中国医药科技出版社，2016.

[2] 佚名 . 黄帝内经·灵枢 [M]. 太原：山西科学技术出版社，2019.

[3] 未著撰人 . 神农本草经 [M]. 长沙：湖南科学技术出版社，2008.

[4] 未著撰人 . 神农本草经 [M]. 长沙：湖南科学技术出版社，2008.

[5] 刘向 . 淮南子 [M]. 胡亚军译注 . 南昌：二十一世纪出版社，2015.

[6] 刘向 . 淮南子 [M]. 胡亚军译注 . 南昌：二十一世纪出版社，2015.

疗病。”[1] 隋代巢元方《诸病源候论》卷之二十六：“凡药物云有毒及大毒者，皆能变乱于人为害，亦能杀人。”[2] 已认识到药物的毒副作用，接近近现代对药物毒性的认识。

宋金元时期，是我国医药学发展的重要时期。此期的药性理论也不断进步和完善。宋代寇宗奭的《本草衍义》对中药毒性认识较为深刻。在《本草衍义·总序》中道：“苟知病之虚实，方之可否，若不能达药性之良毒，辨方宜之早晚，真伪相乱，新陈相错，则曷由去道人陈宿之蛊。”[3] 指出若药物服用不当，其毒性会对机体产生危害。而“毒性”一词也应运而生。“毒性”一词首载于我国现存最早的完整本草学著作——北宋唐慎微的《证类本草》。该书卷九“昆布”曰：“又云：紫菜，下热气，多食胀人。若热气塞咽喉煮汁饮之。此是海中之物，味犹有毒性。”[4] 而金元时期的其他医家在毒性理论方面鲜有创新。

明清时期，药性理论不断的补充和完善的时期。明代陈嘉谟《本草蒙筌》中曰：“朱砂微寒，生饵无毒。伏火者，大毒杀人。水银乃火煅朱砂而成，何谓无毒……又水银和入皂矾，再加火煅，飞着釜盖者，谓之水银粉，又名轻粉。此经煅而又煅，阳中之阳。更资皂矾燥烈，比之朱砂水银，尤为大毒燥烈之剂也。经云：粉寒无毒，岂理也哉？”[5] 对于朱砂、水银、轻粉之间的关系及其毒性机理的论述堪称一绝。为后世毒性机理的研究开辟了道路。在毒性学说方面，明代李时珍进行了系统的总结，在其《本草纲目》中的“草部”专列毒草类，且对其采集、炮制、服用方法及中毒解救等进行了具体论述。如该书中的第十七卷“草部”：“乌、附毒药，非危病不用，而补药中稍加引导，其功甚捷。”其中“毒药”是指有大毒的一类药物，并指出其服用及中毒解救的方法。而明代张景岳在《类经》第十四卷中指出：“药以治病，因毒为能，所谓毒者，因气味之有偏也，盖气味之偏者，药饵之属也，所以去人之邪气……大凡可辟邪安正者，均可成为毒药，故曰毒药攻邪也。”[6] 认为毒性作为药物的性能之一，即是药物的偏性。还指出凡药皆为毒，药毒同义。清代徐灵胎在《医学源流论》用药如兵论中则曰：“虽甘草、人参，误用致害，皆毒药之类也。”[7] 片面夸大药物的毒副作用。这两种说法均不科

[1] 杨上善．黄帝内经太素 [M]. 北京：人民卫生出版社，1955.
[2] 巢元方．诸病源候论 [M]. 黄作阵，点校．沈阳：辽宁科学技术出版社，1997.
[3] 寇宗奭．本草衍义 [M]. 颜正华点校．北京：人民卫生出版社，1990.
[4] 唐慎微．证类本草 [M]. 北京：华夏出版社，1993.
[5] 陈嘉谟．本草蒙筌 [M]. 北京：中医古籍出版社，2009.
[6] 张介宾．类经 [M]. 北京：人民卫生出版社，1965.
[7] 徐灵胎．医学源流论 [M]. 北京：中国中医药出版社，2008.

学。随着毒性理论的日臻完善，“毒性”一词作为中药药性理论的主要内容，已被广泛采用。如宋代的《圣济总录》，元代的《卫生宝鉴》，明代的《神农本草经疏》《本草纲目》，清代的《本草备要》《本草从新》《本草求真》和《本草述钩元》等。这些均为历代重要的本草著作，对后世影响很大。

而现代有关著作对于《周礼》记载的“毒药”，《内经》中记载的“毒”及《证类本草》中的“毒性”则均有沿用。关于“毒药”在现代文献中的应用，如《中药炮制学》《中医大词典》和颜正华的《中药学讲稿》均有记载，其含义是指有毒副作用的药物。而“毒”在现代著作《中华本草》《中医辞海》《中药学》（凌一揆）以及颜正华的《中药学讲稿》中仍多有记载，但是其含义往往不单一。而“毒性”在现代著作中的记载集中在普通高等教育中医药类规划教材中，如《中药学》（雷载权）、《中药学》（高学敏）、《中药炮制学》《中药方剂学》以及辞书类著作《中国医学百科全书·中医学》等。且含义明确单一。所以以“毒性”作为规范名便于达成共识，符合术语定名的约定俗成的原则。

综上所述，“毒药”（《周礼》）在古代指的是中药的统称，而在现代著作中多指有毒副作用的药物。“毒”（《内经》）在此之前指的是广义的中药，在《神农本草经》及其之后多指药性峻烈，而在现代的相关著作中则有多层含义，以“毒性”作为规范名已达成共识。

（三）毒性的现代研究

中药的毒性与现代毒理学中药物的毒性，都表达药物可能给机体造成不适甚至伤害的特性。但是中药的毒性还有另一层含义，那就是药物作用的偏性，而这个偏性是很多中药发挥作用的基础。

中药主要取材于天然的植物、动物、矿物，与化学药物比较，其毒副作用小得多，大多数中药无毒或毒性低，少部分中药有毒或剧毒，但绝对不是所谓笼统的“中药是天然药物，没有任何毒副作用”。古人对药物的这种特殊性早有认识，“是药三分毒”所说的就是这种特殊性。现存最早的药学专著《神农本草经》，就已经根据药物的功效和毒性，将其分为上、中、下三品，上品“无毒”，中品“无毒有毒，斟酌其宜”，下品“多毒，不可久服”，并指出毒烈之药的使用宜从小量开始，慎勿过量。常用中药 615 味，无毒的中药 513 味，占 83.3%，有毒性的中药 103 味，占 16.7%；比较常见的“有小毒”的中药合计 30 个，有毒的中药合计 38 个，有大毒中药 10 个。大多数中药合理使用多对人体无害，且中医从来没有停止过对中药毒性和毒性中药的研究。基于不同内脏毒性区分有毒中药，对肝有毒性的中药主要有黄药子、土三七、苍耳子、何首乌、雷公藤、川楝子、苦楝皮、千里光等；对中枢神经系统有毒性的中药主要有马钱子、附子、生天南星、朱砂等；对心血管系统有毒性的中药主要有川乌、附子、蟾酥；对呼吸系统有毒性的中药主要有苦杏仁、桃仁、白果、商陆等；对泌尿系统有毒性的中药主要有斑蝥、木通、马兜铃等；对血液系统或造血功能有毒性的中药主要有黄连、黄柏、板蓝根、洋金花、芫花、斑蝥等；对呼吸系统有毒性的中药主要有生半夏、生天南星等；其他如全蝎、蜈蚣、狼毒、天花粉、黄药子等容易引起过敏反应，甘遂、芫花、莪术、天花粉等有致畸胎、致突变及致癌作用，芫花、狼毒、巴豆、甘遂可增加致癌率，生半夏、雷公藤、石菖蒲、洋金花有致突变的作用；柴胡的主要成分柴胡皂苷能导致肾上腺肥大、胸腺萎缩，降低人体免疫功能。这些研究都为临床更安全地使用中药提供指导。

毒性中药的常见化学成分的研究：

（1）生物碱类：含生物碱类的中药常见的有山豆根、曼陀罗、莨菪子、乌头、附子、雪上一支蒿、钩吻、马钱子、藜芦等，生物碱可分为：①乌头碱类，毒性成分为乌头碱类化合物的中药有附子、川乌、草乌、一支蒿等；②阿托品类生物碱，包括阿托品、东莨菪碱、山莨菪碱等，茄科植物颠茄、曼陀罗和洋金花等天然植物中含有；③鳖碱，马钱子、吕宋果等含有；④秋水仙碱，光慈菇和山慈菇的鳞茎含有。

（2）苷类：包含强心苷、氰苷及皂苷 3 种类别，福寿草、五加皮、铃兰、毒箭木、夹竹桃、羊角拗、罗布麻、万年青等含强心苷类，枇杷叶、桃仁、樱桃仁、苦杏仁、木薯等含氰苷类，黄药子、川楝子、商陆、皂角、生天南星以及白头翁等含皂苷类。

（3）毒蛋白类：巴豆、黑豆、苍耳子、蓖麻子等种子类中药含有。

（4）马兜铃酸：主要在马兜铃、关木通、广防己、青木香、天仙藤、朱砂、寻骨风、细辛等中药中含有。

（5）萜及内酯类：雷公藤、苦楝、艾叶、决明子、贯众等含有。

（6）挥发油：这是最近研究出的一种可能有毒中药成分，川楝子、吴茱萸、豆蔻、柴胡、白芥子、麻黄、益智仁、枇杷叶、莪术、侧柏叶、艾叶、小茴香、艾叶、乳香、没药、吴茱萸、芫花、细辛等含有。

（7）鞣质：是复杂的多元酚类化合物，广泛存在于各种植物中，一般分为缩合鞣质和水解鞣质，缩合鞣质的毒性较低，水解鞣质的毒性较高，是直接肝脏毒，五倍子、石榴皮、诃子等含水解鞣质。

其他如蟾皮、全蝎、斑蝥、红娘子、蜈蚣、水蛭、地龙等动物或昆虫含有各种各样毒性成分；胆矾、铅、硫磺、砒霜、朱砂、雄黄等矿物药也含有砷、汞和铅等有毒的金属元素。

第三节 中药的配伍与组方

一、中药的配伍

（一）配伍的定义

配伍是根据病情需要，按照用药法则，有目的的选择两种以上药物配合使用，充分发挥药物效能，取得预期疗效的方法。

（二）“七情”配伍

中药常以配伍形式用于临床，以达到增强疗效、减轻毒性和副作用的目的。中医所说的“七情”配伍，是指单行、相须、相使、相畏、相杀、相恶、相反。

（1）单行：指一味中药单独使用，通常使用针对性较强的药物治疗较单一的病情，疗效显著。

（2）相须：指功效相近的两种药物配伍使用以助长疗效。如石膏可从根本上去火，但作用弱、维持时间短；知母可长期退热，作用强而持久。两者合用，退热作用显著。

（3）相使：指两种功效不同的中药合用时，辅药可提高主药功效。如大黄与黄芩联用时，大黄可提高黄芩清热泻火的功效。

（4）相畏：指两种药物配伍时，一种药物的毒性或副作用能被另一种药物减轻或消除。如生半夏、天南星与生姜配伍时，其毒性可被生姜减轻或消除，即生半夏、天南星畏生姜。

（5）相杀：指一种药物能消除另一种药物的毒性或副作用。如生姜能减轻生半夏、天南星的毒性，即生姜杀生半夏和天南星。相畏、相杀是同一配伍关系的正反两种说法。

（6）相恶：指两种药物联用后能相互牵制使作用抵消或药效消失。如人参和莱菔子联用时，莱菔子会拮抗人参补气的作用。一般而言，相恶是中药配伍的禁忌。

（7）相反：指两种药物配伍使用会产生毒性或副作用。如甘草和甘遂配伍时，甘草中的皂苷会增加甘遂中毒性萜类物质的溶出，使药液毒性增加，即甘草反甘遂。

临床用药时，为增强药物疗效并降低毒性和副作用，获得最大的药理及临床效果，处方配伍时应充分利用相须、相使配伍，避免相恶、相反配伍。

（三）配伍的定名依据

“配伍”作为本名词的正名首次记载于明代李中梓的《本草征要》中。

“七情”一词首见于《神农本草经》，是单味药物或两种药物之间配伍关系的总结。其内涵与配伍的内涵是一致的。其后历代医家也多有沿用。但随着医家对疾病认识的逐渐深化以及疾病表现的错综复杂，用药也由简到繁出现了多味药物配合应用的现象。因而“七情”一词已不能准确地概括其含义“配伍”一词应运而生。

自汉代《神农本草经》提出“七情”之名，其后历代的著作也多有沿用，如梁代《本草经集注》，唐代《新修本草》《千金要方》，宋代《大观本草》，元代《本草蒙荃》，明代《本草纲目》等，这些著作均为历代的重要著作。所以在近代以前，“配伍”往往是以“七情”概念出现的。

现代出版的相关著作如《中药学》（凌一揆）、《中药学》（周凤梧）、《中药学》（凌一揆、雷载权、刘继林）、《中药学讲稿》等仍记载有“七情”概念，但都提出了相同观点：“七情”只是中药配伍的基本形式，其概念已不能准确概括药物之间的配合关系，而把“配伍”作为本名词的正名，能广泛的概括药物之间的配合关系，准确表达概念的内涵和本质属性。

我国最新出版的由全国科学技术名词审定委员会审定公布的《中医药学名词》和普通高等教育中医药类规划教材《中药学》（雷载权）、《中药学》（高学敏）、《方剂学水中药方剂学》和《中药图表解》等，以及辞书类著作《中医大辞典》和《中国医学百科全书·中医学》等均以“配伍”作为规范名。已经广泛应用于中医药学文献的标引和检索的《中国中医药学主题词表》也以“配伍”作为正式主题词。现代有代表性的中药学著作如《中华本草水现代中药学大辞典》《中医药常用名词术语辞典》等也以“配伍”作为规范名。世界中医药学会联合会编制的标准类书《中医基本名词术语中英对照国际标准》也以“配伍”作为标准词记载。这说明“配伍”作为药物与药物之间的相互配合使用的规范名已成为共识。

（四）配伍的相关记载

配伍的有关记载始见于我国最早的医方书《五十二病方》，该书“疽病”篇曰：“冶白蔹、黄芪、芍药、桂、姜、椒、茱萸，凡七物。骨疽倍白蔹，肉疽倍黄芪，肾疽倍芍药，其余各一。”[1] 该方中通过不同药物的配伍，分别用于治疗骨疽、肉疽、肾疽，充分体现了配伍概念的内涵。秦汉经典著作《黄帝内经素问》不仅论述了配伍用药原则，而且还为后世留下了配伍用药的典范。如《黄帝内经素问·至真要大论》：“主病之谓君，佐君之谓臣，应臣之谓使，非上下三品之谓也。”[2] 指出药物可按其在方剂配伍中所起的作用分为君药、臣药、佐药、使药。《黄帝内经素问·至真要大论》又云：“君一臣二，制之小也。君二臣三佐五，制之中也。君一臣三佐九，制之大也。”《黄帝内经素问·病能论》：“以泽泻、术各十分，麋衔五合，以三指撮，为后饭。”指出君臣佐使的配伍比例不同来区分成方的大小。

《神农本草经》系我国第一部药学专著，书中首次提出了有关中药“七情”配伍的概念，如该书“彼子”篇曰：“药有阴阳配合，子母兄弟，根茎花实，草石骨肉；有单行者，有相须者，有相使者，有相畏者，有相恶者，有相反者，有相杀者。凡此七情，合和时之，当用相须、相使者良，勿用相恶、相反者。若有毒宜制，可用相畏相杀者，不尔，勿合用也。”“彼子”中又云：“药有君臣佐使，以相宜摄合和，宜用一君、二臣、三佐、五使，又可一君，三臣，九佐使也。”[3] 说明中药配伍的基本观点在春秋战国时期已经形成。其中“七情”是中药配伍的基本内容，而“君臣佐使”为方剂学术语，是方剂配伍组成的基本原则。“七情”即为“配伍”概念的最早记载。

南北朝时期，中药配伍理论出现了巨大飞跃。北齐时，徐之才著《药对》（该书已失传）一书，标志着中药由单用到复方。药对也成为中药配伍的一种形式。但是有关《药对》的著作均已亡佚。梁代陶弘景在《本草经集注》中首次解释“七情”，曰：“相须、相使者，不必同类，犹如和羹，调食鱼肉，葱、豉各有所宜，共相宜发也。”而“君臣佐使”则解释为“大抵养命之药则多君，养性之药则多臣，疗病之药则多佐，犹依本性所主，而兼复斟酌详用此者，益当为善。”[4]

隋唐时期，中药理论研究已有相当成就，唐代孙思邈在七情概念的基础上又提出了四气、五味的配伍观念。其《备急千金要方·序论》论用药曰：“又有酸、咸、

[1] 佚名．五十二病方 [M]. 北京：中医古籍出版社，2004.

[2] 佚名．黄帝内经·素问 [M]. 北京：中国医药科技出版社，2016.

[3] 佚名．神农本草经 [M]. 长沙：湖南科学技术出版社，2008.

[4] 陶弘景．本草经集注．上海：群联出版社，1955.

甘、苦、辛五味，又有寒、热、温、凉四气，及有毒、无毒、阴干、曝干、采造时月、生熟、土地所出、真伪陈新，并各有法，其相使、相畏七情，列之如下，处方之日，宜善究之。”[1] 唐代苏敬《新修本草》：“今检旧方用药，亦有相恶、相反者，服之不乃为忤。或能复有制持之者，犹如寇、贾辅汉，程、周佐吴，大体既正，不得以私情为害。虽尔，恐不如不用。”[2] 王冰《素问注·至真要大论》曰：“上药为君，中药为臣，下药为佐使，所以异善恶之名位。”[3] 虽没有“配伍”概念出现，但其论述均与“配伍”相关。

宋金元时期，是我国医药学发展的重要时期。此期学术气氛活跃，医学理论不断创新，有关“配伍”的理论有了新的发展。如宋代唐慎微《大观本草》卷一云：“凡三百六十五种，有单行者七十一种，相须者十二种，相使者九十种，相畏者七十八种，相恶者六十种，相反者十八种，相杀者三十六种。凡此七情，合和视之。”[4] 首次将药物按七情更为详细地加以分类。金元时期的医家常把相畏与相恶、相反相混淆。于是便出现了十八反、十九畏的歌括。金代张子和《儒门事亲》16 首载十八反歌括，元代李杲《珍珠补囊药性赋》首次同时记载十八反、十九畏歌括，对防止反药同用起到了推广作用。而明代刘纯《医经小学》中对“十八反”与“十九畏”的歌括进行了更为详尽的论述。在配伍的基本内容方面也有了新的发展。元代李杲在《脾胃论》卷上：“君药分量最多，臣药次之，使药又次之。不可令臣过于君，君臣有序，相与宣摄，则可以御邪除病矣。”[5] 明确组方配伍顺序，君臣有序，方能药到病除。元代王好古《汤液本草》：“方有君臣佐使，轻重缓急，君臣大小，反正逆从之制也。”[6]

明清时期，七情配伍理论及应用得到了全面的发展。如明代陈嘉谟《本草蒙筌》对七情含义综前人论述进行了系统的整理。《本草蒙筌》总论七情云：“有单行者……有相须者……有相使者……有相恶者……有相畏者……有相反者……凡此七情共剂可否，一览即了然也。”[7] 内容翔实，不言而喻。明代李时珍《本草纲目》对七情配伍规律进行了更为详尽的阐述。《本草纲目·序列》云：“药有七情，独行者，单方不用辅也。相须者，同类不可离也，如人参、甘草，黄柏，知母之类。

[1] 孙思邈．备急千金要方 [M]. 北京：人民卫生出版社，1955.
[2] 苏敬．新修本草 [M]. 安徽：安徽科学技术出版社，1981.
[3] 王冰．素问注 [M]. 王国辰，王冰医学全书．北京：中国中医药出版社，2011.
[4] 唐慎微．大观本草 [M]. 安徽：安徽科学技术出版社，2002.
[5] 李东垣．脾胃论 [M]. 北京：人民卫生出版社，2005.
[6] 王好古．汤液本草 [M]. 北京：中国医药科技出版社，2011.
[7] 陈嘉谟．本草蒙筌 [M]. 北京：中医古籍出版社，2009.

相使者，我之佐使也。相恶者，夺我之能也。相畏者，受彼之制也。相反者，两不相合也。相杀者，制彼之毒也。古方多有用相恶、相反者。盖相须、相使同用者，帝道也；相畏、相杀同用者，王道也；相恶、相反同用者，霸道也。有经有权，在用者识悟尔。"[1] 明代张景岳《景岳全书·全书纪略》："创药方，分八阵，曰补，曰和，曰寒，曰热，曰固，曰因，曰攻，曰散，名新方八阵，凡四十卷。集古方，分八阵，名古方八阵，凡八卷。别辑妇人、小儿、痘疹、外科方，总皆出入古方八阵。"[2] 以用兵来喻用药，是用药配伍的又一创新。清代徐大椿《医学源流论·方药离合论》："圣人为之制方以调剂之，或用以专攻，或用以兼治，或相辅者，或相反者，或相用者，或相制者，故方之既成，能使药各全其性，亦能使药各失其性。操纵之法，有大权焉。此方之妙也。"[3] 这说明了中药配伍的奥妙。徐氏明确指出了在组药成方的过程中，必须重视"配伍"这个环节。清·严西亭《得配本草·魏序》："得一药而配数药，一药而收数药之功，配数药而治数病，数病仍一药之效，以正为配，固倡而随，以反为配，亦克而生，运用之妙，殆无过此已。"[4] 详述各种不同药物之间的配合应用，为临床配伍用药做出了贡献。而"配伍"一词首载于明代李中梓的《本草征要》中，如《本草征要·紫苏》："紫苏温能散寒，香可和气。譬诸盛德之人，可无往而不利。若与橘皮同用，尤为适宜。治受暑之藿香正气散，治脚气之鸡鸣散，均作如此配伍。"[5]

"七情"作为配伍的最早概念记载，现代有关著作已较少沿用。仅有《中药学》（凌一揆）、《中药学》（周凤梧）、《中药学》（凌一揆、雷载权、刘继林）和《中药学讲稿》中把其作为古名词加以解释。如《中药学》（凌一揆）："前人把单味药的应用同药与药之间的配伍关系总结为七个方面，称为药物的'七情'。"[6]《中药学》（周凤梧）："前人把单味药的应用同药与药之间的配伍关系总结为'七情'。"[7]《中药学》（凌一揆）："《神农本草经》曾把应用药物治疗疾病可能出现的基本情况总结为七个方面，称为药物的'七情'。"[8]《中药学讲稿》："古代医家在长期临床实践的过程中，逐步认识到各种药物在配合应用时，能起复杂的变化，

[1] 李时珍 . 本草纲目 [M]. 重庆：重庆出版集团，2006.
[2] 张景岳 . 景岳全书 [M]. 北京：人民卫生出版社，2012.
[3] 徐灵胎 . 医学源流论 [M]. 北京：中国中医药出版社，2008.
[4] 严西亭 . 得配本草 [M]. 上海：上海科学技术出版社，1958.
[5] 李中梓 . 本草征要 [M]，北京：北京科学技术出版社，1986.
[6] 凌一揆 . 中药学 [M]. 上海：上海科学技术出版社，1984.
[7] 周凤梧 . 中药学 [M]. 济南：山东科学技术出版社，1981.
[8] 凌一揆 . 中药学 [M]. 上海：上海科学技术出版社，1984.

如有些能增强或减低疗效，有些能消除或抑制毒性和烈性，有些能产生有害的副作用，等等，从而加以总结，称为‘七情’。”[1] 而现代著作均以“配伍”作为规范名，因“配伍”更能表达出药物之间相互配合的关系，如《新编中药学》《中药学》（雷载权）、《中药学》（高学敏）、《中药方剂学》《中药图表解》《中华本草》《中国中医药学主题词表》《中国医学百科全书·中医学》《中医药学名词》《现代中药学大辞典》《实用中药学词典》《方剂学》（十五教材）、《中医药常用名词术语辞典》《中医基本名词术语中英对照国际标准》等。《中药学》（高学敏）：“按照病情不同的需要和药物的不同特点，有选择地将两种以上的药物合在一起应用叫作配伍。”

（五）《内经》中的气味配伍原则

《内经》的气味配伍原则与《内经》五运六气的变化规律密切相关。

运气学说是古代长期生活实践研究中，分析气候异常变化对机体产生影响并总结形成的一种学说，五运六气是运气理论的核心内容，具体研究天文、气象、地理、物候、时间生物和人体生理病理之间关系及其规律。岁运代表了全年气令变化特点，而主运和客运分别代表一年五季气象的常规变化和特殊规律。气的主要内容包括主气与客气，主司一年正常的气化，是谓主气；一年时节的特殊气化规律，是谓客气。《内经》原文所探讨的气候异常变化包括：岁运的太过不及和司天在泉、六气淫胜等等。对此，《内经》提出了针对气候异常变化的气味配伍原则，是《内经》气味理论的重要组成部分，奠定了中医方剂学的基础。

1. 司天在泉之治的气味配伍原则

六气司天在泉的气味配伍法，风淫、热淫、火淫属阳邪，用寒凉治之；湿淫、寒淫属阴邪，用温热治之。且除了太阴湿土在泉的情况用甘温 / 热健脾燥湿、阳明燥金在泉的情况用酸温 / 热收敛凉燥、太阳寒水司天的情况用苦温 / 热散寒之外，基本遵循五行生克规律。如厥阴风木司天在泉，均用辛凉治之，遵循“金克木”的规律；少阴君火和少阳相火司天在泉，均用咸寒治之，遵循“水克火”的规律；太阴湿土司天在泉，以苦温 / 热配伍为主，遵循“火生土”的规律；阳明燥金司天，治以苦小温，寓“火克金”的规律；太阳寒水在泉，治宜甘热，遵循“土克水”的规律。

2. 岁运太过不及治法的气味配伍原则

岁运太过与不及的治法，基本遵循五脏苦欲补泻治则，五脏苦欲补泻治则见

[1] 颜正华 . 中药学讲稿 [M]. 北京：人民卫生出版社，2009.

《素问·藏气法时论》:“肝苦急，急食甘以缓之”“心苦缓，急食酸以收之”“脾苦湿，急食苦以燥之”“肺苦气上逆，急食苦以泄之”“肾苦燥，急食辛以润之”“肝欲散，急食辛以散之，用辛补之，酸写之”“心欲耎，急食咸以耎之，用咸补之，甘写之”“脾欲缓，急食甘以缓之，用苦写之，甘补之”“肺欲收，急食酸以收之，用酸补之，辛写之”“肾欲坚，急食苦以坚之，用苦补之，咸写之”[1]。将五运分别与五脏相对应，木运对肝、火运对心、土运对脾、金运对肺、水运对肾，太过则泻，不及则补，四气则以温、热、和为主。

3. 六气淫胜的治法的气味配伍规律

无论是司天还是在泉，六气淫胜的治法都遵循一定的规律。《素问·至真要大论》中言其“上淫于下，所胜平之；外淫于内，所胜治之”[2]。结合张介宾对原文的注解可知，五味用药，基本遵循五行生克和五脏苦欲补泻原则；四气用药，遵循正治原则，即风淫、热淫、火淫属阳邪，用寒冷治之，湿淫、寒淫属阴邪，用温热治之。四气五味和合，共同治疗六淫所胜。

以六气司天淫胜之治的气味配伍法为例：

（1）因金能胜风木，故以辛凉治“风淫于内”；又怕过辛伤气，而苦能胜辛，甘能益气，故佐以苦甘；又因肝性急，依肝脏苦欲补泻规律，可用甘来缓之，辛来散之。

（2）因水克火，而热同火，故可以咸寒配伍来治疗“热淫于内”；又因为甘胜咸，能防咸味太过而伤阳，而苦能泄，能去热之实，故以甘苦为佐；如若热气太过而不敛，可用酸味来敛热；如若热郁在内而不解，可用苦味来发热。其中治以咸、甘、酸，符合心脏苦欲补泻规律。

（3）依脾脏苦欲补泻规律，苦能燥湿，且热能助燥祛湿，故以苦热治“湿淫于内”；又因酸木可制脾土，淡可利湿，故以酸淡为佐；且苦能燥湿，故可结合淡味，燥之、泄之。

（4）“火淫于内”的火为相火，治法与“热淫于内”基本相同，即可以咸冷治之、苦泄火热、酸敛火热，此外，配伍辛味是因辛有散火之功。

（5）火能胜燥金，且“肺苦气上逆，急食苦以泄之”，故可以苦温配伍来治疗“燥淫于内”；若燥金太盛而伤风木，可配以甘来缓风木之急，且“肺欲收……辛写之”，故以甘辛为佐；若燥邪内结不通，当以苦来下之。

（6）甘入脾，脾土旺则胜寒水，热胜寒，故以甘热配伍来治疗“寒淫于内”；

[1] 佚名.黄帝内经·素问[M].北京：中国医药科技出版社，2016.
[2] 佚名.黄帝内经·素问[M].北京：中国医药科技出版社，2016.

此外，配伍苦、辛、咸等义可参考肾脏苦欲补泻理论："辛以润之""苦以坚之""用苦补之""咸写之"。

二、中药配伍举例

（一）瞿麦的中药配伍

瞿麦为石竹科植物瞿麦或石竹的干燥地上部分。主要含花色苷、水杨酸甲酯、丁香油酚、维生素 A 样物质、皂苷、糖类等。瞿麦苦，寒；归心、小肠经。具有利尿通淋，活血通经的功效。

古代医家常用瞿麦配伍不同中药治疗热淋、血淋、耳聋耳鸣、小便不利、疟母等疾病。如宋《太平惠民和剂局方》八正散（每服二钱，水一盏，入灯心，煎至七分，去滓，温服，食后临卧），瞿麦（一斤约 640g，每服瞿麦约 0.25 钱，折合成现代用量约 1.035g）利尿通淋，配伍萹蓄、车前草清热利湿，合用共起清利湿热、降火通淋之效，主治大人、小儿心经邪热，一切蕴毒，咽干口燥，大渴引饮，心忡面热，烦躁不宁，目赤睛疼，唇焦鼻衄，口舌生疮，咽喉肿痛，又治小便赤涩，癃闭不通，热淋及血淋；如明《丹溪心法附余》复聪汤（空心、临卧各一服），瞿麦（一钱约 3.7g）利水渗湿，配伍萹蓄清热利湿，二者合用以防聚湿生痰，主治痰火上攻，耳聋耳鸣；如汉《金匮要略》栝楼瞿麦丸（上为末，炼蜜为丸，如梧桐子大。每服三丸，饮送下，每日 3 次），瞿麦（一两约 13.8g，每服瞿麦约 0.137 株，折合现代用量约 0.079g）利尿通淋，配伍茯苓淡渗利水，合用达利水通淋之效，主治小便不利者，有水气，其人苦渴；如汉《金匮要略》鳖甲煎丸（上二十三味，为末，取煅灶下灰一斗，清酒一斛五斗，浸灰，候酒尽一半，着鳖甲于中，煮令泛烂如胶漆，绞取汁，内诸药，煎为丸，如梧子大，空心服七丸，日三服），瞿麦（二分约 0.276g，每服瞿麦约 0.55 分，折合现代用量约 0.076g）利湿通淋，配伍石韦、葶苈子祛湿化痰，导痰湿从小便而去，主治疟母；如宋《圣济总录》瞿麦饮，（每服 4 钱匕，水 1 盏半，煎至 1 盏，去滓温服），瞿麦穗（一两约 41.4g，每服瞿麦约 1.739 分，折合现代用量约 0.72g）利尿通淋，配伍车前子清热利湿，主治膀胱实热，小便不通，壅闷烦躁。

（二）木通的中药配伍

1. 经典名方配伍

木通性苦寒，归心、小肠、膀胱经。据文献记载《唐本草》以前的本草和《本草纲目》中均无木通之名，均以通草命名之。古之医家多以木通配伍不同中药治疗手足厥逆、淋证、时毒疠气等疾病。《伤寒论》当归四逆汤，木通（二两约27.6g）通经脉，以畅血行，与桂枝、细辛合用，木通得桂枝、细辛之温，则寒而不滞，桂枝、细辛得木通之寒，则温而不燥，共奏通血脉之效，用以治疗手足厥逆，脉细欲绝者。《兰室秘藏》龙胆泻肝汤，木通（五分约2.07g）清热利湿，与车前子合用，泻小肠、膀胱之湿，共奏清热利湿、导邪下行之效，治疗阴部时复热痒及臊臭。《严氏济生方》小蓟饮子，木通（半两约20.7g）清热利尿通淋，与君药小蓟合用，凉血止血同时利尿通淋，治疗下焦结热血淋。《太平惠民和剂局方》八正散，木通（每服剂量约1.04g）清心利小肠，与大黄合用，大黄泻热降火利湿，两者清利和清泻和法，有"疏凿分消"之巧，治疗大人、小儿心经邪热，一切蕴毒，咽干口燥，大渴引饮，心忡面热，烦躁不宁，目赤睛疼，唇焦鼻衄，口舌生疮，咽喉肿痛。又治小便赤涩，或癃闭不通，及热淋、血淋。《医效秘传》甘露消毒丹，木通（每服剂量约5g）清热利湿，与君药滑石合用，既祛已停之湿又导热下行而增强清热，用以治疗时毒疠气。

2 名老中医配伍经验

（1）周仲瑛

周仲瑛认为，出血热少尿期病理变化以蓄血为基础，而蓄血与蓄水常互为因果。表现为"热毒""血毒""水毒"三毒并见，瘀热互结，水热潴留。木通配伍白茅根清热利尿，使瘀热下趋，邪从腑泄，能够改善下焦瘀热互结的病理状态，增加肾脏血液流注，改善肾和膀胱气化功能，增加尿量，木通常用9—20g。

（2）孙桂芝

孙桂芝认为，膀胱癌之湿热重在下焦，治以清利膀胱湿热为主，常用八正散加减治疗，其中木通苦寒通窍利水，兼导心火下行，清小肠之火，车前子、滑石利水祛湿，除膀胱湿热，滑利尿道，木通常用10g。

（3）赵炳南

赵炳南认为，治疗各类急性炎症皮肤病（如带状疱疹、急性及亚急性湿疹、银屑病）时需重视对心与肝胆的辨证，常应用龙胆泻肝汤加减治疗，木通配伍车前子、泽泻以达到清利湿热的作用，木通常用剂量为6—9g。

（三）熟地黄的中药配伍

1. 经典名方配伍

古籍经典载熟地黄通过配伍可治疗咳嗽劳喘、消渴、眩晕等疾病。历代方药用量折算因朝代不同而具有差异，如宋朝1两约41.4g，金元时期1两约37.2g，明朝1两约37g，清朝1两约37.3g。宋《太平惠民和剂局方》四物汤由热干地黄（酒洒蒸）二钱（约8.3g）配伍当归、川芎、白芍药，四药相合滋养气血，调益荣卫，治冲任虚损诸症；钱乙《小儿药证直诀》中地黄丸主治肝肾阴虚，症见头目眩晕，腰膝酸软，自汗盗汗，消渴引饮，小便频数，须发早白，小儿五迟五软等，用熟地黄八钱（约33g），配伍山萸肉、干山药滋补肾阴，益精髓。金元时期刘完素《宣明论方》中载地黄饮子用熟干地黄一两（约37.2g）配伍巴戟天、山萸肉、附子（炮）治肾虚厥逆，语声不出，足废不用之喑痱。《丹溪心法》中大补阴丸用熟地黄、龟甲各六两（约223.2g）配伍知母、黄柏治疗阴虚骨蒸潮热；虎潜丸中黄柏配伍知母、熟地黄、龟甲各60g，滋阴降火，强筋壮骨治疗肝肾阴虚，精血不足导致的筋骨软弱，腿足消瘦，行走无力。明代张景岳为温补学派代表人物，因善用熟地黄，人称"张熟地"，在《景岳全书·新方八阵》中含有熟地黄处方达50首。其中，大补元煎为培元救本第一方，方中熟地黄少则用二三钱（约7.4—11g），多则用二三两（约74—111g），合人参、山萸肉益气养精，治男妇气血大坏，精神失守。左归饮为壮水轻剂、右归饮为益火轻剂，用熟地黄二三钱或至一二两（约7.4—11g至37—74g），用于命门阴衰阳胜或阳衰阴胜者，皆宜加减用之；左归丸为壮水重剂，治真阴肾水不足，右归丸则为益火重剂，治元阳不足，熟地黄用量皆重达八两（约296g），发挥滋培肾水作用。景岳言"阴虚水邪泛滥者，舍熟地黄何以自制"，故金水六君煎以熟地黄三、五钱（约11—18.5g）配伍当归二钱（约7.4g），治肺肾虚寒，水泛为痰之咳喘等证，达滋养气血而化痰功效。玉女煎用熟地黄三、五钱或一两（约11—18g或37g）补肾水不足，清胃滋阴，治水亏火盛，少阴不足，阳明有余证。清·王维德《外科证治全生集》中载阳和汤，以熟地黄30g，配伍鹿角胶、肉桂等，温阳补血，散寒通滞，治阳虚寒凝诸证。陈士铎名方"引火汤"现通常用量为熟地黄90g配伍巴戟天、茯苓、麦冬各15g，五味子6g，陈士铎言"人有咽喉肿痛，日轻夜重……斯少阴肾火，直奔而上炎于咽喉。"用大剂量熟地黄为君，滋补肾水，引火归元。近代有学者以既济汤治疗一切阴阳两虚，上热下凉之证，如大便滑泄、心疼时重用熟地黄1两（约37.3g）配伍山萸肉等，平衡阴阳。

2 名老中医配伍经验

（1）方和谦

临证中注重滋补法的应用，强调扶正固本，且善于协调五脏关系，提出通过益肾达到滋补阴阳的治疗原则，自拟滋补汤治疗干燥综合征、糖尿病足等虚劳诸患，配伍党参、白术、茯苓等，熟地黄常用12g，达到益肺养心、健脾补肾、调和阴阳之目的。方老在治疗咳血肺热伤络者用熟地黄与生地黄、太子参、麦冬配伍，达到滋补扶正目的；治疗慢性粒细胞性白血病用熟地黄和当归等配伍，共奏补气养血功效，熟地黄常用量为10—15g。

（2）王绵之

熟地黄配伍生地黄为王老最喜用的补肾药对之一，其中熟地黄常用量为10—15g，同时，为使温补而不燥，常配牡丹皮防止相火上炎，配砂仁防滋腻碍胃。病证相顾，治疗脑病常据其虚实易变之特点，以补肾益气、养血活血为治法，临证中治疗老年帕金森病、小脑共济失调者肝肾阴虚，用熟地黄配伍生地黄合天冬、麦冬、玄参、生龙牡等，共达养肝肾而滋阴熄风之意；治疗先天性免疫功能缺陷症，亦以生、熟地黄配伍党参、白术等补肾填精，健脾益气，熟地黄用量12g。

（3）裘沛然

举凡治病，有是证用是药。裘老治疗劳喘、慢性肾炎、痢疾、胀满、呕吐等疑难杂病多用养正徐图、培补脾肾之法，以调养扶助正气。用熟地黄45g配伍当归30g治虚喘；对恶性肿瘤及术后主张“以守为攻”，始终以扶正作为主要治法，补肾常阴阳同调，用熟地黄配伍巴戟天、枸杞子、龟板、仙灵脾、黄柏等，熟地黄常用量30—45g；治疗中风后偏瘫配伍黄芪，熟地黄用量20g；治疗不寐，熟地黄配伍山萸肉、干山药；治疗原发性血小板减少症，熟地黄与龟甲配伍，熟地黄用量皆为30g。

（四）红花的中药配伍

1. 经典名方配伍

红花辛、温；归心、肝经。具有活血通经，散瘀止痛等功效。古代医家常用红花配伍不同中药治疗胸中血瘀证、妇科月经不调、恶物不下、产后血晕、腹痛、腰胯疼痛等瘀血性疾病，不同朝代剂量换算也不同，如东汉1两约13.8g、宋金元1两约41.4g、明1两约37g、清1两约37.3g。如清《医林改错》血府逐瘀汤，红花（三钱约11.25g）活血通经，散瘀定痛，配伍桃仁破血行滞、活血祛瘀，治疗胸中血瘀证。《太平惠民和剂局方》红花当归散，红花（二两约82.8g，每服红花二分，折合成现代用量约为0.828g）逐瘀通经，配伍当归活血散瘀，补血调经，治疗妇人血脏虚竭，或积聚瘀血，经候不行，或断续不定，时作腹痛，腰胯疼紧硬，室女月经不通。《妇人大全良方》红蓝花酒，红花（一两约41.4g，每服红花五钱，折合成现代用量约为20.7g）散瘀止痛，配伍白酒行血润燥、破血通经，治疗妇人六十二种风，及腹中血气刺痛。亦治产后血晕。

2 名老中医配伍经验

（1）朱良春

朱良春认为，活血化瘀法应当贯穿于缺血性中风各期治疗的始终，常用红花活血通经，配伍桃仁以蠲痹通络，治疗肝肾阴血不足型缺血性中风病，红花多用10g；自拟心痹汤治疗心力衰竭之气虚血瘀证，其中红花活血散瘀，配伍桃仁以增强活血化瘀之力，红花多用9g；自拟痛风方治疗湿浊瘀滞内阻型痛风，其中红花活血通经，散瘀定痛，配伍桃仁以祛瘀生新，治疗浊瘀内阻型痛风性关节炎，红花常用10g；自拟桃红白附蚕蜈汤治疗痰瘀阻络型顽固性头痛，其中红花化瘀定痛，配伍桃仁以增强化瘀止痛之效，红花多用10g。

（2）颜德馨

颜德馨提出，皮肤性疾病“气血流通为贵”，认为凡触及肌肤肿块，处方遣药要捣瘀血之病所。常以红花养血活血散瘀，桃仁活血祛瘀，二者配伍，治疗营血循行阻滞，瘀血凝聚肌肤之进行性色素沉着病、过敏性紫癜、皮肤赘疣、恶性黑色素瘤、鲍温氏病等，红花多用9g；颜德馨提出“早祛一分瘀血，便多留一分精髓”，临床常用红花配伍桃仁治疗瘀血闭窍型血管性痴呆及瘀阻脑络之头痛，红花多用9g；常用红花活血止血，配伍当归补血活血以止血，治疗阴虚或气虚夹瘀型肾炎，红花多用5—10g。

（3）岳美中

岳美中提出，肾小球型肾炎久病入络，肾有瘀血，多用红花活血散瘀，通经活络，配伍丹参活血调经，祛瘀，通调血络，治疗脾肾两虚型慢性肾炎，红花多用15g；自拟加味冠通汤治疗心血瘀阻、痰浊壅塞之胸痹，其中红花活血化瘀，配伍丹参以行气活血，散结破瘀，红花多用9g；常用痛风丸治疗历节风，其中红花化瘀行血，配伍桃仁、桂枝以通经和络，散瘀行滞，红花多用4.5g；常用红花活血行瘀，配伍桃仁、桂枝以疏通血络，治疗瘀阻胞宫型逆经等月经病，红花多用10g。

（4）张琪

张琪提出，慢性肾功能衰竭急性发作的病机为热毒血瘀，认为感染、误治等因素易使患者在慢性肾功能衰竭基础上出现急性肾功能衰竭。常用加味解毒活血汤治疗该病，其中红花活血散瘀，配伍桃仁、赤芍、生地黄既活血散瘀，又凉血清热，红花多用15g；又提出活血通络是治疗痹症的重要法则，认为其临床应用要点是“除有瘀血征可辨者外，用祛风寒湿等常法无效，又无肾虚候者”，常用红花活血通络，配伍桃仁、地龙、牛膝以通经活络，治疗髋膝关节腔积液、痛风等痹证，红花多用10—15g。

（5）班秀文

班秀文认为，花类药凝本草之精华，轻灵清化、性味平和，最能疏理气机、调达气血，尤适合体质娇嫩、不堪药性偏颇之妇女使用。临床常用红花活血散瘀，配伍月季花、牛膝等以甘温通利、化瘀调经，治疗气滞血瘀型痛经、闭经，红花多用3—6g；用红花活血通络，配伍延胡索、益母草等以活血祛瘀止痛，治疗血虚夹瘀型产后身痛、恶露不绝，红花多用2g；用红花通行血络，配伍当归、熟地黄以养血柔肝、温化通行，治疗肝肾不足之不孕症，红花多用1g；用红花辛散温通，配伍牡丹皮、凌霄花以调燮冲任，治疗实热或虚热之粉刺、面部病毒性疱疹，红花用3—5g。

（五）地骨皮的中药配伍

1. 经典名方配伍

历代医家常用地骨皮配伍不同药物治疗肺热咳嗽、骨蒸潮热等疾病。如《小儿药证直诀》泻白散，地骨皮配伍桑白皮，地骨皮（一两约41.4g，折合每服约1.38g）甘淡而寒，泻肺中伏火，配伍桑白皮清泻肺热、平喘止咳，主治肺热咳喘证。《证治准绳·类方》清骨散，地骨皮配伍知母，地骨皮（一钱约3.7g，折合每服约0.37g）降肺中伏火，去下焦肝肾虚热，配伍知母滋阴泻火而清虚热，主治虚劳骨蒸劳热证。《傅青主女科》清经散，地骨皮（五钱约18.75g，每服五钱约18.75g）凉血止血，配伍牡丹皮凉血活血，主治月经先期，肾中水火两旺。《傅青主女科》两地汤，地骨皮（三钱约11.25g）甘寒清润，能清肝肾之虚热，除有汗之骨蒸，配伍生地黄养阴滋液，凉血清热，主治肾水不足，虚热内炽，月经先期。《卫生宝鉴》秦艽鳖甲散，地骨皮（一两约41.4g，折合每服约0.46g）清热凉血、除骨蒸、退虚热，配伍鳖甲滋阴清热、培补肝肾，主治风劳之骨蒸潮热。

2. 名老中医配伍经验

（1）周仲瑛

周仲瑛认为，糖尿病的病机以燥热、湿热、瘀热三热互结为标，气阴两虚、肝肾阴虚为本。对于燥热伤肺，肺失濡润者常用地骨皮清肺降火，配伍桑叶、天花粉、知母清肺润燥，滋阴生津，其中地骨皮用量为15—20g。

（2）李玉奇

李玉奇将临床所见原因不明的发热，且患者自诉全身不适，倦怠无力，烦躁不安，口干而不渴，食少纳呆这一证型辨为热入血室证，认为此证多由邪气残留，伏于半表半里之间，内侵五脏，外搏营卫，正与邪争，虚实更作，阴阳相移所致。临床治疗此证时常以地骨皮清泄肺热、除肺中伏火，配伍生地黄、胡黄连清热凉血、除肝肾虚热，地骨皮用量为15—20g。

（3）张琪

张琪认为，IgA肾病血尿发病之初以肾为其病变中心，病邪日久入血则出现营血运行失常而形成瘀血，属于本虚标实的病症，肝肾阴虚或气阴两虚是其本，邪热瘀毒是其标。对肾阴亏耗相火妄动，同时又兼气虚失于固摄的患者，张琪提出“补肾阴降火益气法”治疗IgA肾病血尿气阴两虚证。常用地骨皮清肝肾之虚热、凉血止血，配伍龟板、女贞子、墨旱莲清热凉血、滋补肝肾，地骨皮用量为15g。

（4）方和谦

方和谦认为，治疗低热首先要分清内伤和外感。对内伤久病者，要注意调理脏腑气血，补虚祛邪。对外感低热者，一方面要以祛邪为主，另一方面又要注意维护正气。对于热邪停留于半表半里，少阳枢机不利导致的低热，常用地骨皮凉血除蒸，配伍青蒿、牡丹皮清热凉血、清透伏热，地骨皮用量为10g。

（5）班秀文

班秀文认为，月经病的病因可归纳为外感与内伤两大类。对于外感血热证，治疗应以清热凉血为主。班秀文常用地骨皮泻肾火、清虚热，配伍生地黄、玄参、白芍敛肾阴、养精血，地骨皮用量为10g。

（6）郭子光

郭子光认为，2型糖尿病应从“火热”论治，对糖尿病早期伴有咽干口苦、心烦畏热、渴喜冷饮、多食易饥、尿赤便秘的患者，常以地骨皮清热泻火，配伍北沙参、石斛、牡丹皮等滋阴液、清虚热，其中地骨皮用量为30g。

（7）干祖望

干祖望认为，心火亢盛，耗伤营血亦是导致耳聋耳鸣的常见病机，对于心火亢盛，心肾不交所致的耳鸣伴有失眠者，干祖望常以清心调营法治之，使用地骨皮清肝肾之虚热，配伍黄柏、知母清透邪热，泻肾中离火，地骨皮用量为10g。

（六）火麻仁的中药配伍

中医理论认为“药有个性之长，方有合群之妙”，配伍组份中君、臣、佐、使功能各不相同，药物相互依赖、相互制约，合理应用可以起到协同作用或可减轻不良反应。中药配伍是在中医基础理论的指导下，遵循同气相求、相辅相成、相制为用的规律，根据药物的归经、性味、寒热、功效等进行的组合，以发挥最大限度的治疗作用。火麻仁可与多味中药配伍，在治疗胃肠道疾病、心血管疾病等方面有广泛的应用。火麻仁与大黄、厚朴、杏仁等配伍，可起到滋养补虚、益气生津的作用，能够改善便秘症状；与甘草、生姜、人参、生地黄、阿胶等配伍，可起到复脉通心、降低血压、血脂的作用，用于治疗心血管疾病；与地黄、黄芪等可治疗体虚津血不足之肠燥便秘；火麻仁配伍黄芪、白术，可治疗气虚型便秘；火麻仁配伍决明子，可治疗肠燥有热之便秘；火麻仁配伍杏仁、桔梗，治疗肺气闭郁之便秘；火麻仁配伍麦冬、熟地黄、何首乌，治肝肾津血不足之便秘。有学者用火麻仁配伍太子参、黄芪、五指毛桃治疗便秘型肠易激综合征。有学者对治疗肠易激综合征处方规律进行了总结，通过对 108 例患者用药特点研究发现：火麻仁与治疗肠易激综合征的药对相关度较高，特别是便秘型的肠易激综合征，常用的药对有火麻仁、白术，火麻仁、姜厚朴，火麻仁、白术、姜厚朴。

1. 复脉通心、降压降脂，治疗心血管疾病

火麻仁具有降压降脂，治疗心血管疾病的作用，在很多古方中都有记载。《伤寒杂病论》中记载，炙甘草汤是由火麻仁和甘草、生姜、人参、生地黄、阿胶、麦门东、大枣配伍组成。火麻仁复脉通心，滋阴通便，与阿胶相伍，专主大肠之枯约，治疗“伤寒脉结代，心动悸”的症状。用炙甘草汤可治疗气血阴阳不足之冠心病、心律失常等心血管疾病；火麻仁配伍生牡蛎和生地黄可以滋阴复脉、潜阳熄风，治疗阴虚风动之冠心病、心律失常；火麻仁配伍何首乌、苁蓉、玉竹、黄芪、当归、酒军、枳壳可治疗急性心肌梗死。有医师通过对比复脉汤或加减复脉汤（火麻仁配伍麦冬、生地黄、阿胶、甘草、白芍）合并西药治疗和单纯用西药治疗病毒性心肌炎、心律失常 2 种治疗方式的临床效果，发现火麻仁配伍其他中药与西药结合的治疗方式可以取得更加显著的临床治疗效果。

2. 治疗消渴，辅助治疗糖尿病

火麻仁可以改善 2 型糖尿病患者血糖水平，减少降糖药的用量，降低并发症的发生、减轻病变程度。同时，研究表明中药治疗 2 型糖尿病胰岛素抵抗具有副作用少，作用温和持久的优点。火麻仁与其他具有降糖作用的中药配伍使用，在治疗消渴，改善糖尿病症状方面有理想的效果。火麻仁配伍白术、黄芪、枳壳等中药用于继发类固醇性糖尿病的治疗，给药一段时间后，患者停用胰岛素，血糖正常，血总蛋白、白蛋白也恢复正常。用麻子仁丸加味治疗（火麻仁配伍枳实、熟地黄、杏仁、白芍、山药）2 型糖尿病，症状显著改善。以 74 例 2 型糖尿病患

者为研究对象，通过对比常规西医治疗和麻子仁丸加味治疗 2 种方式的效果，发现麻子仁丸加味治疗 2 型糖尿病有良好的效果。

（七）半夏、麦冬的配伍

半夏，辛、温，有毒，主入脾、胃、肺经，具有燥湿化痰、降逆止呕、消痞散结等功效，用于治疗寒痰湿痰、痰多咳喘、痰饮眩悸、呕吐反胃、瘿瘤痰核等症。麦冬，原名麦门冬，甘、微苦、微寒，主入心、肺、胃经，具有养阴生津、润肺清心等功效，用于治疗肺燥干咳、虚痨咳嗽、津伤口渴，心烦失眠等症。通过查询古籍、临床运用、现代药理研究等方面的文献资料，总结半夏与麦冬药对在方剂中的配伍作用。

（1）润燥互用。半夏辛温性燥，可燥湿化痰，降逆止呕；麦冬甘寒质润，能养阴益胃。有学者认为，麦冬可制约半夏温燥之性，半夏可防止麦冬甘润腻胃，两者配伍润燥互用，既能燥湿和胃，又不伤胃阴，符合中医相反相成药对配伍形式，对脾虚夹湿伴胃阴不足者有较好疗效。

（2）润燥化痰。《长沙药解》指出："麦冬清凉润泽，凉金泻热，生津除烦、泽枯润燥之上品"[1]。半夏，化痰力佳，为治各种痰症要药。半夏与麦冬二药相伍，润燥相得，动静结合，滋阴润燥而不助湿碍胃，燥湿化痰而不重伤阴津，适用于痰湿阻滞而阴津亏虚之证。如《金匮要略》中的麦门冬汤，方中核心药组麦冬与半夏之比为 7 ∶ 1，大剂量甘寒清润之麦冬养阴生津、滋液润燥、清肺胃虚热，配伍少量辛温性燥之半夏化痰降逆下气、开胃行津润肺，使滋阴而不滞中，和中亦不伤津，滋而不腻，温而不燥，动静结合而相反相成。《血证论》曰："君麦冬以清火，佐半夏以利气，火气降则津液生，津液生而火气自降，又并行而不悖也"[2]。故半夏与麦冬药对在方中发挥滋阴润燥、化痰降逆之功，以治肺胃阴虚、火逆上气证。

（3）润燥降逆。《本草发挥》成无己云："辛者散也，半夏之辛以散逆气，以除烦呕，辛入肺而散气，辛以散结气，辛以发声音"[3]。半夏辛散温燥，入脾胃经长于和胃降逆，并能制约补药易滞之性，为降逆之良药，在治疗脾胃阴虚兼胃气上逆之证时常配伍甘寒清润之麦冬，使润中有燥，补中寓降，补而不滞。如张仲景所著的竹叶石膏汤主治伤寒病后余热未清、气阴两伤之证，方中取麦冬润肺养

---

[1] 黄元御 . 长沙药解 [M]. 北京：中国医药科技出版社，2017.

[2] 唐容川 . 血证论 [M]. 北京：中国中医药出版社，1996.

[3] 徐彦纯 . 本草发挥 [M]，北京：中国中医药出版社，2015.

阴、益胃生津之用，取半夏降逆止呕、运化脾气、转输津液之用，二药组合去半夏温燥之性而存降逆之功，又使麦冬滋而不腻，全方清中有温，补中有通，祛邪扶正，共奏清热益气养阴之功。又如《金匮要略》中温经汤，主治冲任虚寒、瘀血阻滞证，方中麦冬养阴生津，“退血燥之虚热”，同时制约吴茱萸和桂枝的温热，半夏平冲降逆，“和胃气，除胃寒，进饮食”，与其他佐药相合，益气养阴，温中降逆，补益冲任之虚损。

（4）清热化痰。《瘴疟指南·卷下》中麦门冬汤主治神昏、痰多热盛之哑瘴，即口不能言，方中用人参、白术、茯苓、甘草益气健脾，杜绝生痰之源；加半夏、陈皮二药，燥湿化痰除中焦之湿;《历代本草药性汇解》云：“麦门冬泻肺中之伏火，清胃中之热邪，补心气之劳伤，止血家之呕吐，益精强阴，解烦止渴……”[1]，邪热亢盛，气血沸腾，向上阻塞心肺之窍，加麦冬清心肺热；归、芎行散上窍瘀血；乌梅酸涩生津，收敛外泄阳气；血得温则行，用桂、附之热以行之，并引上焦之阳下入阴分；再调黑神散逐瘀散血，血散则心肺之窍开，声音出矣。方中独麦冬一味微寒清热之药，充分展现了半夏与麦冬药对在方剂配伍中发挥清热化痰的作用。

（5）养心化痰。麦冬味甘入心经，长于滋心阴、清心热，《本草汇言》谓之“清心润肺之药也。主心气不足，惊悸怔忡，健忘恍惚，精神失守……”[2]。半夏为治各种痰症之要药，《药性论》谓之曰：“消痰涎，开胃健脾，止呕吐，去胸中痰满，下肺气，主咳结。新生者摩涂痈肿不消，能除瘤瘿。气虚而有痰气，加而用之”[3]。半夏与麦冬配伍可养心化痰，如《奇效良方》中的加味温胆汤，方中人参、麦冬益气固脱、养阴生脉；半夏、竹茹清胃化痰、止呕除烦；陈皮、枳实理气化痰；柴胡舒畅肝胆之气，并引诸药归于肝胆之经；佐以茯苓健脾渗湿，以杜生痰之源；香附行气解郁，共奏益气化痰、安神定志之效，主治心胆气虚之不寐。

（6）益阴降逆。麦冬养阴生津，半夏降逆止呕，如《小儿药证直诀》中藿香散治疗胃虚有热之吐证，《小儿药证直诀笺正》张山雷云：“此方以甘麦养胃阴，较之七味白术散，治脾胃虚寒便泻者，正是两相对照……此以呕吐则气逆，故用半夏泄降，而皆用藿香芬芳，藉以振动中州气滞……”[4]，因呕吐由胃阴虚引起，《本草正义》云：“麦冬其味大甘，膏脂浓郁，故专补胃阴，滋津液，本是甘药补

[1] 马子密，傅延龄．历代本草药性汇解 [M]. 北京：中国医药科技出版社，2002.

[2] 倪朱谟．本草汇言 [M]. 戴慎，陈仁寿，虞舜点校．上海：上海科学技术出版社，2004.

[3] 甄权．药性论 [M]. 皖南医学院科研科，1983.

[4] 钱仲阳，张山雷笺正．小儿药证直诀笺正 [M]. 上海：上海卫生出版社，1958.

益之上品”[1]，麦冬之甘可滋养胃阴，半夏曲降逆和胃以止呕，麦冬与半夏相配养阴益胃、降逆止呕，热证自除，全方以养阴为旨，又不失清消之义。

（7）清胃降逆。麦冬微苦微寒，归胃经，苦能泻火、燥湿，寒凉药多可清热、泻火，因此麦冬也具有清胃热的功效，如《重订严氏济生方·卷二》中的橘皮竹茹汤，主治胃热多渴、呕哕不食证。胃热炽盛，则胃气上逆，方中竹茹、枇杷叶、麦冬清泄胃热，并能生津止渴，“六腑之胃，以通为用，以降为顺”，用半夏、陈皮理气和胃、降逆止呕，赤茯苓渗湿泄热，人参、甘草、大枣固护胃气，祛邪而不伤正，方药相互为用，共奏清热降逆，益气和胃之功。

三、中药的组方

前人在逐渐积累用药经验和药物组方应用规律的基础上，形成了药物的配伍与组方理论，进而形成了中药的固定组合一、方剂。清代徐大椿《医学源流论》云：“药有个性之专长，方有合群之妙用。”[2] 方剂是药物组合的成方，是运用药物治病的进一步发展与提高。

方剂的组成原则最早见于《内经》，即“君，臣、佐、使”，它表明了各单味药在方剂中的地位及配伍后的性能功效变化规律。《素问·至真要大论》说：“主病之谓君，佐君之谓臣，应臣之谓使”，“君一臣二，制之小也，君一臣三佐五，制之中也，君一臣三佐九，制之大也。”[3] 张介宾的《类经·方剂君臣上下三品》进一步将其概括为：“主病者，对证之要药也，故谓之君，君者，味数少而分两重，赖之以为主也。佐君之谓臣，味数稍多，分两稍轻，所以匡君之不迨也。应臣者谓之使，数可出入，而分两更轻，所以备通行向导之使也。此则君臣佐使之义也。”[4]

一首方剂的组成，必须以君药为主导。君药药味不宜多，以免互相牵制，分散药力，影响疗效。方剂中的臣、佐、使药并不一定样样具备，也不一定每味药只发挥单一的作用。如病情比较单纯，用一二味药即可奏效者，或君、臣药无毒烈之性，便不必加用佐药；主要药物能达病所时，则不必再加使药引经。总之，一首方剂的药味多少，以及臣、佐、使药是否齐备，应当视病情与治法的需要，以及所选药物的性能而定。总以切中病情，法度严谨，君臣有序，用药精准为要。

[1]　张山雷 . 本草正义 [M]. 太原：山西科学技术出版社，2013.

[2]　徐灵胎 . 医学源流论 [M]. 北京：中国中医药出版社，2008.

[3]　佚名 . 黄帝内经·素问 [M]. 北京：中国医药科技出版社，2016.

[4]　张介宾 . 类经 [M]. 北京：人民卫生出版社，1965.

至于制方的大小，当力求做到少而精专，多而不杂。

（一）君药

君药是针对主病或主证起主要治疗作用的药物。君药是一首方剂中首要的、不可或缺且药力居首的药物，其药味较少，一般为一味或两味。

“君药”一词，现最早见于李杲《脾胃论》，概念与本术语“君药”基本相同，已能初步反映出本术语内涵。而在此之前“君药”之“君”最早出现在《神农本草经》与《黄帝内经素问·至真要大论》，《神农本草经》以“上药”“中药”“下药”三品论君臣佐使，《黄帝内经素问·至真要大论》谓“主病之谓君”，后者已基本反映“君药”的本意。可见，“君药”一词是指方剂中针对主证或主要症状起主要治疗作用的药物，能确切地反映术语的内涵。

“君”，《说文解字》曰：“君，尊也。”可见君是我国古代对国家最高统治者的通称或泛称。《庄子·徐无鬼》载：“药也，其实堇也，桔梗也，鸡痈也，豕零也。是时为帝者也。何可胜言！”[1] 这里的“帝者”，一般可认为是君药，意即凡是能治愈疾病的药，不分贵贱，都可称为“帝（药）”。

《神农本草经》关于“君”药相关记载有两处，“上药一百二十种为君，主养命以应天，无毒，多服久服不伤人。”[2] 该段记载是以“三品”论君臣佐使，以“主养命以应天，无毒，多服久服不伤人”为“君药”，并认为君臣佐使的确定是固定的。又有一处论述组方方法，“药有君臣佐使，以相宣摄。合和，宜用一君二臣三佐五使，又可一君三臣九佐使也。”从字面理解，似又表示为君药是可以变化的，并非固定不变的。

《黄帝内经素问》关于“君”药相关记载有三处：“君一臣二，奇之制也，君二臣四，偶之制也。君二臣三，奇之制也，君二臣六，偶之制也。”为论述方制奇偶；“君一臣二，制之小也；君一臣三佐五，制之中也；君一臣三佐九，制之大也。”[3] 为论述方制大小；“主病之谓君，佐君之谓臣，应臣之谓使，非上下三品之谓也”乃是论述药物在处方中的作用，以及君药与臣药、使药之间的配伍关系，将“君臣佐使”从药性分类上升到制方理论，因而药物组成是可随证而灵活变化的。此处之“君”，已能基本反映“君药”的本意。

南北朝时期，北齐徐之才《药对》载：薏苡仁列属“久风湿痹”，其“微寒，

---

[1] 庄周．庄子 [M]. 长春：时代文艺出版社，2008.

[2] 佚名．神农本草经 [M]. 长沙：湖南科学技术出版社，2008.

[3] 佚名．黄帝内经·素问 [M]. 北京：中国医药科技出版社，2016.

治中风湿痹，筋挛，君”；巴戟天列属“头面风”，其“微温，主头面风，君”是在《神农本草经》“三品”定君臣的基础上进行调整，已开始将“君”药的确定与“主病”联系起来，但此时仍是将药物的君臣佐使在临证组方前预先规定，并未在具体方剂内部探讨[1]。梁代陶弘景《本草经集注》：“养命之药则多君，养性之药则多臣，疗病之药则多佐。”[2]沿袭《神农本草经》“三品”论观点，但已指出应“犹依本性所主而兼复斟酌。”[3]《辅行诀脏腑用药法要》载：“经云：主于补泻者为君，数量同与君而非主故为臣，从与佐监者为佐使。”[4]指出君药当与“主于补泻”相关联。刘宋雷敩《雷公炮炙论》遵陶弘景之意云：“世人使药，岂知自有君臣，既辨君臣，宁分相制。”[5]均进一步丰富完善了“君药”的概念内涵。

隋唐时期，孙思邈《备急千金要方》引《神农本草经》：“凡药有君臣佐使，以相宣摄。合和者，宜用一君二臣三佐五使，又可一君三臣九佐使也。”[6]甄权《药性论》原书已佚，据《苏沈良方·论君臣》评：“《药性论》乃以众药之和厚者定为君药，其次为臣为佐，有毒者多为使，此谬论也。设若欲攻坚积，则巴豆辈，岂得不为君也。”[7]可见初唐仍沿袭“三品”论。散见于《医心方》的《杂注本草》载：“五脏为阴，六腑为阳，阴病难治，阳病易治。阴阳二病，用药性不同，阴须君药多，阳须臣药多，卒邪暴病使药多。”[8]对于“君药”的定义有所改变，主张治疗阴病者多为“君药”，治疗五脏者多为“君药”。王冰注《黄帝内经素问》：“上药为君，中药为臣，下药为佐使，所以异善恶之名位。服饵之道，当从此为法。治病之道，不必皆然。以主病者为君，佐君者为臣，应臣之用者为使，皆所以赞成方用也。”[9]亦提出不可将“君臣佐使”的药物分类属性与方剂组成属性相混淆，后者的概念内涵是与“主病者为君”之“主病”相联系的。

宋代赵佶《圣济经》载：“若此者，古方谓之相次，为君、为臣、为赞、为助，

---

[1] 徐之才 . 雷公药对 [M]. 尚志钧，尚元胜辑校 . 合肥：安徽科学技术出版社，1994.

[2] 陶弘景 . 本草经集注 [M]. 上海：群联出版社，1995.

[3] 佚名 . 神农本草经 [M]. 长沙：湖南科学技术出版社，2008.

[4] 陶弘景 .《辅行诀脏腑用药法要》校注考证 [M]. 王雪苔编著 . 北京：人民军医出版社，2009.

[5] 雷敩 . 雷公炮炙论 [M]. 施仲安，校注 . 南京：江苏科学技术出版社，1985.

[6] 孙思邈 . 备急千金要方 [M]. 北京：人民卫生出版社，1955.

[7] 沈括，苏轼 . 苏沈良方 [M]. 成莉校注 . 北京：中国医药科技出版社，2012.

[8] 丹波康赖 . 医心方 [M]. 北京：华夏出版社，1996.

[9] 王冰 . 素问注 [M]. 王国辰，王冰医学全书 . 北京：中国中医药出版社，2011.

相治之道也。"[1]《梦溪笔谈》载:"用药有一君、二臣、三佐、五使之说,其意以谓药虽众,主病者在一物,其他则节节相为用,大略相统制,如此为宜。"[2]均是强调组方中药物当主从有序,相互配合。自《神农本草经》延至唐宋,类同"三品"论君臣佐使的观点还可见于《太平惠民和剂局方·论三品药畏恶相反》《太平圣惠方·分三品药及反恶》等。但其含义经王冰注释后,宋代多数医家已将"君臣佐使"的药物分类属性与方剂组成属性相区分,如许叔微《普济本事方》已出现运用"君臣佐使"理论以法释方,如"真珠圆"方论:"此方大抵以真珠母为君。"[3]

金元时期,成无己《伤寒明理论》载:"所谓君臣佐使者,非特谓上药一百二十种为君,中药一百二十种为臣,下药一百二十五种为佐使,三品之君臣也。制方之妙,的与病相对,有毒无毒,所治为病主。主病之谓君,佐君之谓臣,应臣之谓使,择其相须相使,制其相畏相恶,去其相反相杀,君臣有序而方道备矣。"[4]指出"君臣佐使"需随病证而立,明确"君臣佐使"在方剂内部的不同作用与相互关系,并在《伤寒明理论·药方论》篇运用"君臣佐使"理论阐释方义,为首部方论之专篇。金元四大医家也对"君药"的理论内涵深入探讨,如张元素《医学启源》载;"用药各定分两,为君最多,臣次之,佐使之次之,药之于证,所主停者,则各等分也。"[5]可见依据药物用量大小来确定君臣佐使之说应源于张元素。张元素同样也结合药性、病证等阐发君臣佐使理论,指出由于方证不同,君臣亦不同,如《医学启源》"用药用方辨"项下:"如仲景治表虚,制桂枝汤方,桂枝味辛热,发散、助阳、体轻,本乎天者亲上,故桂枝为君,芍药、甘草佐之。如阳脉涩,阴脉弦,法当腹中急痛,制小建中汤方,芍药为君,桂枝、甘草佐之。一则治其表虚,一则治其里虚,是各言其主用也。"[6]金元时期其他医家对"君药"的确定与用药剂量的关系亦有所发挥,如李东垣《脾胃论》载:"一法,力大者为君……君药,分两最多,臣药次之,使药又次之,不可令臣过于君,君臣有序,相与宣摄,则可以御邪除病矣。"仍是将用药剂量作为君药认定的重要标准,此处"君药"一词,已与现代术语"君药"的内涵基本相同。同时,李东垣也重视君药的认定与主证的关系,如《脾胃论》载:"假令治表实,麻黄、葛根;表虚,

---

[1] 赵佶 . 圣济经 [M]. 北京:人民卫生出版社,1990.

[2] 沈括 . 梦溪笔谈 [M]. 长沙:岳麓书社,2000.

[3] 许叔微 . 普济本事方 [M]. 北京:中国中医药出版社,2007

[4] 成无己 . 伤寒明理论 [M]. 北京:中国中医药出版社,2007.

[5] 张元素 . 医学启源 [M]. 北京:人民卫生出版社,1978.

[6] 张元素 . 医学启源 [M]. 北京:人民卫生出版社,1978

桂枝、黄芪……寒者，干姜、附子之类为君。”[1] 此外，张从正《儒门事亲》、王好古《汤液本草》、罗天益《卫生宝鉴》、徐彦纯《本草发挥》等也有相关“君（药）”记载。可见，金元时期医家已能发挥“君臣佐使”理论阐释方义，重视“主病之为君”观点，关注“君药”与用药剂量的关系，完善“君药”这一术语内涵。

明清时期“君药”这一名词已得到广泛运用，如《推求师意》《韩氏医通》《万氏秘传片玉痘疹》《明医杂著》《名医类案》《古今医统大全》《本草蒙筌》《伤寒论条辨》《医学入门》《本草纲目》《医旨绪余》《炮炙大法》《类经》《轩岐救正论》《青囊秘诀》《喻选古方试验》《素问经注节解》《医方集解》《金匮玉函经二注》《本草新编》《本草备要》《顾松园医镜》《冯氏锦囊秘录》《绛雪园古方选注》《医确》《本草从新》《伤寒论类方》《成方切用》《医论三十篇》《重订通俗伤寒论》《药征》《妇科玉尺》《要药分剂》《风劳臌膈四大证治》《温病条辨》《重庆堂随笔》《验方新编》《随息居重订霍乱论》《本草害利》《本草撮要》等，或侧重论述“君臣佐使”配伍理论，或探讨与用药剂量关系，或提出君药的特殊煎煮方法，或以“君臣佐使”阐述方论，认为“君药”当以辨证与立法为前提，根据药性确立，同时随证而变化，如费伯雄《医方论》:“此方注云：统治六郁。岂非一时而六郁并集者乎？须知古人立法，不过昭示大法。气郁者，香附为君；湿郁者，苍术为君；血郁者，川芎为君；食郁者，神曲为君；火郁者，栀子为君。”[2]

（二）臣药

“臣药”之“臣”最早出现在《神农本草经》与《黄帝内经素问·至真要大论》,《神农本草经》以“上药”“中药”“下药”三品论君臣佐使,《黄帝内经素问·至真要大论》谓“佐君之谓臣”，已能基本反映“臣药”的部分本意。后世如《药对》《本草经集注》、王冰注《黄帝内经素问》《伤寒明理论》均对三品论进一步阐释，提出应将“君臣佐使”的药物分类属性与方剂组成属性相区分。金代张元素首次提出依据药物用量大小确定君臣佐使,《医学启源》曰:“用药各定分两，为君最多，臣次之。”元代《脾胃论》已出现“臣药”一词，与“臣药”的现代术语内涵基本相同。自此“臣药”这一名词得到广泛运用，诸医家运用“君臣佐使”理论阐释方义，如明清时期的《医方考》《医方集解》《绛雪园古方选注》《成方切用》《医方论》等。“臣药”的内涵也得以进一步丰富。

臣药有两种意义：一是辅助君药加强治疗主病或主证的药物；二是针对兼病

[1] 李东垣 . 脾胃论 [M]. 北京：人民卫生出版社，2005.

[2] 费伯雄 . 医方论 [M]. 北京：中医古籍出版社，1987.

或兼证起治疗作用的药物。臣药的药力小于君药。

（三）佐药

“佐”，《周礼》载：“以佐王治邦国。”[1]《左传》曰：“有伯瑕以为佐。”[2]佐是处于辅助地位的官员，后世泛指僚属为佐。《神农本草经》关于“佐”药相关记载有两处，“下药一百二十种，为佐使，主治病以应地，不可久服。”该段记载是以“三品”论君臣佐使，其中佐使药均来自下品诸药。另有一处论述组方方法，“药有君臣佐使，以相宣摄。合和，宜用一君二臣三佐五使，又可一君三臣九佐使也。”[3]此处佐使药有合并称谓，亦有分开称谓，提示佐使药之间界限并不分明。《黄帝内经素问》论及制方理论，可见于《黄帝内经素问·至真要大论》：“方制君臣，何谓也？岐伯曰：主病之谓君，佐君之谓臣，应臣之谓使，非上下三品之谓也。”[4]明确否定了“三品”论君臣佐使之说，但此处并未出现佐药的概念。《黄帝内经素问》提到“佐”药有如下数处：（1）“岐伯曰：诸气在泉，风淫于内，治以辛凉，佐以苦；以甘缓之，以辛散之；热淫于内，治以咸寒，佐以甘苦，以酸收之，以苦发之……君一臣二，制之小也；君一臣三佐五，制之中也；君一臣三佐九，制之大也。”此两处论述了方制大小，并可看到组方多需君佐同剂，说明佐（药）的重要性。并指出佐（药）与主药在性味上有相近、相异、相反的情况，其相异、相反者应有指向“佐制”“反佐”之意。（2）“奇之不去则偶之，是谓重方；偶之不去，则反佐以取之，所谓寒热温凉，反从其病也。”此处勾勒了“反佐”的概念，即“反佐”当在病重邪甚，“重方”仍不能奏效的情况下使用，但此处“反佐”一词并未能与“反治”的概念区分开。综上，《黄帝内经素问》虽然没有明确指出“佐药”的概念，但已明确提出了“佐”的思想。另外，《黄帝内经素问》与《神农本草经》均未将佐药与使药同时论述，推测可能是互文见义。而在张仲景《伤寒论》中，“白通加猪胆汁汤”之猪胆汁、人尿均为反佐之用[5]。

佐药有三种意义：一是佐助药，即协助君、臣药以加强治疗作用，或直接治疗次要的兼证；二是佐制药，即用以消除或减缓君、臣药的毒性与烈性；三是反佐药，即用与君药性味相反的药物，起到相反相成的治疗作用。

---

[1] 佚名 . 周礼 [M]. 郑州：中州古籍出版社，2004.
[2] 左丘明 . 左传 [M]. 蒋冀骋标点 . 长沙：岳麓书社，1988.
[3] 佚名 . 神农本草经 [M]. 长沙：湖南科学技术出版社，2008.
[4] 佚名 . 黄帝内经 · 素问 [M]. 北京：中国医药科技出版社，2016.
[5] 张仲景 . 伤寒论 [M]. 北京：人民卫生出版社，2005.

（四）使药

“使药”一词，现最早见于唐代《杂注本草》“卒邪暴病使药多”[1]，但与本术语“使药”内涵并不完全相同。而在此之前，关于使（药）的记载可见于：战国《黄帝内经素问·至真要大论》中“应臣之谓使”[2]；汉代《神农本草经》中“下药一百二十种，为佐使”[3]；梁代陶弘景《辅行诀脏腑用药法要》中“从于佐监者为佐使”[4]；唐代甄权《药性论》中“有毒者多为使。”[5]

自唐代《杂注本草》提出“使药”这一名词后，元代《珍珠囊》又提出“通经以为使”，将“引经药”明确认定属于使药的范畴。此后明清时期的《本草乘雅半偈》《医方集解》《绛雪园古方选注》《得配本草要药分剂》《本草述钩元》《成方切用》《医学管见》等均对“使药”的内涵进一步阐释。明代《医方考》明确提出甘草具“和诸药”之用，属“使（药）”范畴。至此，“使药”的概念已明确包括“引经药”与“调和药”两种意义。引经药，即能引领方中诸药以达病所的药物；调和药，即具有调和诸药的作用。使药物的药力较小，用量亦轻。

1961 年出版的南京中医学院所编教材《中医方剂学中级讲义》载：“能引导诸药直达病所，并能对诸药起调和作用的为使药。”所以，“使药”是指方剂中具有调和其他药物的药性，或引导方中药物直达病所而发挥作用的药物，分为调和药和引经药，能确切地反映本术语的内涵。

四、相反相成

（一）概念

相反相成为方剂学组方原则之一，指将性味、功效或作用趋向相反的药物配伍，发挥相互制约而又相辅相成的作用，获得一般药物配伍所达不到的某种作用的配伍方法。这种方法最早出现在张仲景所著《金匮要略》中，如麦门冬汤：“火逆上气，咽喉不利，止逆下气者，麦门冬汤主之”[6]，其中温燥之半夏与清润之麦

---

[1] 丹波康赖 . 医心方 [M]. 北京：华夏出版社，1996.

[2] 佚名 . 黄帝内经 · 素问 [M]. 北京：中国医药科技出版社，2016.

[3] 佚名 . 神农本草经 [M]. 长沙：湖南科学技术出版社，2008.

[4] 陶弘景 .《辅行诀脏腑用药法要》校注考证 [M]. 王雪苔编著 . 北京：人民军医出版社，2009.

[5] 甄权 . 药性论 [M]. 皖南医学院科研科，1983.

[6] 张仲景 . 金匮要略 [M]. 北京：中国医药科技出版社，2018.

冬同用，润燥相济，可润肺益胃、降逆下气，用于治疗虚热肺痿；成形于清代石寿棠《医原·用药大论》：“治燥不可过用滋润，宜佐以微苦，治湿不可过用燥烈，宜佐以淡渗”[1]，其中还提到治疗阴液亏虚病证须防范其是否夹杂湿邪，治疗痰湿病证须防范其是否出现阴亏的症状。相反相成配伍核心为根据具体辨证，将功效相反的药物以适当比例进行调节，达到相成的疗效，属于中医临床的难题，亟待发掘，目前理论、临床研究较为丰富，而实验研究较少。

（二）理论研究

有学者通过探讨《黄帝内经》中阴阳、五行、脏腑等内容所涉及的相反相成配伍理论，发现该理论填补了“十八反”“十九畏”等配伍禁忌理论上的缺陷。有学者在《伤寒杂病论》的基础上，从寒热、补泻、升降、敛散、刚柔等方面论述了相反相成药物配伍特点。有学者统计分析《金匮要略》中相反相成药对配伍，将其归纳为升降、润燥、散收、寒热、峻缓、刚柔、补泻、动静等九个同用的方面。有学者总结了《世医得效方》中相反相成组方规律，发现该书在运用寒热、升降、润燥、补泻兼施的基础上，还采用了气血同调的配伍规律。有学者系统归纳了《傅青主女科》中涵盖的相反相成药对，主要分为阴阳互济、升降并投、补泻兼施、寒热平调、开合同用等五类。有学者通过研究著名医家张锡纯的组方特点发现，其对喘证的治疗善用润燥相济、寒热并调、攻补兼施、升降相合、散收结合等相反相成配伍。

（三）临床研究

在呼吸系统疾病治疗方面，有学者研究发现升降同施、散收并用、补泻互用、润燥既济等相反相成配伍原则是历来治疗肺部疾病方药中的一大特色。有学者发现在江西鄱阳地区常运用相反相成原则治疗过敏性鼻炎，即以辛散之白芷、苍耳子疏散外风，苦燥之白术、苍术燥湿健脾，苦寒之胆南星、黄芩清热化痰，辛温之香薷、细辛散寒通窍，辛苦寒温法对该病的治疗具有较高的可行性，愈后较佳。在骨伤科疾病治疗方面，有学者总结了寒热并用、补泻同施、升降相因、散收同用、刚柔相济、通涩并行等多种相反相成配伍，对药物治疗骨伤疾病起到一定指导作用，此外，平乐郭氏正骨以此种配伍方法用于临床得到显著疗效。在肿瘤治疗方面，有学者临床采用益阴补肾、清热利湿、解毒抗癌法治疗肾癌，采用养阴利湿、清热解毒法治疗宫颈癌，采用泄肺利水、养阴益肺、化痰散结、解毒抗癌

[1] 石寿棠．医原 [M]. 王新华点注．南京：江苏科学技术出版社，1983.

法治疗肺癌合并胸水，其中养阴与利湿、逐饮合用，攻补兼施，相反相成，具有较好的疗效。在脾胃病治疗方面，有学者发现应用相反相成中的寒温并用、攻补兼施、生熟相伍、升降相因等组方原则治疗脾胃病，具有良好疗效，值得借鉴。有学者发现除寒热、消补、升降同用外，润燥、通涩互用等也是脾胃病治疗中惯用的药对配伍。有学者研究发现运用寒热平调、燥湿既济、升降相因、补泻兼施等相反相成配伍，能顺应脾胃一升一降、一燥一湿的生理特性，用两种截然相反的趋向发挥整体调节作用，同时改善主症、兼症。有学者从半夏泻心汤寒热并用、补泻兼施、辛开苦降相反相成法的配伍要义结合消渴病以脾胃立论的病机；论证了半夏泻心汤在消渴病中的运用。在其他疾病治疗方面，有学者发现采用中医相反相成联合西医治疗可有效减轻食源性横纹肌溶解综合征引起的组织损伤，保护肾脏损害，改善患者预后；同时其还发现以相反相成法治疗线粒体脑肌病对维持线粒体功能，延长活动时长，有较好的疗效。

第四节　中药的用法与剂型

一、中药用法

（一）中药炮制

1. 定义

中药炮制技术被认为是中医药的核心技术，也是中医药独有的传统技能。中药炮制技术是根据中药材的自身特性，以降低中药材的毒副作用、提高临床疗效为原则，采取一系列特色技术对中药材进行加工处理的制作过程。

2. 炮制相关记载

“炮制”作为中药材传统制药技术名称，最早见于汉代张仲景《金匮玉函经》。虽此前或同书中尚有相关术语“炮”“炙”“治”“制”“炮炙”等，但概念与本术语“炮制”不完全相同。

南北朝《雷公炮炙论》记载的“炮炙”“修事”“修治”以及《日华子诸家本草》记载的“修制”虽然与本术语概念相同，且“炮炙”“修事”尚作为炮制专著的书名，但“修事”“修治”“修制”清代以后沿用较少。“炮炙”虽然后世多有应用，但“炮”和“炙”在古代都是专指火制法，“炮炙”在汉以前也是指两种火制方法而言，而现代对于中药材的加工处理技术已超出了火的范围，使“炮炙”两个字不能确切反映和概括中药材加工处理的全貌。而采用“炮制”名称既能保持原意，又能较广泛地概括中药材的各种加工处理技术，更能确切地反映术语的内涵。

自汉代张仲景《金匮玉函经》提出“炮制”之名后历代的著作多有沿用，如宋代《太平惠民和剂局方》《证类本草》，明代《本草发挥》《滇南本草本草蒙签》，清代《本草崇原》《炮炙全书》《本经逢原》《得配本草》《本草述钩元》等。这些著作均为历代的重要著作，对后世有较大影响。所以“炮制”作为规范名便于达成共识，符合术语定名的约定俗成原则。

炮制的有关记载始见于我国已发现的最早医方书《五十二病方》，该书“牝痔”篇曰：“痔者，以酱灌黄雌鸡，令自死，以菅裹，涂（塗）上（土），炮之。涂（塗）干，食鸡，以羽熏纂。”“颓”篇又曰：“炙蚕卵，令篓篓黄，冶之，三指最（撮）至节，入半（杯）酒中饮之。”[1] 其中的“炮”和“炙”，即中药炮制的火制法之一，为有关炮制术语的最早记载。

春秋战国至秦汉时期的医学著作《内经》有关于“治”的记载，如《黄帝内经灵枢·邪客》曰：“今厥气客于五脏六腑，则卫气独卫其外……饮以半夏汤一剂……治半夏五合，徐炊，令竭为一升半，去其滓，饮汁一小杯，日三稍益，以知为度。”[2]《黄帝内经素问·缪刺论》曰：“邪客于手足少阴、太阴、足阳明之络……鬄其左角之发，方一寸，燔治，饮以美酒一杯，不能饮者灌之，立已。”[3] 这里的“治”即“制”，如明代李中梓曰：“治半夏，犹言制过半夏也。”

《神农本草经》系我国现存的第一部药学专著，其中首次提出了有关中药“制”的概念，如该书“序录”指出：“凡此七情，合和时之……若有毒宜制，可用相畏相杀者。”[4] 这里的“制”，是指通过不同的炮制方法，制药物偏性的泛称。

汉代张仲景在之前有关炮制知识的基础上，首次提出了“炮炙”“炮制”的名称。如《金匮玉函经》“卷一”曰：“凡草木有根茎枝叶皮毛花实，诸石有软硬消走，诸虫有毛羽甲角头尾骨足之属，有须烧炼炮炙，生熟有定。”[5]《金匮玉函经》卷七又曰：“方药炮制：凡野葛不入汤，入汤则杀人。不谓今葛根、皂凡、半夏不㕮咀，以汤洗十数度，令水清滑尽……厚朴即斜削如脯法……细辛斩折之，麻黄

[1] 佚名. 五十二病方 [M]. 北京：中医古籍出版社，2004.
[2] 佚名. 黄帝内经·灵枢 [M]. 太原：山西科学技术出版社，2019.
[3] 佚名. 黄帝内经·素问 [M]. 北京：中国医药科技出版社，2016.
[4] 佚名. 神农本草经 [M]. 长沙：湖南科学技术出版社，2008.
[5] 张仲景. 金匮玉函经 [M]. 北京：中医古籍出版社，2010.

亦折之，皆先煮数沸，生则令人烦……石韦手扑速吹去毛尽曝。”[1] 张仲景这里所说的“炮炙”指的是两种火制方法，而“炮制”的内容则包含了水制、切制、火制、净制等多种制药技术，系现代“炮制”概念的最早记载。

南北朝雷斅总结了前人炮制方面的技术和经验，撰成《雷公炮炙论》，系我国第一部炮制专著。该书虽以“炮炙”为书名，但书中记载了水、火、净、切等各种炮制方法。可见，雷氏所说的“炮炙”已非仲景所说的“炮炙”，而与仲景所说的“炮制”为同一概念。该书同时提出了“修事”“修治”等名称，如上卷“朱砂”篇曰：“夫修事朱砂，先于一静室内焚香斋沐，然后取砂，以香水浴过了，拭干，即碎捣之。”中卷“犀角”篇曰：“凡修治一切角，大忌盐也。”[2] 可见，“修事”“修治”实际即“炮制”的又称。

隋唐时期多沿用《雷公炮炙论》的记载，以“炮炙”作为本概念的名称。如唐代孙思邈《备急千金要方》专列“合和”篇曰：“凡草有根茎枝叶皮骨花实，诸虫有毛翅皮甲头足尾骨之属，有须烧炼炮炙，生熟有定，一如后法。”[3] 唐代由政府修订的曰：“凡汤、丸、散，用天雄、附子、乌头、乌喙、侧子，皆煻灰火炮炙令《新修本草》微拆。”[4]

宋金元时期是我国医药学发展的重要时期，此期学术气氛活跃，医学理论不断创新，炮制方法有很大改进。在炮制名称上，出现了“炮制”（《太平惠民和剂局方》）、“修事”（《太平惠民和剂局方》）、“炮炙”（《圣济总录》）、“修治”（《汤液本草》）数种名称并存的情况，甚至尚有同一书中以上名称并用的现象，如《太平圣惠方》卷二“论合和”记载了“炮炙”名称，而在卷二十四“治风身体如虫行诸方”和卷三十二“治远年风赤眼诸方”则分别记载了“炮制”和“修事”名称[5]。此外，这一时期还出现了“修制”这一名称。如《证类本草》引宋初日华子《日华子诸家本草》云：“北庭砂，味辛、酸，暖，无毒。畏一切酸……凡修制，用黄丹、石灰作柜，煅赤使用，并无毒。”[6] 关于“修制”一词，《圣济总录》卷二“修制”曰：“古方修制法度，多于叙例开述，今欲临方易为检用。兼有一药修制不同，故各于逐方下注释。”[7] 可见，“修制”实际也即“炮制”的曾称。

---

[1] 张仲景．金匮玉函经 [M]. 北京：中医古籍出版社，2010.

[2] 雷敩．雷公炮炙论 [M]. 上海：上海中医学院出版社，1986.

[3] 孙思邈．备急千金要方 [M]. 北京：人民卫生出版社，1955.

[4] 苏敬．新修本草 [M]. 安徽：安徽科学技术出版社，1981.

[5] 王怀隐．太平圣惠方 [M]. 北京：人民卫生出版社，1982.

[6] 唐慎微．证类本草 [M]. 北京：华夏出版社，1993.

[7] 赵佶敕．圣济总录精华本 [M]. 程林纂辑，余瀛鳌，等编选．北京：科学出版社，1998.

明清时期，炮制理论日臻成熟，炮制技术应用范围日益扩大，专项记载炮制方法的著作或专门论述炮制方法的专著日渐增多。如明代李时珍《本草纲目》每药下多设“修治”专项，先述前人记载，再记当时炮制经验，最后谈及个人见解，就炮制内容而言，远远超过以前的炮制专著，全面反映了明代炮制技术水平。明代缪希雍的《炮炙大法》、清代张睿的《修事指南》均为这一时期的炮制专书，这些专著将前人的炮制方法进行了比较系统的归纳与总结。这一时期炮制的名称仍为数种名称并存，如《本草纲目》每药下的炮制专项名为“修治”，炮制专著的书名分别为“炮炙”或“修事”。但就整体而言，这一时期尤其是清代以后，“修治”“修事”“修制”的名称应用日渐减少。张睿的《修事指南》虽以“修事”为书名，而在正文中多用“炮制”名称。同时，“炮制”和“炮炙”的名称应用日益广泛，尤其是“炮制”名称，已为大多著作所采用，如明代的《本草发挥》《滇南本草》《本草蒙筌》，清代的《本草崇原》《本草新编》《本经逢原》《得配本草》《本草求真》《本草述钩元》等。

3. 中药炮制机理

炮制入药是中医用药的一大特色，中药通过炮制调整药性，引导药物直达病所，能使药物升降有序，补泻调畅，解毒纠偏，发挥药物综合疗效，对提高临床疗效具有重要作用。目前，有关中药炮制机理的研究方法主要集中在两个方面，一是通过研究炮制后体内外物质基础的改变，探讨其物质基础的变化；二是分子生物学的引入，使得对中药炮制前后的药性、药效评价成为可能，从动物，器官，组织的评价过渡到细胞、分子、通路等，基本上能够较为明确地阐明部分中药饮片的炮制机制，使中药炮制机制研究取得了较大突破和发展。

4. 中药炮制工具与设备

（1）传统中药炮制工具的发展演化

中药炮制历史悠久，古时称“炮炙”“修治”。炮、炙都来源于食物的炮生为熟。人类自运用火通过蒸炒煮谷物肉类制作熟食，就为高温处理中药创造了基本条件。公元前五千年左右，人类就发明了砂锅、陶罐、陶制煅药罐等烹饪器具和储存器具，为中药炮制的火制、水火共制等炮制方法创造了条件。我国最早的中药炮制学专著《雷公炮炙论》为南北朝刘宋时雷敩所撰，全书原载药物 300 种，记载了 44 种炮制方法，并总结了南北朝刘宋时期以前的中药炮制技术和经验。传统中药炮制工具以手工工具为主，凭借药工的经验，完成对中药材的炮制过程。炮制产业具有以“前堂后坊”特点的手工业生产形式，按照“净制”“切制”“炮炙”分类，净制法工具包括瓷片、刮刀、药筛、箩筐、筲箕、风选车、铜冲、乳钵、石臼、碾槽（铁船、研槽）、枳壳榨、竹笼撞毛器（泽泻笼）；切制法主要包括软化和切两个步骤，软化工具有篯篓、麻布、浸药桶、润药盆、药缸等；切的工具主要是刀类，包括切药刀、片刀、斧头、锉、刨等；炮炙法包括火制、水火共制等，传统的工具包括炒锅、铜锅、铁锅、铁盘、斜锅、竹帚、瓦罐、药甑、蒸笼、蒸罐等；其他炮制方法，如发酵法、制霜法等，工具有酒缸、土坛、碾槽、药坛、麻袋等。

由于我国南北方地理条件差异，各地用药习惯存在较大差别，伴随着炮制技术及经验的发展，用于加工炮制的工具也随之不断改进和扩充，并逐渐形成了不同中药炮制流派及各自特有的炮制工具。如江西樟历经1800余年，创造了一套自己独特的传统加工炮制工具，铡刀、刮刀、蟹钳、铁锚、鹿茸加工壶、压板、硫磺药柜等。铡刀（又称“樟刀”）有着“老君炉中纯火青，练就樟刀叶片轻。锋利好比鸳鸯剑，操动如飞饮片精”的赞誉。江西南城建昌帮特色工具主要以刀刨类为主，如著名的雷公刨等。还有槟榔榉、枳壳榨、香附铲、茯苓刀等，用铜、铁、木、陶多种材质的特色工具。京帮传承了北京天津地区传统中药炮制技术和经验，发明了铜炖罐、高案刀，可做到“陈皮一条线，凤眼鸡血藤，乌眼胡黄连，泽泻入银元，清夏不见边，川芎蝴蝶片，槟榔一百零八片”。如北京同仁堂使用铜炖灌酒蒸制全鹿丸、参茸卫生丸等直至今日仍然使用。川帮发源于我国四川省，其技术偏重于蒸制与复制，如九制大黄、九转南星、临江片等。

（2）中药炮制设备的历史沿革

1955年始中药饮片厂在全国陆续建立展开，这标志中药炮制产业从此由传统手工制造向机械生产过度，各种炮制机械设备开发出来，包括洗药机，润药机，切药机，蒸药机，炒药机，锻药机等，与手工操作相比扩大了生产范围，提高了生产效率。然而饮片厂普遍存在生产环境简陋，技术设备落后，“饮片脚下踩，灰尘满天飞”的状况，难以确保饮片质量稳定。

1970年中药生产逐步向工业化发展，原中国药材公司分别在周口、上海、天津、长春建立4家中药饮片机械厂，推动了炮制机械的专业化、规模化发展。现今约有60余种类型炮制设备，其中用于药材性状加工的设备占1/3，用于药材形态加工的设备约占2/3，这些炮制设备生产的产品已基本能满足当时炮制生产的需求。然而面对日渐扩大的中药饮片市场，既需要稳定中药饮片的质量，又需要满足中药饮片品质及生产效率需求的提升，中药炮制工业愈加离不开炮制设备的不断更新换代、推陈出新。进入21世纪以来，中药饮片市场不断扩大，越来越多的实用新型技术应用于饮片炮制设备创新及改造上，并开始向自动化方向发展。近几年，随着互联网技术及人工智能的发展应用，饮片炮制设备逐步向专属化、联动化、信息化、智能化方向创新。

（二）中药煎煮

1. 中药煎煮定义

汤剂的煎煮过程即溶剂进入中药饮片内部，溶出其有效成分的过程。根据Fick’s 第一扩散定律，单位时间通过垂直于所扩散方向单位截面积的相应扩散物质流量与该截面处的浓度梯度成正比。

2. 煎煮加水量

中药汤剂煎煮技术七要素中，加水量显著影响汤剂煎煮浓度梯度。加水量越多，汤液浓度梯度越高，越有助于有效成分煎出。但加水量不能无限增大，因为与中成药制剂工艺不同，中药汤剂时效性要求高，通常无浓缩环节，加水量过多不仅影响汤剂煎煮效率，而且会导致得液量偏大，影响患者用药依从性，还导致汤液浓度低，药力绵薄。正如李时珍所说：“如剂多水少，则药味不出；剂少水多，又煎耗药力也。”因此，合理的加水量是提高中药汤剂煎煮效率与药效的关键。

目前，中药汤剂煎煮加水量以《医疗机构中药煎药室管理规范》规定的浸过药面 2—5cm 以及饮片重量的 7—12 倍为控制依据。然而不同饮片吸水率差异悬殊，该加水量方法无法精准控制得液量，难以满足智能煎药、个性化煎药需求。不同的饮片需要不同的加水量。

3. 煎煮火候

明代医药学家李时珍曰：“凡服汤药，虽品物专精，修治如法，而煎药者鲁莽造次，水火不良，火候失度，则药亦无功。”可见火候的掌握对汤剂疗效发挥了重要作用。火候有文火和武火之分，文火和武火是指液体沸腾的剧烈程度。液体的沸腾状态又分为微沸、中沸和大沸，微沸和大沸分别表示文火和武火煎煮时的状态，微沸的下限为液体微微沸腾，大沸的上限为液体不溢出。总之，文火和武火是通过观察液体沸腾状态来进行判定的，与火力大小无关。文火煎药，既可使药汤不至溢出或过快熬干，又可保持沸腾状态使有效成分充分溶出，药味厚而下降内行；武火煎药，既可使药汤尽快煮沸而节省时间，又可使药气挥发少，杂质溶出少，药气厚而上升外达。为了使药汁浓厚，药效持久，中药煎煮一般先用武火后用文火。

（三）中药煮散

中药煮散是将中药粉碎成一定粒度后，与水共煎，去渣取汁制成中药液体制剂。从原药材修治，煮散可归为散剂，而从煎煮服用方式，煮散又具备汤剂的特点，兼具汤剂和散剂二重性特点，但又有别于单纯的散剂和汤剂。“煮散”一词始见于唐代孙思邈的《备急千金要方》中的“续命煮散”“茯神煮散”，将锉为粗末汤液制剂称为“煮散”，来区别饮片汤剂和直接煮服细末散剂。《太平惠民和剂局方》《剂生方》《太平圣惠方》等宋代经典医方中记载了大量有关煮散的药方，例如《圣济总录》中将“麻黄汤”用法改为煮散：“右四味，㕮咀如麻豆，每服五钱匕，水一盏半，煎去八分，去渣温服”[1]。银翘散、玉屏风散等经典煮散至今仍在使用。有学者发现煮散具有煎出率高、节省药材、节约煎煮时间等优点，得到现代医者与研究者广泛关注。

中药煮散是一种传统中药用药形式，保留了汤剂共煎的特性，具有节约药材、缩短煎煮时间的特点，能较好地应对中药价格的不断上涨，减轻患者经济负担，同时也能有效缓解中药资源匮乏的问题，具有良好的经济效益和社会效益。

（四）中药服用

目前中药汤剂仍是临床中医治病的主要处方形式，而影响中药汤剂疗效的因素众多，服药方法即是关键之一。正如清代医家徐灵胎所言：“药之效与不效，全在乎此，方虽中病，而服之不得法，则非特无功，而反有害，此不可不知也。”[2]服药频次是汤剂服用方法的重要内容，纵观临床处方，大多每日服用 3 次，随着现代自动煎药机的普及，每日 2 次的服用方式也很常见。

对于药物服用频次的记载，在中医基础著作《黄帝内经》十三方中虽无明确标注，但已具雏形；至东汉张仲景《伤寒杂病论》对其继承和发展更为丰富；隋唐时期的《备急千金要方》《外台秘要》也多沿袭张仲景服药之法；宋代将经方汤剂一律改为煮散，以《太平惠民和剂局方》为代表的方书大多缺少日服次数的说明；自元明汤剂恢复使用，然而沿用散剂服法，亦以一剂一服最为多见。清代温病大家吴鞠通非常重视药物煎煮及服用方法，在其所著《温病条辨》中做出了详细论述。因此纵观中药汤剂服用频次的沿革与传承，以《伤寒杂病论》所载最为严谨且灵活多变。总结归纳历代中医药方书所载服药频次，主要有顿服、每日两服、每日三服、每日三服以上、频服以及其他服法，其中每日 2—3 服占比较多。

（1）顿服。顿服指一次性、快速地将 1 剂药服完。此类病例多病情较重，病势较急，需一次集中药力以取速效。主要适用于痰、饮、瘀、食积滞以及急危重症等。

---

[1]　赵佶敕 . 圣济总录精华本 [M]. 程林纂辑，余瀛鳌，等编选 . 北京：科学出版社，1998.

[2]　徐灵胎 . 医学源流论 [M]. 北京：中国中医药出版社，2008.

（2）每日二服与每日三服是指1日内将1剂中药煎煮液分成2—3次服完。这两种服法在《伤寒杂病论》汤剂中最为多见，约占80%，有学者认为其原因为用于六经病证，类证类方，以及病情比较单纯，兼夹证较少的证候。

（3）每日三服以上指1日服用次数大于3次，常为日夜服。一般病情比较复杂，症状频发，夜间加重。为在短时间内缓解症状，使药物在体内维持作用而昼夜兼服。日服四次仅见于柴胡加龙骨牡蛎汤，该方治“胸满，烦惊，小便不利，谵语，身重”，可知病情较重，采用大剂频饮以纠偏。

（4）频服是指1日内将1剂药少量多次服用的方法。李东垣谓：“凡药在上者，不厌频而少……少服则滋荣于上，多服则峻补于下。”[1]《伤寒论》治少阴咽痛的苦酒汤、半夏汤均“少少含咽之”，少量多次的方法使药物在局部停留，持续地发挥药效。又如《医门法律》清燥救肺汤、《温病条辨》增液汤均频服，用于温病后期阴液亏损者。还有一类脾胃虚弱的患者，不经药力或呕吐拒药，为减轻药液对胃的刺激性以及呕吐恶心等不良反应，宜少量多次给药。

（5）其他服法。依据患者服药后病情变化及时调整给药方案，决定停服或继续服用，以达到最佳的治疗效果。如汗法中的桂枝汤，“得汗止服，若不汗，更服依前法，后小促其间，半日许令三服尽……一剂服尽无汗可作二三剂”[2]。桂枝汤的应用宜中病即止，“若不汗”，即缩短给药时间并且加大剂量，半日3服，甚至每日2—3剂药也是可行的。

二、中药剂型

中药约有30种剂型，包括汤剂、丸剂、散剂、茶剂、片剂、注射剂、胶囊剂、糊剂、提取物颗粒、控释制剂和缓释剂型等。由于不同的剂型制造工艺和给药方式不同，中药的吸收和血药浓度受到影响，导致药理作用的强度和性质发生变化。例如，口服枳实和青皮的汤剂对血压没有影响，但注射可以使血压升高。

（一）汤剂

汤剂是指将药物用煎煮或浸泡后去渣取汁的方法制成的液体剂型，是目前应用最广泛的中药剂型。

中药的服用方法，经历了从生药的吞食到饮服汤液的发展过程。在“神农尝百草”时期，人们只能用牙齿把药材咬碎后吞咽下肚。这种原始的服药方法，在

[1] 李东垣．珍珠囊补遗药性赋雷公炮制药性解合编[M]．上海：上海卫生出版社，1958.

[2] 陈永治．仲景药法的变量服药法探讨[J].四川中医，1985，4（9）：3-4

古书中称为“㕮咀”。因药物未经加工炮制，肠胃吸收不良，影响药效的发挥，且易产生毒副作用。随着火的普遍应用，人们在烹调菜肴的启示下，把几味药物混合起来，加水煮成汤液饮服。服用汤剂，已不再是生硬粗糙的原始药材了，而是溶解于水的精华物质，能很快地被肠胃吸收发挥药效。相传汤液始于商代，后世相袭传说“汤”药的剂型是伊尹发明的。说明距今已有三千多年的商周时代已开始应用汤剂，足以说明汤剂是最早使用的剂型之一。

汤剂是最早使用的剂型之一。相传“伊尹制汤液”，殷商时期汤液即已出现。“汤”早在战国《韩非子》中就有文献记载。马王堆汉墓出土的医方书《五十二病方》已出现汤剂的剂型，但却未见“汤”或“汤液”的名称。《史记·扁鹊仓公列传》记载的《诊籍》25案中所载“下气汤”以及“涌疝病”案（3）中的“火齐汤”均为汤剂。“汤液”一词，最早见于《汉书·艺文志》，在该书“方技略·经方类”中记载：“《汤液经法》三十二卷。”《内经》多次出现关于“汤液”的记载。《神农本草经》较早地阐述了汤剂的理论知识，认为有些药物不适宜做成汤剂。汉代《伤寒杂病论》中出现了以“煎”为名的方剂。晋代《肘后备急方》成为最早载“煮散”一词的文献。宋代《本草图经》较早地记载了“汤剂”这一名词，概念与本术语“汤剂”基本相同，得到后世的医学著作的广泛认可和使用。但之后的医书中常以“汤剂”“汤液”“煎剂”等混用。

（二）丸剂

丸剂是将药物细粉或药材提取物加适宜的黏合剂或其他辅料制成球形或类球形制剂的统称。分蜜丸、水丸、水蜜丸、糊丸、浓缩丸、蜡丸和微丸等。

与汤剂、散剂等比较，传统的水丸、蜜丸、糊丸、蜡丸内服后在胃肠道中溶散缓慢，发挥药效迟缓，但作用持久，故多用于慢性病的治疗。丸剂是固形物，便于病人服用，且能遮掩药物的不良味道。此外，中药中有些具有毒性、刺激性的药物，可通过选用赋形剂，如制成糊丸、蜡丸，以延缓其吸收，减弱毒性和不良反应。同时丸剂还可以利用各种包衣，使其在消化道内不同部位和规定的时间内崩解。另外，丸剂还有方便携带、易于储藏等优点。

丸剂是传统剂型之一，把丸剂的历史上溯到公元前约22世纪的奴隶社会初期，当然民间传说不见得可靠。服用药料的方法，继㕮咀之后，以原始的工具，捣研成粉末，就是散剂，如果是鲜品，还可以捏成丸状，进而用一些流质的食物做黏合剂，这就逐渐形成了丸剂。这样做最初的目的主要是为了便于计量，因为药不同于食，量的问题对于疾病的治疗很重要。

早在马王堆汉墓出土的《五十二病方》中就有对丸的名称、处方、规格、剂量以及服用方法等的记述。书中很多方子都提到丸剂的制备，有酒制丸，醋制丸、油脂制丸，亦有成丸后，再粉碎入酒服之，但未涉及具体的丸剂制备方法。

目前随着科技的进步，中药制药机械有了较大的发展，丸剂品种在中成药中所占比例最大。浓缩丸、滴丸、微丸等新型丸剂相继出现，由于制法简便、剂量小、疗效好，在中药新药研制开发中已成为首选剂型之一。

（三）散剂

散剂是指将一种或多种药物粉碎，混合均匀，制成的粉末状制剂。

散剂是一种或多种药物混合制成的粉末状制剂。依其用法，可分内服散和外用散两种。散剂的优点是制作简便、剂量容易增减，不掺和黏合剂，能较易被吸收而发挥药效，贮存、运输或携带也较方便。散剂可顺水服用，便于与矫味品并用，故儿童容易吞服。外用散剂撒布在患处，在局部起到治疗作用。散剂不论是内服或外用，一般均须研末、混合均匀。供眼科、喉科的散剂，须研极细末；内服煮散研为粗末即可。一般制法分为粉碎、过筛、混合等步骤。

自方剂剂型出现以来，散剂由于其简便、易操作等特征，应是最早出现的剂型之一。远古时期，先民们咀嚼药物以用于治病，这就是散剂的起源。可以说，后世的剂型多数都是在散剂的基础上发展而来。现存最古老的马王堆汉墓出土的医方书《五十二病方》中就记载有大量的散剂，而且散剂是该书方剂数量最多的剂型。可见，散剂在春秋战国时期是一种广泛使用的剂型形式。《五十二病方》当中所载散剂既有内服散剂，也有外用散剂。根据书中记述，散剂的制作方法有两种，一种是将一种药物研末入药，也可由多种药物共同研末入药；另一种是先将药物加工成炭，再研成末使用，制作均较粗略。该书中有散剂之形态，却未见散剂之称谓。

总之，早在马王堆汉墓出土的《五十二病方》中就记载有多个散剂，而后“散”作为一种剂型名出现在《伤寒杂病论》中。魏晋南北朝以及唐宋时期，“散”作为剂型名广泛使用，并且各种散剂层出不穷。“散剂”作为一个名词最早出现于明代《普济方》，但在此书中“散剂”非剂型名，而是指发散之剂。作为剂型名的“散剂”最早记载于明代《寿世保元》。之后的医书多次出现“散剂”称谓散这种剂型。现代医书也均以“散剂”作为规范名词。

（四）茶剂

茶剂是指含茶叶或不含茶叶的药材或药材提取物制成的使用沸水冲服、泡服或煎服的制剂。

茶是中国人自古以来喜爱的饮品，据汉代司马迁《史记・周本记》载，周武王伐纣时，征之巴蜀，部落将茶叶作为贡品献上，这说明距今 3 000 年西周开国前人们就已经饮用茶叶。《诗经・邶风》“谁谓荼苦，其甘如荠”[1]，句中的“荼”即茶。在这一时期，也出现了有关“茶剂”的雏形。据史料记载，早在西汉司马相如《凡将篇》中已将茶列为药物，在东汉以前人们即在采摘茶叶后，将其做成茶饼，煮饮时先将茶饼烤成赤色捣末置于瓷器内、加入沸水，外加葱、姜、桔为配料，这样制成的茶可醒酒、助神。如三国时张揖所著的《广雅》云：“荆巴间采叶作饼，叶老者，饼成，以米膏出之。欲煮茗饮，先炙令赤色，捣末，置瓷器中，以汤浇覆之，用葱、姜、橘子芼之。其饮醒酒，令人不眠。”[2] 此为目前可见到关于“茶（剂）”制用的最早记载。

总之，茶在中国历史上出现很早，“药茶”作为茶的一种，早在汉代，茶就有做药用的记载，至此之后，“药茶”种类越来越多，唐代孙思邈《备急千金要方》所载“芦根饮子方”，即是一首代茶饮。唐代《新修本草》中，“茶”首次正式在本草著作中被单独立条。宋代《太平圣惠方》卷九十七中载录“药茶诸方”8 首，并首次记载了“药茶”一词，基本反映了现代茶剂的内涵。明代李中梓《本草征要》在中医药文献中首次出现“茶剂”这一名词，其所表达的内涵属于现代“茶剂”的范畴。但之后的医书中常以“药茶”“茶剂”混用。现代出版的辞典、工具书、教材以及具有代表性的中医学著作均以“茶剂”作为规范名词。

三、中药剂型改革

中药剂型改革是否对路，首先看其临床效果。临床使用的中药大都是复方。所以很注重药物的配伍作用，复方中药物经过一起煎煮，会引起一系列的化学反应，出现了质的变化，于是就产生了一些新的药效成分。而且中药的一些副作用，也会通过合煎后，而明显减少。诸此效果是使用单味的免煎冲剂不能够获得的。中药的性能与其气味密切相关，我们曾将四物汤、平胃散等，先将各组方的药物各个煎好，再混合各味的药汁，另将同样组方用一样的分量共煎，滤出药汁；比较前后两种药汁的味道。结果发现这两种不一样的煎法的药汁口味却大不相同，由此可推断两者的效果也会大相径庭。历代中医所传承的经验用方大都是采用合

---

[1]　佚名．诗经 [M]. 王秀梅译注．北京：中华书局，2006.

[2]　陆羽．茶经 [M]. 杭州：浙江古籍出版社，2011.

煎的方法。

中药煎药机的出现，确实受到了许多医院的医生及患者的欢迎，因为省去了煎药的麻烦与费时，患者觉得口感也好。然而煎药机的使用时间一长，出现了不少的问题。首先是中医对中药功效的判断，是通过直觉的“气”和“味”。明朝医家张介宾说：“用药之道无他也，惟在精其气味，识其阴阳，则药味虽多，可得其要矣。”[1]可见讲中药的功效，首先是讲四气五味，气味是中药在临床的功效的一种归纳。认为怎样的气味，就会产生怎样的功能。如果将中药在煎药机里煎出的药汁，与放砂锅里煎出的药汁进行比较，两者的气味、颜色、浓度都是相差很大。通常煎出的药汁本来是混悬液，然而煎药机中滤出的药汁却是澄清液，服起来味道全不一样，由此可见两者的成分有所差异，因而在临床上所产生的效果就有不同了。有学者试用过中药方剂中气味较为浓厚的龙胆泻肝汤，用煎药机煎煮出的药汁与放在砂锅中煎煮出的药汁味道完全不同，产生的临床效果也就大相径庭了。使用煎药机煎药后，从锅中拿出纱袋中的药渣，再用砂锅重新煎煮，仍然有浓浓的药汁。可见用煎药机煎药浪费了不少药材。

中药的汤剂含有的有效成分比较复杂，除了水溶性物质，还有脂溶性及不易溶解的有机物等，所以用水煎出的药汁，其实是溶液、胶体、混悬液和乳浊液的混合液，因而汤剂所起的作用也是许多有效成分的综合。目前煎药机的制造，可能偏重于操作上需要，药汁经过滤后，得到的大都是水溶性部分物质，将其中许多含有效成分的东西（较多的中大分子有机物）也过滤掉了，丧失了部分的药效。再说中药里许多特殊的煎法，现在的煎药机都没有具备这些功能。何况许多中药因煎法不一样而产生出效果就不同，像大黄煎煮的后下、同煎与浸渍所产生的效果与应用的病证者不同。虽然现在的煎药机进行过多次改造，但是多数的功能仍然适应不了临床的各种需要，所以说煎药机所煎出的药汁效果必然是和临床实际有相当的差距。

传统剂型除了汤剂，其次就是散剂，如五苓散，四逆散，平胃散，参苓白术散，藿香正气散等，这些常用的著名方剂。传统的散剂都有它深刻的道理，所谓“散者散也”，在临床上具有独特的效果。比如五苓散，临床观察其散剂效果要比煎剂更好。传统上的“煮散”也是很好的剂型，始于汉朝，发展于唐朝，在宋朝则颇为盛行，临床上使用方便，不但效果好，而且节约药材，还出现不少行之有效的名方，如藿香正气散，不仅是治疗时病，还能治哮证、溃疡性结肠炎、消化

---

[1] 张介宾 . 景岳全书 · 传忠录 [M]. 北京：人民卫生出版社，2007.

道肿瘤、黄疸、癫狂、变态反应性疾病及各种妇女病等。即将以方剂为单位，研成粉末，再根据临床需要每次用 5—10g，煮服。比汤剂方便得多，也是对汤剂的一种改革方法。日本学者对《金匮要略》治“消渴”方肾气丸治疗糖尿病进行实验研究，发现口服粉末能有效地控制口渴、多尿及血糖、尿糖含量，而其水提取物即无效。所以推行剂型改革的意义，不仅仅在于使用方便与节约药材，还在于提高临床治疗效果还有丸剂，对于许多慢性疾病，使用丸剂，所谓“丸者，缓也”，取其作用和缓，如六味地黄丸、理中丸，十全大补丸等。但是制作即十分讲究的，如六味地黄丸，目前的精制丸效果，远不如传统工艺做的水泛丸。因为里面的主药熟地黄滋补肾阴，精制丸将它烤干，失去滋润之性，其滋阴的效果亦失去了。现在中成药太多，一边生产，一边淘汰。对中成药开发，首先应该放在传统的有效方剂上。这种在临床上有稳定的效果，不易被淘汰，而且开发起来也比较容易，比起新药的开发，可以省去不少路径与费用。

第五节　中药的禁忌

一、中药禁忌的概念

禁忌主要是指药物配伍的不相容和妊娠禁忌。传统意义上，药物组合禁忌是指相恶和相反的组合，但是随着药理学研究进展，现在还包括一些新的研究发现，如鞣质在煎剂中可能会沉淀生物碱，导致功效降低，因此建议不要将含生物碱的中药与含鞣质的中药混合使用，如黄连和黄柏不能与地榆及五倍子联合使用。

妊娠禁忌指某些中药对胎儿有害，甚至可能导致流产，临床用药时根据药物对孕妇和胎儿的危害程度，将药物分为禁用和慎用两类。禁用药是指毒性高、药性猛的中药，妊娠期间禁用，如川乌、草乌、水蛭、蛇虫、三棱、莪术、巴豆、大戟、芫花、麝香、斑蝥等。慎用药包括活血化瘀药如桃仁、温里药如细辛、行气药如沉香等，这些中药在妊娠期间慎用。

用药期间有些食物不宜食用。如服用发汗药时禁食生冷食品，服用调理脾胃药时禁食油腻、辛辣刺激性食物。总之，一般建议用药期间，患者应饮食清淡、营养平衡。

二、药性禁忌

（一）四气药物禁忌

寒凉药善清热，易损伤脾胃，多能泻火伤阳，恐伐阳气，不利于中焦虚寒、脾阳不足者，在脾胃虚弱者、脾胃虚寒者或肾阳虚弱者中需慎用或禁用，忌多用久用，如《本草备要》云“寒药多泄”[1]；《本草从新》云“性凉中寒勿使”[2]；《本草纲目》云：“大苦大寒，过服恐伤胃中生发之气”[3]；《本草从新》云：“性寒伐生生之气，无火者勿用”③；《折肱漫录》云：“阳衰之症，寒药最忌”[4]等。“凉者，寒之轻”，凉药与寒药在药性上存在程度差异，对同类病证患者存在相似的禁忌情况，凉药的禁忌程度较寒药轻。

热药有助热生火之功，并有伤耗津液之患，故实热证禁用，阴虚津伤患者忌用，如《朱氏集验方》有曰“不宜服热药有七：足胫热，两腮红，大便秘，小便黄，渴不止，上气急，脉紧急”[5]。温药与热药性质相似，程度稍轻，皆有温阳散寒之功，性燥热，会伤阴耗液，不利于实热诸证与阴虚火旺证，故二证患者忌用。如《本草择要纲目》云“恐其积温成热，有偏胜之患”[6]；《眉寿堂医案选存》云“阴虚挟邪，忌用温散，再伤津液”[7]。

（二）五味药物禁忌

酸味药，性收敛，有闭门留寇之患，故外感病患者慎早用酸涩之品。同时，酸味药物会加重胃胀胃酸的症状，故胃病泛酸者忌用酸味药。苦味药能泻，多有通泻之能，会伤胃，而且大黄、番泻叶等部分苦泄药可能致流产，故脾胃虚弱者与孕妇慎用。

甘味药有明显的补益作用，会壅塞中焦之气，加重胀满症状，故胃腹胀满者忌过用甘品。另外，甘味药物会加重呕吐反胃的症状，因此呕吐者慎用甘，如《伤

---

[1] 汪昂 . 本草备要 [M]. 郑金生，整理 . 北京：人民卫生出版社，2017.

[2] 吴仪洛 . 本草从新 [M]. 朱建平，等，校 . 北京：中医古籍出版社，2001.

[3] 李时珍 . 本草纲目 [M]. 刘山永，编 . 北京：华夏出版社，2008.

[4] 黄承昊 . 医宗撮精：折肱漫录 [M]. 邢玉瑞，乔文彪，校注 . 北京：中国中医药出版社，2016.

[5] 朱佐 . 类编朱氏集验医方 [M]. 郭瑞华，等，点校 . 上海：上海科学技术出版社，2003.

[6] 蒋介繁 . 本草择要纲目 [M]. 上海：上海科学技术出版社，1985.

[7] 叶天士 . 眉寿堂方案选存 [M]. 郭维浚，纂 . 上海：大东书局，1937.

寒论》云："呕家不可用桂枝汤，以甜故也"[1]。

辛味药能行能散，发汗作用较强，多用久用损耗阳气及津液，损伤阴液，故多汗者与阴虚津亏忌用辛、气虚者慎用辛。由于出血性疾病与疮疡溃脓之病自身便损伤阴液，故失血及疮痈患者慎用辛。

咸味药物也多具泻下作用，故脾虚泄泻者慎用芒硝、肉苁蓉等咸味之品。同时，咸味药会影响机体水液代谢平衡，可能致尿少、水肿，故水肿尿少者慎用。

（三）归经药禁忌

归经同样影响临床疗效与安全。归经代表中药对机体的选择性作用，表示药物对脏腑经络的趋向作用，如血病，主要选择入心、肝、脾三脏的药物。在清心火时，慎用清肝火的柴胡，因为可能没有治疗效果；若患者本身脾胃虚寒，忌用清胃火的大黄，慎用清肾火的地骨皮，这是由于前者的危害更大。

（四）有毒无毒药禁忌

毒性是对中药安全性的高度概括，也代表药物的峻烈性。《诸病源候论》云："凡药云有毒及大毒者，皆能变乱，于人为害，亦能杀人。"[2] 毒性药物容易损伤机体，运用不当甚至致人死亡。因此，毒性药临床应用时，一是需辨明病因病机，严禁不对证用药；二是慎用于轻症、虚证及体质虚弱的患者；三是切忌大剂量、超剂量用药，需从小剂量用起；三是须中病即止，忌久用，易伤人殒命。

三、配伍禁忌

配伍禁忌，中药配合应用将出现毒副作用，或减低疗效等后果的用药禁忌。

（一）配伍禁忌定名依据

《本草经》序录中便提出了配伍禁忌的原则，即"勿用相恶相反"。梁代陶弘景《本草经集注》对相恶、相反配伍情况举例说明，其论述成为研究配伍禁忌的重要文献资料。

金元时期张从正《儒门事亲》中首载"十八反歌"，元代李东垣所撰《珍珠囊补遗药性赋》最早记载十九畏歌诀。目前，医药界约定俗成、共同认可的配伍禁忌，主要是"十八反""十九畏"所涉及的药对。"十八反"是相反配伍的主体，

---

[1] 张仲景 . 伤寒论 [M]. 北京：人民卫生出版社，2005

[2] 巢元方 . 诸病源候论 [M]. 黄作阵，点校 . 沈阳：辽宁科学技术出版社，1997.

且为《中华人民共和国药典》认可，而成为法定配伍禁忌。

“配伍禁忌”作为本词的正名主要见于现代中药学著作及中医药教材中，如普通高等教育中医药类规划教材《中药学》（雷载权）和《中药学》（高学敏）等。现代有关著作均以“配伍禁忌”作为规范名，如辞书类著作“中国医学百科全书”和《中医药常用名词术语辞典》等均以“配伍禁忌”作为规范名。已经广泛应用于中医药学文献的标引和检索的《中国中医药学主题词表》也以“配伍禁忌”作为正式主题词。现代有代表性的中药学著作如《中华临床中药学》《临床中药学》等也以“配伍禁忌”作为规范名。说明把某些药物合用会产生剧烈的毒副作用或降低和破坏药效，应避免配合应用以“配伍禁忌”作为规范名已成为共识，符合术语定名的约定俗成原则。

我国2005年出版的由全国科学技术名词审定委员会审定公布的《中医药学名词》已以“配伍禁忌”作为规范名。所以“配伍禁忌”作为规范名也符合术语定名的协调一致原则。

（二）配伍禁忌源流考释

《神农本草经》提出的“七情”为中药配伍理论的总纲，其“卷一序录”中提出了配伍禁忌的原则。《神农本草经》对配伍禁忌的阐述为“凡此七情，合和视之，当用相须相使者良，勿用相恶相反者。若有毒宜制，可用相畏相杀者。不尔，勿合用也”[1]。《神农本草经》未对其作进一步的具体解释，但明确提出“勿用相恶相反”的应用原则，可见，相恶、相反均被视为中药配伍禁忌。从“七情”的角度而言，“相恶”会使治疗效应降低“相反”会使毒害效应增强，均应避免，将“相恶”“相反”列为配伍禁忌是强调配伍用药时，应尽量避免或杜绝减效、增毒的情况发生，使临床用药更加安全有效。

唐宋以前的本草及方书对配伍禁忌基本上沿袭《神农本草经》“勿用相恶相反”的用药原则，所载相反药对以“十八反”为主要内容，很少变化。如张仲景《伤寒杂病论》中不仅有相须、相使药对，还有相畏、相杀药对，更不乏相恶、相反合用的例证，如“甘遂半夏汤”中甘遂与甘草同用，“赤丸”则以乌头、半夏同用等。陶弘景《本草经集注》完整收录《神农本草经》有关“七情”理论的论述，对相恶、相反配伍情况举例说明，并对其进行深入的探讨，其论述成为研究配伍禁忌的重要文献资料，如“今检旧方用药，并亦有相恶、相反者，服之不乃为忤。或能复有制持之者，犹如寇、贾辅汉，程、周佐吴，大体既正，不得以私情为害。

---

[1] 佚名．神农本草经[M]．长沙：湖南科学技术出版社，2008.

虽尔，恐不如不用。”“相反为害，深于相恶。相恶者，谓彼虽恶我，我无忿心，犹如牛黄恶龙骨，而龙骨得牛黄更良，此有以制伏故也。相反者，则彼我交仇，必不宜合，今画家用雌黄、胡粉相近，便自黯妒。粉得黄即黑，黄得粉亦变，此盖相反之证也”[1]。其观点符合《神农本草经》“勿用相恶相反者”的用药原则，但基于“相反为害，深于相恶”的论述，后世讨论配伍禁忌时都主要强调相反。

五代韩保昇《蜀本草》首先统计了有“相恶”“相反”关系的药物数目，其对七情进行分类统计的内容见于掌禹锡《嘉祐本草》一书中。其文曰：“臣禹锡等谨按蜀本注云：凡三百六十五种，有单行者七十一种，相须者十二种，相使者九十种，相畏者七十八种，相恶者六十种，相反者十八种，相杀者三十六种。”[2]《新修本草》及《备急千金要方》均全文引述了《神农本草经》中“七情”理论，《新修本草》卷二“畏恶七情表”还引述《本草经集注》对相反理论的发挥与注释。唐代孙思邈《备急千金要方·序例》“合和第七”中论述药物配伍时进一步强调“诸草石强弱相欺，入人腹中不能治病，更加斗争，草石相反，使人迷乱，力甚刀剑”[3]。宋代《太平圣惠方》第二卷“药相反”篇列举相反药十八种：“乌头反半夏、栝蒌、贝母、白蔹；甘草反大戟、芫花、甘遂、海藻；藜芦反五参、细辛、芍药。”[4]唐慎微《经史证类备急本草》则综合了《神农本草经》《本草经集注》《蜀本草》《嘉祐本草》中有关“相反”的论述。

金元时期的本草著作亦沿袭《神农本草经》《本草经集注》观点，医家特别重视相反药对同用的情况，并将其作为配伍禁忌，如张子和《儒门事亲》卷十四“治法心要”首载“十八反”歌诀，警醒世人注意。李东垣在《珍珠囊补遗药性赋》卷一“用药发明”中云：“凡药有畏、恶、相反……若所谓相反，则各怀酷毒，两仇不共，共则必害事也。”[5]，并在“用药发明”中同时记载十八反、十九畏歌括以及“诸药相反例”，对防止反药同用起到了推广作用。

自《蜀本草》提出“相反者十八种”以后，不少重要本草著作皆有引用，影响很大。相反歌诀中，以金元时期张从正《儒门事亲》的“十八反”的文字最为简练易记，流传最广，此歌诀实际药数为 19 种。明代，杜文燮《药鉴》卷一“十八反药性”歌诀中实际药物 25 种；缪希雍《炮炙大法·用药凡例》“十八反”歌诀

[1] 陶弘景．本草经集注（辑校本）[M]. 尚志钧，尚元胜辑校．北京：人民卫生出版社，1994.
[2] 掌禹锡．嘉祐本草 [M]. 北京：中医古籍出版社，2009.
[3] 孙思邈．备急千金要方 [M]. 北京：人民卫生出版社，1955.
[4] 王怀隐．太平圣惠方 [M]. 北京：人民卫生出版社，1982.
[5] 李东垣．珍珠囊补遗药性赋 [M]. 上海：上海科学技术出版社，1958：6.

实际药物为26种。上述情况说明，在金元以后的医药学著作中，“十八反”已失去原有的数量含义，而成为药物相反的同义语，同时，医家亦更加重视配伍禁忌的内容。“十九畏”亦被编成歌诀，现存资料中，最早记载“十九畏”歌诀的是元代李东垣《珍珠囊补遗药性赋》卷一之“用药发明”。其后，明代刘纯《医经小学》中对“十八反”与“十九畏”的歌括进行了更为详尽的论述。

目前，医药界约定俗成、共同认可的配伍禁忌，主要是“十八反”“十九畏”所涉及的药对。一般认为“十八反”中各药对之间的“七情”关系均为“相反”。“十八反”不仅是约定俗成、共同认可的配伍禁忌，至今《中华人民共和国药典》一直沿袭这一观点，成为法定配伍禁忌。

明清有“七情”记载的《本草纲目》《药鉴》《雷公炮制药性解》《本草从新得配本草》等著作中，共载41条。在这些记载中，“十九畏”涉及的10对药物之间，都记为某药畏某药者。如《本草纲目》《本草从新》《得配本草》中称“人参畏五灵脂”。“七情”中的“相畏”是指二药合用，一种药物的毒性或副作用，能被另一种药物减轻或消除。临床应用有毒药物可利用“相畏”关系，以降低毒副效应，即“若有毒宜制，可用相畏相杀者”。可见“相畏”药对并不属于配伍禁忌范畴。但“十九畏”歌诀中明言“莫相依”，即这些药对不宜合用，是将其作为配伍禁忌对待的。目前学术界普遍认为，“十九畏”大多属于“相恶”“相反”配伍，并且同“十八反”一样，已成为医药界约定俗成、共同认可的配伍禁忌。

“配伍禁忌”作为本词的正名主要见于现代中药学著作及中医药教材中，如1958年由南京中医学院孟景春、周仲瑛主编的《中医学概论》首次将“配伍禁忌”进行概括并论述，历版普通高等教育中医药类规划教材《中药学》在继承《神农本草经》观点的基础上对中药配伍禁忌作了系统的阐述，指出“配伍禁忌是指某些药物合用会产生剧烈的毒副作用或降低和破坏药效，因而应该避免配合应用，也即《神农本草经》所谓‘勿用相恶相反者’”。还指出“目前医药界共同认可的配伍禁忌，有‘十八反’和‘十九畏’”。如《中药学》（凌一揆）、《中药学》（雷载权）、《中药学》（高学敏）和《中药学》（钟赣生）。

现代有关著作均以“配伍禁忌”作为规范名，并继承《神农本草经》“勿用相恶相反”的用药原则，以合用后可使原有毒害效应增强，或使原有治疗效应降低的配伍关系，均列为配伍禁忌范畴，如全国科学技术名词审定委员会审定公布的《中医药学名词》载；“中药配合应用，将出现毒副作用，或减低疗效等后果的用药禁忌”[1]。此外，《中医药常用名词术语辞典》《中国中医药学主题词表》《中国

[1] 全国科学技术名词审定委员会 . 中医药学名词 [M]. 北京：科学出版社，2004.

医学百科全书·中医学》《中华临床中药学》《中国中医药学术语集成·中药学》《临床中药学》《中医学》等均持相同观点。

（三）药食配伍禁忌

《伤寒论》中记载服用桂枝汤时“禁生冷、黏滑、肉面、五辛、酒酪、臭恶等物”；服用乌梅丸时“禁生冷、滑物、臭食等”[1]。《本草经集注》中也有记载“服药不可多食生胡荽及蒜、鸡、生菜，又不可食诸滑物果实等，又不可多食肥猪、犬肉、油腻肥羹、鱼鲙、腥臊等物”[2]。生冷食物，性多寒凉，易伤脾胃，因此在服用祛寒和温经的药物时，应避免服用生冷食物，以免伤脾胃。辛辣之物性多温热，因此服用清热及滋阴类药物时应避免服用辛辣食物，以免伤阴。有学者研究了湿疹患者在患病期间，若服用辛辣食物或牛羊肉、海产品等食物，患者病情会加重或反复。因为腥膻类食物中含有某些激素或异性蛋白，可诱发人体产生过敏反应。可见，食物能影响疾病的发展，延长患者病程，降低药物的疗效。因此作为一名药师，我们需了解食物与药物之间的配伍关系，关注服药禁忌，为患者提供合理的饮食建议，有助于缩短患者的用药周期，同时提高我们的药学服务水平。

以祛湿中药为例，介绍祛湿中药与食物配伍禁忌：

具有祛除水湿，治疗水湿所致的各种病症的中药制剂，称为祛湿剂。通过查阅方剂学等书籍，共整理了51首祛湿方剂，按功效主治可分为燥湿和胃剂、清热祛湿剂、利水渗湿剂、温化寒湿剂和祛风胜湿剂。其中燥湿和胃剂包括：平胃散、藿香正气散、六和汤、藿朴夏苓汤、不换金正气散、柴平汤；清热祛湿剂包括：茵陈蒿汤、黄金汤、八正散、三仁汤、连朴饮、拈痛汤、二妙散、五淋散、黄芩滑石汤、宣痹汤、石韦散、甘露消毒丹、三妙丸、四妙丸、栀子柏皮汤、止带汤、万全木通汤；利水渗湿剂包括：五苓散、猪苓散、防己黄芪汤、五皮散、胃苓汤、萆薢渗湿汤、茵陈五苓散、防己茯苓汤、泽泻汤、猪苓散；温化寒湿包括：茯苓桂枝白术甘草汤、干姜茯苓白术汤、真武汤、实脾散、萆薢分清饮、完带汤、附子汤、白术散、茵陈四逆汤；祛风胜湿剂包括：独活寄生汤、羌活胜湿汤、蠲痹汤、乌头汤、三痹汤、防风汤、防风散、除湿蠲痛汤、桂枝芍药知母汤。

历代医家通过长期临床实践总结出中药与食物配伍禁忌，虽然现代生物化学、药物化学等学科技术还不能完全证明所有的药食配伍禁忌关系，但不合理的饮食会增加不良反应发生的机率。有学者研究了服用含有荆芥的中药汤剂后，在服用

[1] 赵桐 . 伤寒述义 [M]. 赵寿康，整理 . 北京：人民卫生出版社，2009.

[2] 陶弘景 . 本草经集注 [M]. 上海：群联出版社，1995.

鱼虾食物时患者会出现恶心、呕吐等胃肠不适症状。实践证明鱼虾等食物与荆芥同服会出现恶心、呕吐的不良反应，影响药物疗效。《本草纲目》服药食忌中也有记载："荆芥忌驴肉，反河豚无鳞鱼、蟹"。还记载了"苍术、白术忌雀肉、青鱼""甘草忌猪肉、菘菜、海菜""生地黄、何首乌忌一切血、葱、蒜、萝卜""牛膝忌牛肉""补骨脂忌猪血、芸苔""半夏忌羊肉、羊血、饴糖""服厚朴者忌豆，食之动气""紫苏忌鲤鱼""薄荷忌鳖肉""威灵仙忌茶、面汤"[1]。在日常生活中，我们应该关注药食配伍关系，服药期间搭配合理的营养膳食将有助于药效的发挥。反之则可能出现毒副反应、降低药效的情况，从而不利于疾病的治疗。

四、妊娠禁忌

妊娠禁忌是指妊娠期对某些中药的禁忌。

妊娠药忌的有关记载始见于我国春秋战国时代的《山海经》，该书明确记载了可使人无子的药物，如《山海经·西山经》曰："又西三百二十里，曰嶓冢之山……有草焉……名曰蓇蓉，食之使人无子。"[2] 食蓇蓉可导致人无子，即为妊娠期禁忌之药，为有关妊娠药忌术语的最早记载。

汉朝是我国医学发展的重要时期。我国第一部药学专著《神农本草经》中明确标注有"堕胎"之效的药物有 6 种，如该书卷一："牛膝：味苦，酸。主寒湿痿痹，四肢拘挛，膝痛不可屈伸，逐血气，伤热火烂，堕胎。"[3] 具有"堕胎"之效的药物当属妊娠期禁忌之药。

梁代对妊娠药忌的认识较以往更深一步。陶弘景在之前有关妊娠药忌知识的基础上，在《本草经集注》中专设堕胎药一项，首次将堕胎药单独抽列出来，共载堕胎药 41 种，为妊娠药忌理论的形成奠定了基础。

隋唐医家多沿袭《本草经集注》的记载，将妊娠期禁忌之药归于"堕胎药"名下，并有所发挥，如唐《新修本草》共收录堕胎药 42 种。此外，巢元方还首次提出了"妊娠禁忌"名称，但指妊娠起居禁忌，而非妊娠药忌，如《诸病源候论》卷四十一载妊娠禁忌候："妊娠男女未分之时，未有定仪，见物而化，故须端正庄严，清静和一，无倾视，无邪听。儿在胎，日月未满，阴阳未备，腑脏骨节，皆未成足，故自初讫于将产，饮食居处，皆有。"[4]

[1] 李时珍 . 李时珍医学全书 [M]. 柳长华，整理 . 北京：中国中医药出版社，1999.

[2] 史礼心，李军 . 山海经 [M]. 北京：华夏出版社，2005.

[3] 佚名 . 神农本草经 [M]. 长沙：湖南科学技术出版社，2008.

[4] 巢元方 . 诸病源候论 [M]. 黄作阵，点校 . 沈阳：辽宁科学技术出版社，1997.

宋金元时期是我国医药学发展的重要时期。此期学术气氛活跃，对外交流频繁，医学理论不断创新，人们对妊娠药忌的认识代有所积，至宋代，妊娠药忌歌应运而生。在妊娠药忌名称上出现了“产前所忌药物”（《卫生家宝产科备要》）、“孕妇药忌”（《妇人大全良方》）、“妊娠服药禁”（《珍珠囊补遗药性赋》）等，为了使医生容易背诵记忆，这几部著作均以歌诀的形式记载药物，如流传甚广的古代妇产科范本专著《妇人大全良方》。此外，这一时期也出现了“妊娠禁忌”这一名称，但与巢元方《诸病源候论》中所说的“妊娠禁忌”（妊娠起居禁忌）并非同一概念，指妊娠食忌。如宋代陈师文《太平惠民和剂局方》卷之九：“按妊娠禁忌：勿食鸡、鸭子、鲤鱼脍、兔、犬、驴、骡、山羊肉、鱼子、鳖卵、雉雀、桑椹。”[1]

明清时期，妊娠期对某些药物禁忌的数量进一步扩大，对本概念名称的记载出现混乱。虽然这一时期本概念的名称较多，但却打破了以往在首次出现后便极少被沿用的状况，主要表现在“妊娠药忌”的相对固定使用。

五、证候禁忌

证候禁忌是指某些证候对某些中药的禁忌。

宋代以前的本草著作，多以记载药物的产地、采集、气味、经络、主治、功用、毒性等内容为主。关于药物的“证候禁忌”，金元以后的本草著作才始有论述，但未有“证候禁忌”之名，多用“不可用”“不宜服”代替，且论述尚不系统、全面。如《儒门事亲》卷四中载：“伤寒、瘟疫、时气、冒风、中暑……慎不可用银粉、巴豆霜、杏仁、芫花热药，下之则必死。”即银粉、巴豆霜、杏仁、芫花的证候禁忌，便是“伤寒，瘟疫、时气、冒风、中暑”等证。又如《珍珠囊补遗药性赋》仅记载了少数药物的禁忌证，其卷三载白术“伤寒有动气者不宜服”，黄芩“虚寒者不可用”等，均明确指出了白术、黄芩的证候禁忌。

中华人民共和国成立以后，药物证候禁忌的内容得到了不断发展，且日趋完善，1958 年由南京中医学院孟景春，周仲瑛主编的《中医学概论》在“中药的应用”章中专设“禁忌”篇进行论述，“凡病情与药性不相适应者应该慎用或禁用（忌用）”[2]，所指即是药物证候禁忌。

---

[1]　陈师文 . 太平惠民和剂局方 [M]. 北京：人民卫生出版社，1962.

[2]　孟景春，周仲瑛 . 中医学概论 [M]. 北京：人民卫生出版社，1958.

六、服药食忌

服药食忌是指服用中药期间，根据病情与药性，忌食生冷、辛辣、油腻、腥膻、刺激等食物。

服药食忌是中药禁忌的主要内容之一，该词首见于《证类本草》。在此前也有相关术语的记载，如“服药忌食”“食忌”“忌口”等，但现多作为其曾称，简称或又称。且其囊括的概念并不完全相同。

南北朝时期的《本草经集注》中记载的“服药忌食”虽与本术语概念相同，但是单从字面意思来说容易让人产生误解，而在唐宋时期的《本草图经》中记载的“忌口”则指的是禁食，而现代文献中多用来其作为服药食忌的俗称。“服药饮食禁忌”是近代产生的术语，该术语就是“服药食忌”的全称，但是不够简洁。而采用“服药食忌”作为规范名，符合术语名简明性原则。

自北宋唐慎微《证类本草》提出“服药食忌”之名后，在其后的历代中沿用并不广泛，仅《本草纲目》中沿用该术语。但由于《本草纲目》在医学界的影响深远，因此，以“服药食忌”作为本名词的规范名符合约定俗成原则。

服药食忌的相关记载最早见于我国目前最早的医方书《五十二病方·白处》：“服药时毋食鱼，病已如故。治病毋时。”该书“脉者”篇也有相关记载：“服药时禁，毋食彘肉、鲜鱼。尝试。”[1] 这些均为服药食忌的内容，是关于该术语内容的最早记载。

第六节　中药的命名

一、中药命名

中药的名称，多数为偏正词组或者是复合偏正词组，在这个词组中，有一个中心词，这个中心词类似于英语单词的词根，相当于拉丁双名法的属名，在必要的简化缩写中其中心词可以代表原来的中药名，如黄芪的“芪”字、白术的“术”字、人参的“参”字、茯苓的“苓”字、黄连的“连”字、桂枝的“桂”字等。有些中药名称中心词是两字、三字甚至四字的中心词，或说不能被简化，这种类型的中心词很少，比如“肉苁蓉”“王不留行”等。

[1] 佚名. 五十二病方 [M]. 北京：中医古籍出版社，2004.

中药命名时，可在中心词前添字加词，也可在中心词后添字加词，共同组成偏正词组的中药名称。在中心词后面添加的词，只能是药用部分或饮片类型，而在中心词前面添加的词则相对较多，以中药名黄芪为例，中心词为芪，原字应为耆，耆者，长也，意为补药之长，故名，所以单字药名时代只用一个单字"耆"，后为书写方便而简写为芪，因其色黄，而复称为"黄芪"，成为一偏正词组构成的中药名称。中心词后只能加药用部分，黄芪药用部分有根、茎、叶，所以可写成"黄芪根"；中心词前若加产地可称"蒙古黄芪根"；若要再加则可加炮制方法，如果是蜜炙，则中药名称为："蜜炙蒙古黄芪根"；若强调饮片类型，比如片，则可称"蜜制蒙古黄芪根片"。由于名字太长，根据需要可以简化而突出某一点，如强调产地称"蒙芪"，强调炮制称"蜜黄芪"或"蜜芪"，强调切片称"芪片"。

由中心词加一个修饰限制词，就构成了中药名的中心词组，这个中药名的中心词组就是我们常见的中药名称，而中心词与其他修饰限制词所构成的偏正词组只能称作是中药名称的别名、药材名、处方名，如上述的"芪"是中药名称的中心词，与黄字构成了中心词组——黄芪，通常称为中药的正名，而"蒙芪""蜜芪""芪片"则只能称为中药黄芪的药材名或处方名，但药材名或处方名也是中药名，也在中药命名原则之内，也是我们应当讨论的内容，并且中药名称的中心词组的命名原则与药材名、处方名完全一样，因此我们将其放在一起讨论。

总之，中心词无论如何不能简化，反过来说，不能被简化的词就是中药名称中的中心词。中药命名就是以中心词为基本药名，在中心词前加修饰限制词，在中心词后加补充说明词。因此，中药命名的一般原则分为 3 个部分，这就是中药名称中心词的命名、中药名称中心词前修饰限制词的命名、中药名称中心词后补充词的命名等。

（一）中药名称中心词的命名

中药名称的中心词始于单字名，而中文的单字首先是从象形得来，最初的中药中心词也多是从象形得来。中药的药名，其突出特点在于功效，以功效命名的中药名称的中心词占有相当大的比例。由象形、形态，就演变到生长习性、生长季节、生长环境；由功效可演变到用途、性能及与功效有关的人名等。

（二）中药名称中心词前修饰限制词的命名

在中药名称中心词前，常需要加修饰词或限制词，共同构成双名或复合型中药名称，使中药名称更加准确，使中药分类更加清晰。由于中药名称的中心词的命名时，首先考虑中药的功效、形态，因此，中药名称中的功效性限制词则很少见到。一般的修饰词汇、限制词汇主要还是形态、颜色、气味、嗅气、采时、产地、炮制方法等，有的还有贮藏方法等，当这些词汇同时出现时，上述的先后次序就是词汇距离中心词的近远顺序，比如酒炒杭白芍，芍是中心词，最近是颜色，其次是产地，最远的是炮制方法，不能称为白色杭州酒炒芍。

（三）中药名称中心词后加补充说明词

中药名称中心词后加补充说明词，有时是必不可少的，也就是属于紧密型的名称，已经构成了中药名称的中心词组的一部分，如红花、神曲等；有时只是起到强调作用，是一种松散型的中药名称，如麻黄草、黄芪片等。

中药名称中心词后所能加的补充说明词只有两类：一类是药用部分，另一类则是炮制加工类型，这两类补充说明词的排列次序是药用部分离中心词最近，加工炮制类型则离中心词较远，比如红藤片、桂皮粉、鹿角霜、鹿角胶等。

二、中药名物词命名

（一）名物的定义

“名物”一词最早见于《周礼·天官·庖人》：“掌共六畜、六兽、六禽，辨其名物。”贾公彦疏：“此禽兽等皆有名号物色，故云‘辨其名物’。”[1] 华夫主编的《中国古代名物大典》：“国学传统中所谓‘名物’，当指与中华民族繁衍生息相关联的形态分呈之万物。”[2] 陆宗达、王宁在《训诂与训诂学》中指出：“所谓名物，一般是指草木鸟兽虫鱼等自然界的生物的名称，后来扩展为车马、宫室、衣服、星宿、郡国、山川以及人的命名等领域。”[3] 刘兴均给名物做出如下定义：“名物是指上古时代某些特定事类品物的名称。这些名称记录了当时人们对特定事类品物从颜色、性状、形制、等差、功能、质料等诸特征加以辨别的认识。它体现了先民对现实世界的感知以及对事类品物的类别属性的把握。”[4] 王强《中国古代名物学初论》给名物的定义为：“国学传统中的所谓‘名物’，为有客体可指，关涉古代自然与社会生活各个领域的事物，其名称亦皆为我国实有或见诸典籍记载的客

[1] 郑玄注，贾公彦疏 . 周礼注疏 [M]. 上海：上海古籍出版社，2010 年 .

[2] 华夫 . 中国古代名物大典 [M]. 济南：济南出版社，1993.

[3] 陆宗达、王宁 . 训诂与训诂学 [M]. 太原：山西教育出版社，1994.

[4] 刘兴均 .“名物”的定义与名物词的确定 [J]. 西南师范大学学报（哲学社会科学版），1998（05）：86-91.

体名词，其中包括图腾崇拜乃至历史传说中的客体名词。”[1]其指出研究与探讨名物得名由来、异名别称、名实关系、客体渊源流变及其文化含义之学问是为名物学。

根据古今研究成果，“名”即名称，“物”即事物，“名物”即具有名称和自身特性的事物。“名物词”就是表述这些具有名称和自身特性的事物的词语。《滇南本草》中药名物词，指的是《滇南本草》中能够作为中药的生物名称和非生物名称。

（二）词的命名理据

关于词的理据，有学者认为，词的理据，作为词源学的一个分支，是指事物命名的理由与根据，它反映出了事物命名特征和词之间的关系。从多数原始词那里找不出这种关系，也就是说他们是无理据的。而非原始词多是有理据可寻的。名物是有来源的，在给一个专名定名时，完全没有根据、完全没有意图几乎是不可能的。虽然定名有偶然性，名与实绝非必然的切合，但人们为一物定名时一定与对这一事物的观察、认识有联系，因而在不同程度上有源可寻。但同时名物来源绝缘无佐证的绝非少量。语言符号除具有任意性外，其背后还隐藏着深刻的理据性，每一个词的产生都有其历史依据，而不管你能否抓得住它。除了一些原始名称以外，语言里的词大多是有其内部形式可寻，或者说有其理据可讲的。所谓造词的理据，就是人为事物命名造词时想要实现名称亦即语词的特定功用而寻找到的理由与根据。一方面，它是人面对事物而选取用来作为命名造词理由与根据的某种显著特征；另一方面，它是语词的语义内容与语音形式相结合的可论证性道理。造词理据的选取与表现，在理论上并不十分复杂，可在实际上却是人类经历了漫长时期的探索才逐渐获得的成果。

（三）词的命名理据的划分

对词语理据的分类，不同学者有不同观点，划分维度也不一样。有学者认为，理据的历时分类，可分为：原生理据、派生理据和句段理据。理据的共时分类，按内外类别可分为：词内理据（语文理据）、词外理据（文化理据）；按真假类别可分为：真实理据、假定理据；按显隐类别可分为：显性理据、隐性理据。而有的学者认为，词语的理据从来源上看不外乎两种：直接理据和间接理据。这些是对词语理据的划分，比较宽泛，而名物词作为更微观的一类词，划分应更细微才

---

[1] 王强．中国古代名物学初论 [J]. 扬州大学学报（人文社会科学版），2004（06）：53-57

合适。正如王国维在《〈尔雅〉草木虫鱼鸟兽名释例》中指出名物的命名："有取诸其物之形者，有取诸其物之色者，有取诸其物之声者，有取诸性习者，有取诸功用者，有取诸相似之他物者。"[1] 由此可见，名物词的命名理据应以其鲜明特征为依据更为合适。

三、补益剂的命名

自清代《医方集解》开创了功用分类法以来，后世方书多参考并沿用该功用分类法。《医方集解》把补虚类方剂称为"补养之剂"，曰："补者，补其所不足也。养者，栽培之，将护之，使得生遂条达，而不受戕贼之患也。人之气禀，罕得其平。有偏于阳而阴不足者，有偏于阴而阳不足者，故必假药以滋助之；又须优游安舒，假之岁月，使气血归于和平，乃能形神俱茂，而疾病不生也。"[2] 几十年来，《方剂学》教材一直沿用《医方集解》中的分类法，"补益剂"之称与其他类别的方剂一样，基本沿用《医方集解》的方剂分类和命名，只是补虚类方剂不再称为"补养剂"，而是称为"补益剂"。现行《方剂学》"补益剂"的概念为"凡以补益药为主组成，具有补养人体气、血、阴、阳等作用，治疗各种虚证的方剂，统称补益剂"[3]。近年来，现行一些版本的《中药方剂学》教材把补虚类方剂称为"补虚剂"，其概念是："凡以补虚药为主组成，具有补养人体气、血、阴、阳等作用，治疗各种虚证的方剂，统称补虚剂。"[4]"补养剂""补益剂""补虚剂"实际上均为补虚类方剂，只是在不同的书籍中以不同名称命名而已。目前，补虚类方剂主要有"补益剂""补虚剂"之称，均源于《医方集解》"补养之剂"。因为多版本《方剂学》教材一直把补虚类方剂称为"补益剂"，《方剂学》教材影响力较大，使用时间更久，所以"补益剂"之称更为普遍。

"补虚剂"较"补益剂"之称表述更准确，不仅能直观体现中医辨证论治之思想，有利于该类方剂的合理使用，又可促进中医各学科之间中医术语和概念的一致性和规范化。若补虚类方剂统一命名为"补虚剂"，将有助于更好地促进中医理论的传承和发展。

---

[1] 王国维 . 观堂集林 [M]. 北京：中华书局，2004.

[2] 汪讱庵 . 医方集解 [M]. 上海：上海科学技术出版社，1959.

[3] 李冀 . 方剂学 [M]. 北京：中国中医药出版社，2016.

[4] 刘德军 . 中药方剂学 [M]. 北京：中国中医药出版社，2015.

第二章　中药学理论哲学原理

中药学中蕴含着丰富的古代哲学理论。本章内容为中药学理论哲学原理，主要从四个方面进行了介绍，分别为整体学说、类象学说、阴阳学说、五行学说。

第一节　整体学说

一、整体学说概述

整体学说，也称天人合一说，是中国古代的世界观和方法论。它认为天地万物是一个有机的整体，人体和自然界同处于一个统一的整体之中，而人体本身又是这一巨大体系的缩影，即人体本身也是一个统一的有机整体。所谓有机整体，即认为事物各部分互相联系，互相统一，密切相关。整体学说是我国古代的唯物论和辩证法思想的具体表现，它贯穿于中药的药源论、药性论、药效论、方药论、用药论、服药论整个理论体系中，是中药理论体系中具有指导意义的哲学思想。整体学说与中药理论相结合，形成了具有中药理论特色的整体学说。

整体学说认识事物的方法是把事物看作是由诸元素按一定结构形式构成的有机整体，要求用整体的观点、结构的观点、联系的观点、变化的观点、动态平衡的观点看待把握事物。把人（把药物）放在自然、社会大系统中，观察气候变化、地域水土、人事变迁等对人体（或对药物本身）的影响；把人视为自然界和社会整体的缩影；把人和药物的联系看作是人与自然界的联系和统一。

整体学说是类象学说的理论基础。整体学说认为事物的表象和本质是统一的，而有类和象。事物之间是相互联系的，因此才能取象、取类和取象比类。整体学说也是阴阳学说、五行学说的理论基础，整体学说的结构性观点，为事物的阴阳、五行分类方法提供了理论依据，其联系性、变化性观点又为阴阳学说的阴阳运动变化及平衡、五行学说的五行生克制化提供了理论依据。

整体学说的整体性和元素性观点是对立的统一体。整体性观点即事物整体功能的不可分割性、元素性或称构成的要素性是指事物认识是由各个部分组合而成的。元素构成整体，整体的功能不是各个元素功能的简单相加，而是各元素以一定的结构组成后所发挥的总体功能，这就是事物的整体功能性和整体功能的不可分割性，比如一个处方组成后，形成了处方的总体功能，其总体功能是不可分割的。另一方面，整体的元素性又构成了整体在认识方法上的可分性，但分开后的小元素又各自构成一个小整体，如人体与中药同处于自然界的整体之中，而人体和中药又各自构成其独立的整体。以中成药为例，中成药的处方是一个有机的整体，而构成中成药的各味中药单味药又是一个功能上不可分割的小整体。

二、整体观念

先秦文化，孕育宇宙整体观。如《庄子・知北游》曰："人之生，气之聚。聚则为生，散则为死……故曰通天下一气耳。"[1] 这种"通天下一气"的思想，是最早的气一元论，即用气的观点阐明整个物质世界的统一性。《孟子・尽心》曰："尽其心者知其性也，尽其性则知天矣。"[2] 此语已含有天人合一的思想。《荀子・王制》曰："水火有气而无生，草木有生而无知，禽兽有知而无义。人有气有生有知且有义，故最为天下贵也。"[3] 也说明气是生命和意识的基础。《吕氏春秋》："凡人三百六十节，九窍、五脏、六腑，肌肤欲其比也。"[4]"比"字概括古人探求人体自身，人体与自然界有机联系的基本思路和方法。可见，中医学"整体观念"思想的形成具有浓郁的古代哲学思想气息。

中医学"整体观念"的概念形成于《内经》，书中虽没有整体观念之词，但是有关于"整体观念"较完整的表述。

首先，《内经》从整体观念出发，认为宇宙是一个整体。如《黄帝内经素问・至真要大论》："天地合气，六节分而万物化生矣。"《黄帝内经素问・生气通天论》："天地之间，六合之内，其气九州九窍，五脏十二节，皆通乎天气。"明确指出了宇宙的整体关系。其表述的整体是相互联系而不可分割的。如《黄帝内经素问・五运行大论》："燥以干之，暑以蒸之，风以动之，湿以润之，寒以坚之，

[1] 庄周 . 庄子 [M]. 长春：时代文艺出版社，2008.
[2] 孟子 . 孟子 [M]. 王俊编校 . 北京：中国商业出版社，2019.
[3] 荀况 . 荀子 [M]. 上海：上海古籍出版社，2014.
[4] 吕不韦 . 吕氏春秋 [M]. 武汉：崇文书局，2017.

火以温之。”[1]六气虽各有其特点，但它们之间仍是相互作用，相互调节的一个整体，缺一不可。

其次《内经》认为人与自然界也有着不可分割的整体联系，即人与天地相应。如《灵枢经·岁露论》:“人与天地相参，与日月相应也。”[2]《黄帝内经素问·经脉别论》:“合于四时五脏阴阳，揆度以为常也。”[3]又如《黄帝内经素问·宝命全形论》:“人以天地之气生，四时之法成，人能应四时者，天地为之父母。”[4]这就指出，人虽与自然同源、同构、同律，但在其生命活动过程中具有适应和改造自然的能力。故《灵枢经·五癃津液别》指出:“天暑衣厚则腠理开，故汗出……天寒则腠理闭，气湿不行，水下流于膀胱，则为溺与气。”[5]《黄帝内经素问·移精变气论》又说:“动作以避寒，阴居以避暑。”[6]就是人与自然求得统一的生理活动表现。同时，当自然气候剧变超过了人体的适应能力，或由于人体的调节机能失常，不能对自然变化做出适应性调节时，就会发生疾病。如《黄帝内经素问·金匮真言论》:“春善病鼽衄，仲夏善病胸胁，长夏善病洞泄寒中，秋善病风疟，冬善病痹厥。”[7]说明自然环境与人体病理变化的关系是非常密切的。

再次《内经》认为人体亦是一个有机的整体。《内经》以五脏为中心，构建了人体的五个生理功能系统，人体所有的脏腑、组织和器官，都可以包括在这五个系统之中。这五个系统及其所属器官，虽各有其生理作用，但他们之间是密切相关的，是一个不能截然分开的整体。如《灵枢经·脉度》说:“五脏常内阅于上七窍也。”《灵枢经·五癃津液别》又说:“五脏六腑，心为之主，耳为之听，目为之候，肺为之相，肝为之将，脾为之卫，肾为之主外。”[8]脏腑之间虽然相互为用，但毕竟还有主次之分。如《黄帝内经素问·灵兰秘典论》曰:“心者，君主之官，神明出焉……凡此十二官者，不得相失也，故主明则下安，主不明则十二官危。”[9]可以看出，“心”在脏腑中是居于主导地位的。

最后，《内经》整体观念表现于病理方面，主要在于说明任何一个脏腑发生

---

[1] 佚名．黄帝内经·素问 [M]. 北京：中国医药科技出版社，2016.
[2] 佚名．灵枢经 [M]. 北京：人民卫生出版社，1963.
[3] 佚名．黄帝内经·素问 [M]. 北京：中国医药科技出版社，2016.
[4] 佚名．黄帝内经·素问 [M]. 北京：中国医药科技出版社，2016.
[5] 佚名．灵枢经 [M]. 北京：人民卫生出版社，1963.
[6] 佚名．黄帝内经·素问 [M]. 北京：中国医药科技出版社，2016.
[7] 佚名．黄帝内经·素问 [M]. 北京：中国医药科技出版社，2016.
[8] 佚名．灵枢经 [M]. 北京：人民卫生出版社，1963.
[9] 佚名．黄帝内经·素问 [M]. 北京：中国医药科技出版社，2016.

病变，都能影响其他脏腑。如《黄帝内经素问·咳论》："五脏六腑皆令人咳，非独肺也。"[1] 这就要求在诊治疾病时必须树立整体观念，从而把握疾病的本质。故《黄帝内经素问·五常政大论》也说："必先岁气，无伐天和。"[2] 否则"治不法天之纪，不用地之理，则灾害至矣"。

由上可见，《内经》将"整体观念"思想融入中医学的理论体系之中，成为中医理论的基本学术内涵和临床诊治的指导原则。

其后医家均在《内经》"整体观念"指导下说理用药。如《难经·三十四难》："五脏各有声、色、臭、味、液。"[3] 汉代张仲景《金匮要略·脏腑经络先后病脉证》："见肝之病，知肝传脾，当先实脾。"[4] 又如隋杨上善《黄帝内经太素》："人之身也，与天气形象相参；身盛衰也，与日月相应也。"[5] 唐代孙思邈《千金翼方》"人生天地气中，动作喘息，皆应于天。"[6] 宋代钱乙《小儿药证直诀》说："肺病见春，金旺肺胜肝，当泻肺。"[7] 金代张元素《脏腑标本虚实寒热用药式》使脏腑辨证用药有了准则。明代李中梓《医宗必读·乙癸同源论》明确"乙癸同源，肝肾同源之论。"[8] 张景岳发挥了"形神一体"论，如《类经·脏象类》："神藏于心，故心静则神清；魂随乎神，故神昏则魂荡。此则神魂之义，可想象而悟矣。"[9] 李时珍明确指出"脑为元神之府"。清代张志聪在《侣山堂类辨·草木不凋论》中也说："五脏之气，皆相贯通。"[10] 清代黄元御在《四圣心源》提出"脾胃中气为肝、心、肺、肾功能轴心"[11] 的生理病理观。以上均是中医学整体观念的具体运用与发挥。

20 世纪五六十年代，"整体观念"一词在西医学习中医的过程中逐渐明确，并且作为中医理论体系的特色而被提出和认同。据现有文献，较早提出"整体观念"之名的为南京中医学院 1959 年 3 月编印的《西医离职学习中医班学习论文选集第 1 集医经》"论中医脏腑的整体观念"。同年 11 月，秦伯未在《中医入门》

[1] 佚名 . 黄帝内经·素问 [M]. 北京：中国医药科技出版社，2016.
[2] 佚名 . 黄帝内经·素问 [M]. 北京：中国医药科技出版社，2016.
[3] 未著撰人 . 难经 [M]. 凌耀星校注 . 北京：人民卫生出版社，2013.
[4] 张仲景 . 金匮要略 [M]. 北京：中国医药科技出版社，2018.
[5] 杨上善 . 黄帝内经太素 [M]. 北京：人民卫生出版社，1955.
[6] 孙思邈 . 千金翼方 [M]. 太原：山西科学技术出版社，2010.
[7] 钱乙 . 小儿药证直诀 [M]. 南京：江苏科学技术出版社，1983.
[8] 李念莪 . 医宗必读 [M]. 上海：上海卫生出版社，1957.
[9] 张介宾 . 类经 [M]. 北京：人民卫生出版社，1965.
[10] 张隐庵撰述，东山居士校正 . 侣山堂类辨 [M]. 千顷堂书局，1935.
[11] 黄元御 . 四圣心源 [M]. 北京：中国医药科技出版社，2020.

第一章的第一节讲中医特点时“整体观念”以一级标题出现。同年12月江苏省西医学习中医讲师团、南京中医学院内经教研组《内经纲要》指出“所谓整体观念包括两方面，一方面是人体内部各脏器之间的统一；另一方面是人和自然环境的统一。”[1] 北京中医学院内经教研组于1960年作为中医特色写进教科书《内经讲义》:“对人体的认识，构成了统一的整体观念。”[2] 自此“整体观念”一词逐渐被医家和学者所接受。

第二节　类象学说

类象学说既是认识世界的世界观，也是认识世界的方法论，它广泛存在于中国古代哲学的各理论体系中，广泛应用于古代自然科学和社会科学理论中，也广泛应用于中医药理论尤其是中药理论体系中。然而，很少有人将其作为一个哲学体系的学说提出，很少将其视为中医药理论的一部分，更没有人将其作为中药理论的指导思想，虽然有的学者把类象作为《易经》与中医药的联系而有过论述。其实,《易经》或“易学”广泛地应用了类象学说，并非“易”就是类象，类象是认识事物的一个方法，它并不单属于“易”，阴阳学说、五行学说都广泛地应用了类象学说。反之,《易经》也不单独应用了类象学说。整体学说、阴阳学说在《易经》中也都得到了广泛的应用。

类象学说在古代被广泛地认同，在各个理论体系中都广泛应用，但很少解释阐述，似乎作为一个常识看待。现代人则不同，现代进入了数字化时代，现代人已经不很认同“类象学说”的认识方法，机械的认识方法已被广泛认同，虽然模糊数学、非欧几何等正被一些科学先驱所推崇，但与之相近的整体学说、类象学说却需要详尽地阐释，类象学说的哲学地位也应该得到认同。

类象学说与中药理论的密切结合，促进推动了中药理论的形成发展，对中药理论产生了深远的影响。这里，把“类象”提高到学说的地位，有利于阐述理解中药理论的形成与发展，有利于阐释中药理论的渊源，这也是中药理论整体内容的要求。类象学说广泛应用于整体学说、阴阳学说、五行学说，在中药理论中也得到了广泛的应用。

---

[1]　江苏省西医学习中医讲师团，南京中医学院内经教研组 . 内经纲要 [M]. 北京：人民卫生出版社，1959.

[2]　北京中医学院内经教研组 . 内经讲义 [M]. 北京：人民卫生出版社，1962.

类象是中国古代认识世界的世界观和方法论，也是认识中药理论的世界观和方法论。类象学说的依据是事物的可知论及整体学说的本质表象联系论点，这种联系称之为“有其内必形诸外”。它首先认为世界是可知的，其理由和方法就是认识事物的象，并通过象把握本质；事物之间是有联系的，联系的方法之一就是类。类象学说是整体学说的延伸和应用，是阴阳学说、五行学说的认识基础。阴阳是阐述两类事物或事物两类性质的关系，是通过象认识事物及其性质的规律；五行是将事物按五行进行归类，并通过象研究五类事物之间的关系和规律。因此，类象是中国古代重要的哲学范畴。《黄帝内经素问·五运行大论》说：“天垂象，地成形，七曜纬虚，五行丽也。地者，所以载生成之形类也；虚者，所以列应天之精气也。”[1]

象，是指事物的征象、现象、表象，是事物可以被见到、感觉到、观察认识到的外在反映，是事物内部本质的外在表现，也就是说，事物的本质是通过象来认识的。《内经》的“脏象”一词即是指脏腑的外在表现和征象。《黄帝内经·素问·五运行大论》说：“天地阴阳者，不以数推，以象求之。”“仰观其象，虽远可知也。”[2] 王冰《黄帝内经素问注疏》说：“象，所谓见于外，可阅者也。”[3] 象的另一方面含义，是指象具有仿效、模拟之意，称为相象、意象、拟象。《易传·系辞》说：“易者，象也；象也者，像也。”“圣人立象以尽意。”又说：“是故夫象，圣人有以见天之赜，而拟诸其形容，象其物宜，是故谓之象。”赜，音责，幽深复杂之意。也就是说，圣人见到天下万物之玄奥，难以理解和直接把握，因而制定出爻和卦，确切地反映了事物的内容和道理，所以说《易经》“爻”和“卦”的象为模形、图形的拟象，以用来把握事物运动变化的规律。三国时期王弼的《周易略例·明象》说：“夫象者，出意者也。”“象出于意，故可寻象以观意。”此指意象。

类，是事物的归类、分类、种类，是具有相同本质或征象的事物的集合体。一种事物，不但要认识它的象，还要认识它的类，这是认识事物本质的方法。类象学说的类主要有 3 层意思：（1）归类。就是将相同征象的事物归在一起，如阴阳归类、三才归类、四象归类、五行归类等。这是类象学说的前提。（2）比类。这是类象学说的核心部分，是比较同类或不同类的征象，找出相同或不同，以便进一步认识事物。（3）类推。是类象学说的目的。根据归类、比类进行推演，以找出新的物质的征象或本质。《周易·乾卦·文言》说：“同声相应，同气相求，

[1] 佚名. 黄帝内经·素问 [M]. 北京：中国医药科技出版社，2016.
[2] 佚名. 黄帝内经·素问 [M]. 北京：中国医药科技出版社，2016.
[3] 王冰. 素问注 [M]. 王国辰，王冰医学全书. 北京：中国中医药出版社，2011.

水流湿，火就燥……各从其类也。”[1]《吕氏春秋·应同》说：“类同则合，气同则合。”[2]《黄帝内经·素问·五脏生成篇》说：“五脏之象，可以类推。”[3]类的含义从归类、比类到类推，从而使类由静到动，成为一种哲学的认识论和方法论。

类与象的概念，既是独立存在的，又是密切联系的。认识象的目的在于归类，而归类必须首先认识事物的象。认识类象的共同目的是探讨事物的本质，探讨事物运动变化的规律。三国时期王弼在《周易略例·明象》中说：“触类可为其象，含义可为其征。”《黄帝内经·素问·示从容论》说：“圣人之治病，循法守度，援物比类，化之冥冥，循上及下……不引比类，是知不明也……明引比类从容，是为至道也。”[4]由此可见，类象学说是重要的认识论内容。

类象学说是整体学说的具体运用。整体学说认为，天、地、人共处于一个统一体中，这个统一整体间的联系是通过类象联系的。这种联系在类象学说中称“同声相应、同气相求”。现代物理学的共振现象、化学上的共溶现象、社会学的同甘共苦现象，都属于此类。人体呼吸之气与天相应，故鼻在口之上，肺也在其他脏腑之上，也是此道理。肝与眼睛密切联系，吃肝类食品可保护眼睛，实际就是同类相应。类象学说为阴阳学说、五行学说提供了认识论的方法论基础，成为中药理论的重要指导思想。

有人认为，类象学说牵强附会，这是未掌握类象学说的本质，是对事物的象与类的认识肤浅造成的，也是机械唯物论的观点使然。认识任何事物都要依赖它的“象”，不观其象直接认识事物的本质的认识方法是不存在的。同时，事物不存在于任何一个类别中也是不可能的。换句话说，一事物与其他事物之间，无论从哪一角度看都没有共性，这也是不存在的。那么，类象就是客观存在的认识规律，类象的认识论就是科学的认识方法论。某些归类或类推不尽合理，是认识上的差距，不能以偏概全，而否定其认识论的正确性。《易经》《黄帝内经》及后世许多医药典籍，广泛地应用了类象学说的内容、方法，这是一个毋庸置疑的认识论方法，但在机械唯物论盛行之时，这种认识论上的差异应当引起重视。

---

[1] 佚名 . 周易 [M]. 廖名春，朱新华，等校点 . 沈阳：辽宁教育出版社，1997.

[2] 吕不韦 . 吕氏春秋 [M]. 武汉：崇文书局，2017.

[3] 佚名 . 黄帝内经 · 素问 [M]. 北京：中国医药科技出版社，2016.

[4] 佚名 . 黄帝内经 · 素问 [M]. 北京：中国医药科技出版社，2016.

第三节 阴阳学说

一、阴阳学说的概念界定

阴阳，是中国古代哲学的基本范畴。阴阳学说认为：世界是物质的，物质世界是在阴、阳二气的相互作用下滋生，发展和变化着的。《素问·阴阳应象大论》中说："清阳为天，浊阴为地；地气上为云，天气下为雨。"[1] 宇宙间一切事物都包含着相互对立的阴和阳两个方面，而宇宙间一切事物的发生，发展和变化，都是阴与阳对立统一，矛盾运动的结果。所以，《素问·阴阳应象大论》说："阴阳者，天地之道也，万物之纲纪，变化之父母，生杀之本始，神明之府也。"[2] 认识世界的关键在于分析既相互对立，又相互统一，相反相成的两种势力，即阴与阳之间的相互关系及其变化规律。

阴阳学说作为中国古代哲学思想，渗透到中医学的各个领域，影响着中医学的形成和发展，指导着临床医疗实践，成为中医的理论支柱而贯穿于中医学的生理，病理、诊断、治疗以及中药、方剂学等各个方面。

阴阳，是对自然界相互关联的某些事物和现象对立双方的概括。它既可以代表两个相互对立的事物，也可以代表同一事物内部所存在的相互对立的两个方面。

阴阳的原始含义是指日光的向背。向日为阳，背日为阴。由于阳为向日，即山阜朝向太阳，意味着山的南面阳光普照，温暖明亮；而由于阴为背日，即山阜背向太阳，意味着山的北面月光清澈，寒冷阴暗。

古人在长期生活实践中，注意到自然界存在许多既密切相关，又属性相对的事物或现象，如寒与热，明与暗，动与静等。其中，最明显的就是由于向日与背日而使事物或现象具有性质迥异的特点，因此，萌生了"阴"与"阳"的初始概念。其中，"阳"指向日所具有的特点；"阴"则是从背日所具有的特点中抽象而出的。

"阴阳者，有名而无形。"[3] 可见，虽有"阴阳"这一确定的名称和含义，但它们并不专指某些具体事物或现象，而是用来分析，认识多种事物或现象的特点及其相互关系的。因此，阴阳是既抽象又规定了具体属性的哲学范畴。

我们要用哲学的眼光，分析事物的阴阳关系，注意以下三方面的因素：（1）阴阳的普遍性，自然界万事万物间都存在阴阳关系；（2）阴阳的相关性，用阴阳

---

[1] 佚名 . 黄帝内经·素问 [M]. 北京：中国医药科技出版社，2016.
[2] 佚名 . 黄帝内经·素问 [M]. 北京：中国医药科技出版社，2016.
[3] 佚名 . 黄帝内经·灵枢 [M]. 太原：山西科学技术出版社，2019.

分析事物或现象，应该是在同一范畴内来讨论；(3)阴阳的相对性，各种事物或现象的阴阳属性不是绝对的、一成不变的，在一定条件下是可以相互转化的。

二、阴阳学说的理论渊源

阴，《说文解字》曰："暗也，水之南、山之北也"。阳，《说文解字》曰："高明也"[1]。《说文解字义证》云："高明也，对阴言也"[2]。阴阳二字单独使用始见于甲骨文，在《尚书》中首次连用。阴阳是中国古代朴素唯物主义对蕴藏于自然规律中、推动自然规律发展变化的总结凝练，是世界观和方法论。它蕴含着深刻的哲学属性，有宽广的视域，对当今世界及未来仍具有长远的指导意义。我国的阴阳理论不同于西方以"对立"为核心的二元论，是"对立统一"的高度概括。

从中医学的内源性来说，中医学是天人之学，讲究"推天道以明人事"，具有典型的中国哲学特征，其中又以阴阳学说为核心理论。《素问·阴阳应象大论》指出："阴阳者，天地之道也，万物之纲纪，变化之父母，生杀之本始，神明之府也"[3]。中医阴阳理论的根源是天文历法，所以中医的阴和阳是动态变化的，绝非固定不移，正如寒来暑往、昼夜交替；是对立制约的，此消彼长、相互制衡，总体上保持着和谐的关系和充沛的总量；同时又是可以相互交感转化的，互根互用，阴中有阳，阳中有阴，互相滋生、促进和助长，是矛盾的统一体。《素问·宝命全形论》云："人生有形，不离阴阳"[4]。中医认为阴阳理论可以用来阐述人体的组织结构、生理功能、病理变化、疾病诊断和防治的根本规律，以及药物的作用机制等。《灵枢·阴阳系日月》指出："且夫阴阳者，有名而无形"[5]。中医学的阴阳具有高度的概括性和抽象性。近年来，已有诸多学者拓展了阴阳属性的研究，在脱氧核糖核酸遗传层面的核苷酸中嘌呤（A、G）和嘧啶（C、T）、细胞生长与凋亡、细胞稳态与自噬、受体与抗体、炎症与抗炎、交感神经和副交感神经之间的脏腑阴阳观和肠道微生态的阴阳观等方面，都发现了生物学具有广泛的阴阳属性，并在解剖学和生理学的研究中部分揭示了阴阳属性的物质基础。

《普济方·卷三十三》云："人能法道清净，精气内持，火来坎户，水到离

[1] 许慎. 说文解字 [M]. 天津：天津古籍出版社，1991.
[2] 桂馥. 说文解字义证 [M]. 济南：齐鲁书社，1994.
[3] 佚名. 黄帝内经·素问 [M]. 北京：中国医药科技出版社，2016.
[4] 佚名. 黄帝内经·素问 [M]. 北京：中国医药科技出版社，2016.
[5] 佚名. 黄帝内经·灵枢 [M]. 太原：山西科学技术出版社，2019.

宫，阴平阳秘，精元密固矣”[1]。阴平阳秘是人体维持正常生命活动的基础，具体表现为阴气平和，阳气固密，两者相互调节而呈现出的动态平衡或有序稳态。《素问·生气通天论》云：“阴平阳秘，精神乃治；阴阳离决，精气乃绝”[2]。由此可知，阴阳失衡是各类疾病发生、发展时关键病机的高度凝练，是临床实践调控的对象。人可通过自身的阴阳调节，或借助针灸、砭石、药物、导引等多种手段，使机体阴平阳秘，与外界相通应，而心安体健，达到防病治病、延年益寿的目的。

三、阴阳学说的相关记载

“阴阳学说”一词是现代才有的术语，但“阴阳”一词早在《诗经》中已经出现，而阴阳学说的相关理论更是早已有之。在出土文献《郭店楚简·太一生水》中即有阴阳及湿热作用的记载。传世文献如《周易·系辞传》：“一阴一阳之谓道，继之者善也，成之者性也……变通配四时，阴阳之义配日月，易简之善配至德。”[3]《道德经》四十二章：“道生一，一生二，二生三，三生万物，万物负阴而抱阳，冲气以为和。”[4]《荀子·礼论》说：“天地合而万物生，阴阳接而变化起。”[5]《管子·乘马》：“春秋冬夏，阴阳之推移也；时之短长，阴阳之利用也；日夜之易，阴阳之化也。”[6]《管子·四时》：“是故阴阳者天地之大理也，四时者阴阳之大经也，刑德者四时之合也。”[7]这些著作皆从哲学角度对宇宙万象万物发展变化规律从阴阳运转的角度进行描述，“一阴一阳之谓道”可谓是先秦哲学家对阴阳做出的高度概括了。除此之外，在《左传·昭公》中，医和以“阴淫寒疾，阳淫热疾”立论，引申出了对立的概念。而在《管子·巨乘马》“日至六十日而阳冻释，七十日而阴冻释”中出现了阴阳之中再分阴阳的观念。

《内经》指出“阴阳”是数之可十，推之可万，不可胜数，所以阴阳乃是天地之道万物之纲，如《素问·阴阳应象大论》：“阴阳者，天地之道也，万物之纲纪，变化之父母，生杀之本始，神明之府也。”《素问·阴阳离合论》“阴阳者，数之

[1] 朱橚.普济方[M].北京：人民卫生出版社，1960.
[2] 佚名.黄帝内经·素问[M].北京：中国医药科技出版社，2016.
[3] 佚名.周易[M].廖名春，朱新华，等校点.沈阳：辽宁教育出版社，1997.
[4] 老子.道德经[M].北京：华文出版社，2010.
[5] 荀况.荀子[M].上海：上海古籍出版社，2014.
[6] 管仲.管子[M].沈阳：辽宁教育出版社，1997.
[7] 管仲.管子[M].沈阳：辽宁教育出版社，1997.

可十，推之可百，数之可千，推之可万。”[1]《内经》中关于阴阳学说内容的论述和上述《系辞传·道德经》观点颇似，是一种相当成熟的哲学思想。故称“中医乃哲学”，殊不为过也。除此之外，《内经》对阴阳的论述还关涉疾病诊脉，如《素问·阴阳别论》：“脉有阴阳，知阳者知阴，知阴者知阳。所谓阴阳者，去者为阴，至者为阳，静者为阴，动者为阳，迟者为阴，数者为阳。”[2]《灵枢·论疾诊尺》：“四时之变，寒暑之胜，重阴必阳，重阳必阴。故阴主寒，阳主热；故寒甚则热，热甚则寒。故曰寒生热；热生寒。此阴阳之变也。”[3]这些关于阴阳相互关联、相互对立、对待属性的论述，是中医中辨证论治的重要理论基础。

其后历代重要著作和阴阳学说相关的理论多在此基础上发展，《难经》中已少哲学阴阳多医学脉象阴阳了，如《难经·二十难》：“谓阴阳更相乘，更相伏也。脉居阴部而反阳脉见者，为阳乘阴也，虽阳脉时沉涩而短，此谓阳中伏阴也；脉居阳部而反阴脉见者，为阴乘阳也，虽阳脉时浮滑而长，此谓阴中伏阳也。”[4]《中藏经》将阴阳五行合而论之。如《中藏经·生成论》：“阴阳者，天地之枢机；五行者，阴阳之终始。非阴阳则不能为天地，非五行则不能为阴阳。故人者，成于天地，败于阴阳也，由五行逆从而生焉。天地有阴阳五行，人有血脉五脏……天地阴阳，五行之道，中含于人。”[5]

东汉张仲景《伤寒杂病论》从阳升阴降、阳下阴长、以阴阳消长变化来具体阐述人体生理病变，如《伤寒杂病论·伤寒例第四》云：“但天地动静，阴阳鼓击者，各正一气耳。是以彼春之暖，为夏之暑；彼秋之忿，为冬之怒。是故冬至之后，一阳爻升，一阴爻降也。夏至之后，一阳气下，一阴气上也。斯则冬夏二至，阴阳合也；春秋二分，阴阳离也。阴阳交易，人变病焉。”[6]《神农本草经》从植物根茎花实阐述用药之阴阳配合，如《神农本草经》卷三：“药有阴阳配合，子母兄弟，根茎花实，草石骨肉；有单行者，有相须者，有相使者，有相畏者，有相恶者，有相反者，有相杀者。”[7]

至隋唐时期，多从阴阳交争的规律以阐述病理根源病变规律，如《诸病源候论·疟疾》：“正邪相击，阴阳交争，阳盛则热，阴盛则寒，阴阳更虚更盛，故发

---

[1] 佚名. 黄帝内经·素问 [M]. 北京：中国医药科技出版社，2016.
[2] 佚名. 黄帝内经·素问 [M]. 北京：中国医药科技出版社，2016.
[3] 佚名. 黄帝内经·灵枢 [M]. 太原：山西科学技术出版社，2019.
[4] 佚名. 难经 [M]. 凌耀星校注. 北京：人民卫生出版社，2013.
[5] 华佗. 中藏经 [M]. 南京：江苏科学技术出版社，1985.
[6] 卞华. 伤寒杂病论 [M]. 北京：中医古籍出版社，2012.
[7] 佚名. 神农本草经 [M]. 长沙：湖南科学技术出版社，2008.

寒热；阴阳相离，则寒热俱歇。”《诸病源候论·寒热往来候》：“风邪外客于皮肤，内而痰饮渍于腑脏，致令血气不和，阴阳更相乘克，阳胜则热，阴胜则寒。阴阳之气，为邪所乘，邪与正相干，阴阳交争，时发时止，则寒热往来也。”[1]《外台秘要·疟方五首》：“此阴阳上下交争虚实更作，阴阳相移也，阳并于阴。”[2]《黄帝内经太素·阴阳大论》则从哲学阴阳角度进一步阐释了万事万物发展变化的规律。

宋元时期，在本草和方剂中也出现了相关记载，有明确阴阳之气重要性的如《证类本草》卷一：“人之生，实阴阳之气所聚耳，若不能调和阴阳之气，则害其生。阴阳气合，神在其中矣。”[3]有记载药物升降阴阳的如《普济本事方》卷二：“此药大能调治荣卫，升降阴阳，安和五脏，洒陈六腑，补损益虚，回阳返阴，功验神圣。”[4]《丹溪心法·治病必求于本》中言：“疾病本于阴阳，所以先察其阴阳，知其然，方可治之。”[5]另外，朱丹溪《局方发挥》首次用“对待”来说明阴阳的关系：“阴阳二字，固以对待而言，所指无定在。或言寒热，或言血气，或言脏腑，或言表里。”[6]

至明清时期，卢之颐对阴阳交争虚实更作对人体病变影响的描述颇为详尽，如《本草乘雅半偈·芷园素社疟论疏》：“三阳俱陷，则阴气逆；阴气逆极，则复出之于阳，阳与阴亦并于外，则阴虚而阳实，阳实则外热，阴虚则内热；内外皆热，则喘而渴，甚则水水不能寒，脉则体动而至来数也。此阴阳上下交争，虚实更作，阴阳相移也。极则阴阳俱衰，卫气相离，故病得休。”[7]张介宾提出了“阴阳一分为二”的观点《类经·阴阳应象》“太极动而生阳，静而生阴，天生于动，地生于静。”[8]清代《医原·阴阳治法大要论》《素灵微蕴》《本草述钩元》等著作比较全面地论述了阴阳之本以及阴阳失调对人体病变的影响及辨证治疗等，对阴阳学说在中医实践中的应用已比较普遍。

---

[1] 巢元方 . 诸病源候论 [M]. 黄作阵，点校 . 沈阳：辽宁科学技术出版社，1997.

[2] 王焘．外台秘要方 [M]. 王淑民校注 . 北京：中国医药科技出版社，2011.

[3] 唐慎微 . 证类本草 [M]. 北京：华夏出版社，1993.

[4] 许叔微 . 普济本事方 [M]. 北京：中国中医药出版社，2007.

[5] 朱震亨 . 丹溪心法 [M]. 田思胜校注 . 北京：中国中医药出版社，2008.

[6] 朱震亨 . 局方发挥 [M]. 天津：天津科学技术出版社，2003.

[7] 卢之颐，等 . 本草乘雅半偈 [M]. 北京：人民卫生出版社，1986.

[8] 张介宾 . 类经 [M]. 北京：人民卫生出版社，1965.

四、阴阳学说在中医中的应用

（一）温阳法在肺癌中的应用

1. 温阳法

温阳法是在中医阴阳学说指导下形成的一种针对肺癌的中医治疗方法。温阳即要恢复人体的阳气，扶正以固本。临床中，越来越多肺癌晚期患者出现阳虚的症状，因此温阳法在肺癌治疗的研究中也逐渐深入。

2. 温阳法在肺癌治疗中的作用

（1）温阳健脾，益气生血

脾胃为后天之本，气血生化之源。而肺癌属慢性消耗性疾病，在中晚期或放化疗后，人体阳气不足，气血受损严重，脾胃更容易发生问题。“百病皆由脾胃衰而生也”，土旺则金健。故温阳健脾法用于肺癌的治疗非常重要。其适应证为放疗、化疗各个阶段中以脾阳不足为主要表现者。

（2）温补肾阳，纳气固本

肾为先天之本，肾阳为一身阳气之根本，故温阳法首先要从肾阳开始，以补肾为重。肾阳具有温煦、推动、宣散、兴奋的作用，若肾阳虚衰，温煦之功能减退，各个脏腑的功能就会减退。阳气不足，正气低下，机体的抗邪能力减弱，且肺癌患者在接受放化疗时，又会进一步损伤人体的阳气。肺金肾水，母子相生，两者的生理、病理既相互联系又相互影响。若肾精不足，其功能减退，肺功能也会相应减弱，以致肺癌发生。故温补肾阳法在肺癌治疗中具有十分重要的地位。其适用于一切中晚期肺癌患者以肾阳不足为主要表现者。

3. 温阳法在肺癌临床中的具体应用

（1）温阳散寒法

阳气可以温煦机体。阳气不足，正气低下，从而机体受损，容易出现相应的虚寒或实寒的症状。《素问・痹论》曰：“痛者，寒气多也，有寒故痛也”[1]。气血凝滞，不通则痛。按照“寒者热之”和“温则散之”的治疗原则，温阳散寒法在肺癌的综合治疗中取得了明显效果。

（2）温阳止痛法

癌性疼痛是影响患者生存的主要因素，极大影响了患者的生存质量。最早的中医学理论认为“不通则痛，不荣则痛”，痛证多与阳虚寒凝有关。《伤寒杂病论》

[1]　佚名．黄帝内经・素问 [M]. 北京：中国医药科技出版社，2016.

中有 79 首方剂是用来治疗疼痛的，其治疗主要是通过“温”“通”“补”这三类方法，且温通之类所占比例最大。

（二）阴平阳秘在抑郁症治疗上的应用

阴阳理论在中医学理论中地位极高，应用广泛。正所谓“明阴阳，医道之纲也”，历代医家结合医学实践，对阴阳理论进行阐释发挥。目前，阴阳学说整体调控的理念已被诸多海外学者所接受并应用。中医治疗遵循《素问·至真要大论》中“谨察阴阳所在而调之，以平为期”的原则，因此，在抑郁症的治疗上也可以关注调整机体的阴阳。

《易经》曰：“阳为动”，《素问·阴阳别论》曰：“阳动阴静”，张景岳曰：“阳主神也”，《素问·脉解》曰：“所谓欲独闭户牖而处者，阴阳相薄也，阳尽而阴盛，故欲独闭户牖而居”[1]。抑郁症情绪的阴阳属性为阴，具体分析为：抑郁症的主要表现为情志抑郁、疲乏无力等，积极情绪或正面情绪的减少提示阳气的虚损、运行不畅，使阳气不能布散于表，故表现为阴。加之抑郁症迁延日久，复发率高，间歇期有不同程度的症状残留，所以病久伤阳。现代人因体质因素、寒邪作祟、嗜食生冷、工作烦劳、作息无常、房事太过、恣用苦寒、滥用激素和抗生素等，会导致“阴常有余，而阳常不足”，临床患者体质阳虚居多，同时抑郁症发病率升高，也佐证了“阳虚致郁”的病机。

抑郁症与慢性炎症状态密切相关，在该状态下促炎因子形成一个阴性的局部炎性微环境，同时阳性的细胞增殖不断发生，从而导致抑郁症的发生及发展。“阴主内，阳主外”，阳盛则抗炎能力强，则炎症消退，抑郁向愈。有学者在总计 6262 例参与者的 14 项随机临床试验中发现，抗炎药物显著减轻了抑郁症状（其中 10 项使用非甾体抗炎药，3 项使用 TNF—α 抑制剂，1 项使用 IL—12/IL—23 抑制剂）。有研究发现，针刺可能通过抑制前额叶皮层小胶质细胞活化，发挥缓解抑郁症的作用。其所选择的穴位是督脉的百会和印堂，头为诸阳之会，督脉“上额交巅，入络脑”，为阳脉之海，如此选穴或有“阴病治阳”，以求“阴平阳秘”的考虑。

---

[1] 佚名 . 黄帝内经 · 素问 [M]. 北京：中国医药科技出版社，2016.

第四节 五行学说

一、五行学说的概念界定

五行学说也属我国古代哲学范畴。它认为宇宙间的一切事物都是由木，火、土、金、水5种物质所构成。事物的发展变化都是这5种物质不断运动和相互作用的结果。将这5种物质的属性和相互间的“生、克，乘、侮”规律，运用到中医学领域，借以阐述人体脏腑的生理，病理及其与外在环境的相互关系，从而指导临床诊断和治疗。

五行学说中的“五”，指自然界中木、火、土、金、水5种基本物质;“行”，是运动、变化、运行不息的意思。五行指木，火，土、金，水5种物质的运动变化。五行学说是指自然界的一切事物都是由木，火、土、金、水5种物质构成的，根据五行间的相互关系，并以这5种物质的特性为基础，对自然界的事物，现象加以抽象、归纳，推演，用以说明物质之间的相互滋生，相互制约，不断运动变化，从而促进事物发生，发展规律的学说。

二、五行学说的定名依据

五行学说是现代出现的概念，但五行学说的内容却早已有之。医学文献“五行”一词首见于《内经》,《内经》在五行自然观以及逐渐抽象的哲学概念基础上，结合当时认识到的医学实践，建立了五行与人体及自然界相应的基本系统。

自“五行”一词出现以来，历代著作皆从《内经》以“五行”为正名记载本词，如《难经》《中藏经诸病源候论》《备急千金要方》《从黄帝内经太素》《儒门事亲》《妇人大全良方》《脉诀汇辨》等。其内容多在《内经》等著作的基础上，研究阐述五行内涵、特性及生克制化规律，以阐述人体内脏及与外界环境关系，即后世所谓“五行学说”。

现代相关著作，如《中医基础理论术语》《中医大辞典》《中医辞海》和《中国医学百科全书·中医学》，以及全国高等中医药院校规划教材《中医基础理论》等均以“五行学说”作为规范名，同时，已经广泛应用于中医药学文献标引和检索的《中国中医药学主题词表》也以“五行学说”作为正式主题词，这些均说明“五行学说”作为中医基础理论中的一个规范名已成为共识。

我国2005年出版的由全国科学技术名词审定委员会审定公布的《中医药学

名词》亦以“五行学说”作为规范名，所以“五行学说”作为规范名也符合术语定名的协调一致原则。

三、五行学说的相关记载

“五行学说”一词是现代出现的术语，但“五行”一词早在《尚书》中已经出现，是先民为理解世界万物组成而将事物归类形成的朴素哲学观。《管子·五行》篇相关内容，即打破四季，于夏秋之交增长夏与五行相应，按照季节轮转次序排列，有五行相生之意，并描述了五味、五脏、五肉等，虽和《内经》相比，对应关系粗劣，但对中医五脏五行说当有较大影响。另外，《文子·上德》记载：“金之势胜木，一刃不能残一林；土之势胜水，一掬不能塞江河；水之势胜火，一酌不能救一车之薪。”[1] 将五行能否相胜和数量联系起来，论述是比较具体客观的。《逸周书·周祝》：“陈彼五行必有胜，天之所覆尽可称。”[2] 较早出现了五行相胜的内容。以上五行学说的内容主要都是从哲学概念上阐述的。

《内经》中五行学说相关内容的阐述颇多，因五行定五脏，并综合生克关系来看待疾病的变化。如《素问·脏气法时论》：“五行者，金木水火土也，更贵更贱，以知死生，以决成败，而定五脏之气，间甚之时，死生之期也……夫邪气之客于身也，以胜相加，至其所生而愈，至其所不胜而甚，至于所生而持，自得其位而起。”从生克乘侮来阐述人体病变及相互关系。如《素问·五运行大论》：“气有余，则制己所胜，而侮所不胜；其不及，则己所不胜，侮而乘之，己所胜，轻而侮之。”《素问·宝命全形论》说：“木得金而伐，火得水而灭，土得木而达，金得火而缺，水得土而绝。万物尽然，不可胜竭。”[3]

至《难经·十八难》，明确提出“五行子母更相生养”之五行相生之理论。《难经·七十五难》曰：“金、木、水、火、土，当更相平。东方木也，西方金也。木欲实，金当平之；火欲实，水当平之；土欲实，木当平之；金欲实，火当平之；水欲实，土当平之。东方肝也，则知肝实；西方肺也，则知肺虚。泻南方火，补北方水。南方火，火者，木之子也；北方水，水者，木之母也。水胜火。子能令母实，母能令子虚，故泻火补水，欲令金不得平木也。”[4] 具体阐述了五行实虚补泄，和《内经》中所述及理论，共同构成中医五行辨证论治之理论基石。

---

[1] 文子 . 文子 [M]. 李德山译注 . 哈尔滨：黑龙江人民出版社，2003.

[2] 佚名 . 逸周书 [M]. 沈阳：辽宁教育出版社，1997.

[3] 佚名 . 黄帝内经 · 素问 [M]. 北京：中国医药科技出版社，2016.

[4] 佚名 . 难经 [M]. 凌耀星校注 . 北京：人民卫生出版社，2013.

有关“五行学说”的相关内容在《内经》和《难经》中已经比较成熟，是以后世医家之五行学说大体沿用《内经》《难经》之说而进行阐发。如《中藏经·生成论》明确五行排序及五脏对应，并阐述了五行相生：“天地有阴阳五行，人有血脉五脏。五行者，金、木、水、火、土也；五脏者，肺、肝、心、肾、脾也……金生水，水生木，木生火，火生土，土生金，则生成之道，循环无穷；肺生肾，肾生肝，肝生心，心生脾，脾生肺，上下荣养，无有休息。”[1]

隋唐时期《诸病源候论》《黄帝内经太素》延续《内经》五行五脏论，《诸病源候论·土注候》：“夫五行金木水火土，六甲之辰，并有禁忌。人禀阴阳而生，含血气而长，人之五脏，配合五行，土内主于脾气，为五行五脏之主，其所禁忌，尤难触犯。”[2]《黄帝内经太素·阴阳》：“天有八风之纪，纪生万物，地有五行之理，理成万物，故为父母也……面部有五脏六腑五行气色，观乎即知病在何脏腑也，此谓察色而知也。”[3]《备急千金要方》则将五行生克制化规律阐释人体内脏之间相互关系及生克制化，以诊疗疾病。《备急千金要方·论诊候第四》：“凡人火气不调，举身蒸热；风气不调，全身强直，诸毛孔闭塞；水气不调，身体浮肿，气满喘粗；土气不调，四肢不举，言无音声。火去则身冷，风止则气绝，水竭则无血，土散则身裂，然愚医不思脉道，反治其病，使脏中五行共相克切，如火炽燃，重加其油，不可不慎。”《备急千金要方·霍乱第六》：“夫五脏者，即是五行。内为五行，外为五味。五行五味，更宜扶抑。所以春夏秋冬，逆调理之，食啖不可过度。凡饮食于五脏相克者，为病相生无他。”[4]

宋金元时期，有关“五行”的记载，多从实际病例出发联系五行生克制化关系。如《圣济总录》卷第九十：“肺主气，气为卫，营卫不调，金火相克，其病难治，则因咳嗽间有脓血者，津液腐化也，宜润养上焦，滋益营卫，则病缓而可已。”[5]又如《扁鹊心书·汗后发噫》：“一人病伤寒至六日，微发黄，一医与茵陈汤。次日，更深黄色，遍身如栀子，此太阴证误服凉药而致肝木侮脾。”[6]另有《儒门事亲》《妇人大全良方》亦此类也。

明清五行学说在前人基础上继续发展，如《普济方·针灸》总结了五行生克

[1] 华佗．中藏经 [M]. 南京：江苏科学技术出版社，1985.

[2] 巢元方．诸病源候论 [M]. 黄作阵，点校．沈阳：辽宁科学技术出版社，1997.

[3] 杨上善．黄帝内经太素 [M]. 北京：人民卫生出版社，1955.

[4] 孙思邈．备急千金要方 [M]. 北京：人民卫生出版社，1955.

[5] 赵佶敕．圣济总录精华本 [M]. 程林纂辑，余瀛鳌，等编选．北京：科学出版社，1998.

[6] 窦材辑．扁鹊心书 [M]. 北京：中医古籍出版社，1992.

规律："五行：木、火、土、金、水（以上各主一脏）……五行相生：水、木、火、土、金（以上五脏相生）。五行相克：金、木、土、水、火。"[1] 另有《针灸神书》《丹溪治法心要》《脉诀汇辨》等书中都论述了五行与人体病变关系。

四、五行学说中五行的关系

五行关系包括五行相生、五行相胜、五行制化、五行重土和五行生胜的关系。早在春秋时代已经出现对五行关系的认识，如春秋时期的中国古人，喜用天干取名和字，其中常常包含着五行的相生和相胜的逻辑联系。《左传》文公七年文："水、火、金、木、土、谷，谓之六府。"[2] 所排列的五行之序为水火金木土，所以五行相胜思想应该不会晚于公元前620年。

五行相生的思想可见于《管子·五行》"昔黄帝作立五行以正天时"[3] 以木火土金水分别统配，按五行相生依次流转，重构五气流行图。《礼记·月令》中有木、火、土、金、水同春、夏、长夏、秋、冬的对应关系，五行的排列秩序也反映了五行相生思想。明确表达了五行相生思想可见于《春秋繁露·五行》的"天有五行：木、火、土、金、水是也。木生火，火生土，土生金、金生水"[4] 等。《白虎通·五行》的"五行所以更王何？以其转相生，故有终始也。木生火，火生土，土生金，金生水，水生木"[5]。五行相克的思想可见于《左传》中的多处，如《左传》昭公二十一年晋太史墨曰："火胜金，故弗克。"《左传》哀公九年："水胜火，伐姜可。"[6]《文子·下德》曰："天爱其精，地爱其平，人爱其情。……地之平，水火金木土也"[7] 其中水火金木土就是五行相克的顺序排布。除此以外，《左传·文公七年》中的"水火金木土"《吕览·应同》"土木金火水"；《诗纬》中"木金火水土"，以上三篇的五行排序皆反映了五行相克的思想。

五行制化的思想可见于《管子·四时》的"是故春凋，秋荣，冬雷，夏有霜雪，此皆气之贼也"[8] 等，其后的《春秋繁露·治乱五行》中也有云"火干木，蛰虫蚤出，

---

[1] 朱橚．普济方 [M]. 北京：人民卫生出版社，1960.

[2] 左丘明．左传 [M]. 蒋冀骋标点．长沙：岳麓书社，1988.

[3] 管仲．管子 [M]. 沈阳：辽宁教育出版社，1997.

[4] 董仲舒．春秋繁露 [M]. 曾振宇，等注释，北京：商务印书馆，2010.

[5] 班固．白虎通 [M]. 北京：商务印书馆，1994.

[6] 左丘明．左传 [M]. 蒋冀骋标点．长沙：岳麓书社，1988.

[7] 文子．文子 [M]. 李德山译注．哈尔滨：黑龙江人民出版社，2003.

[8] 管仲．管子 [M]. 沈阳：辽宁教育出版社，1997.

蛇雷蚤行；土干木，胎夭卵段，鸟虫多伤；金干木，有兵；水干木，春下霜”[1]。

五行重土的思想最早可反应在《国语·郑语》中的“故先王以土与金木水火杂，以成百物”[2]，其后《白虎通·五行》也直接道明土与其余四行的地位不同，如“土尊，尊者配天，金木水火，阴阳自偶”[3]。

五行无常胜：战国初期孙武《孙子兵法·虚实》提出“五行无常胜”[4],《文子·上德》亦云:“金之势胜木，一刃不能残一林；土之势胜水，一掬不能塞江河；水之势胜火，一酌不能救一车之薪。”[5]这与墨翟“五行无常胜”的观点相一致，后学也将此称为“颠倒五行”，由此可见古人对五行之间关系的认识是非常深刻而灵活的。五行也同阴阳一样有多少之宜，提醒了人们灵活地看待阴阳五行关系，这在《内经》中也有反映，如《素问·逆调论》曰:“肝一阳也，心二阳也，肾孤藏也，一水不能胜二火，故不能冻栗，病名曰骨痹，是人当挛节也。”[6]

五、五行雷火灸在临床上的应用

雷火灸治疗慢性泄泻历史悠久，疗效显著，雷火灸利用强大的红外线辐射力作用于穴位区域，达到顺气导滞、温通开结、益气健脾、理气止痛等作用。河南中医药大学第一附属医院脾胃肝胆科在传统雷火灸的基础上创新出五行雷火灸，根据药物的不同及入脏的不同分为五行雷火灸，运用五行对五色，五色对五脏，将药物及五色治法结合运用，用 5 种颜色进行区分。针对脾气亏虚证的泄泻，本科采用自制的黄色雷火灸灸条，治疗脾气亏虚证泄泻，收到了很好的临床疗效，比如快速改善症状（大便次数、腹痛等）、缩短病程、有效预防复发、疗法安全舒适易接受等。针对脾气亏虚证泄泻的患者，采用健脾益气治法，应用自制黄色雷火灸灸条来治疗。黄色雷火灸药物：木香 10g，乳香 10g，荜茇 10g，香附 10g，良姜 6g，川椒 10g，细辛 10g。具体操作流程：让患者取仰卧位，取神阙、天枢、大横、关元，气海穴，以横行灸法，右手持灸条，左手固定穴位，灸头距穴位 3—5cm，移动灸条时，左右摆动，灸 15min；患者取俯卧位，取大肠俞、脾俞穴，采取回旋灸，灸头距穴位 3—5cm，每穴灸 3min；灸百会穴时，采取雀啄灸，

[1] 董仲舒 . 春秋繁露 [M]. 曾振宇，等注释，北京：商务印书馆，2010.
[2] 左丘明 . 国语 [M]. 焦杰校点 . 沈阳：辽宁教育出版社，1997.
[3] 班固 . 白虎通 [M]. 北京：商务印书馆，1994.
[4] 孙武 . 孙子兵法 [M]. 济南：山东美术出版社，2014.
[5] 文子 . 文子 [M]. 李德山译注 . 哈尔滨：黑龙江人民出版社，2003.
[6] 佚名 . 黄帝内经 · 素问 [M]. 北京：中国医药科技出版社，2016.

灸 3min，每次治疗时间共 30min，每日 1 次，7d 为 1 个疗程，连续治疗 2 个疗程。通过温通局部、刺激背腧穴、提升阳气等共同作用达到内病外治的目的。

第三章　现代中药药理学研究

本章内容为现代中药药理学研究，主要从九个方面进行了介绍，分别为中药药理学概述、中药药性的研究、中药毒理学研究、解表药药理学研究、清热药药理学研究、理气药药理学研究、活血化瘀药药理学研究、补虚药药理学研究、其他中药药理学研究。

第一节　中药药理学概述

中药药理学是中药学的分支学科，也是药理学的分支学科，它将两者跨学科联系起来。中药药理学为中医临床实践、中西医结合临床实践提供科学指导。中药药理学知识体系既包含传统中医药内容，也涉及现代医学及生命科学研究前沿。发展中药药理学对于传统中医药体系的建设与发展具有重要意义。

一、基本概念与研究内容

中药药理学是以中医药理论为指导，运用现代科学方法，研究中药与机体相互作用、作用规律的一门学科。其中，中药是指按照中医药理论，用来预防、诊断、治疗疾病的药物，包括植物药、动物药、矿物药。机体主要指人体、动物体、病原体，可能涉及器官、组织、细胞、分子等不同层面。

中药药理学研究的内容包括中药效应动力学（简称中药药效学）、中药代谢动力学（简称中药药动学）以及中药毒理学。中药药效学研究中药对机体的影响，即用现代科学理论和方法研究中药对机体的作用及作用规律。中药药动学研究机体对中药的影响，即中药进入机体，通常主要指人体，在体内吸收、分布、代谢、排泄的动态变化过程及规律。中药毒理学旨在研究中药对人体的有害影响及其规律。

二、学科特征与主要任务

中药药理学与天然药物药理学的区别，主要体现在它们的理论基础不同。中药药理学虽然也采用现代科学方法，但是强调以中医药理论为指导开展研究，而天然药物药理学采用现代科学理论体系为指导进行研究。中药药理学有时也会研究单体化合物、单个药用植物，但是总体来看，中药药理学的研究重心是多个中药组成的复方制剂，更多关注多个中药共同产生的综合作用。

中药药理学的主要任务是：认识和理解中药理论的内涵，阐明中药的药性、功效及中药应用的科学依据；指导中药的新药开发研究及安全性评价；指导临床合理用药，提高中药的临床疗效，减少不良反应事件发生；推动中药现代化、产业化，促进中医药体系的进步和发展。

三、中药药理学的发展

中药药理学是中华民族在长期与疾病做斗争的实践和现代药理研究过程中，不断形成的知识和技术体系，凝聚了中华民族的医药学成就，蕴含着丰富的用药经验与中药防病治病的基本原理。其研究主要经历了基于临床的中药作用原理探索和基于学科发展的中药药理研究两个重要阶段。

（一）基于临床的中药作用原理探索

中药临床应用及其性能功效、作用原理的探索，早在《神农本草经》中就有记载。现存世界上最早的药学专著《神农本草经》（成书于东汉末年），载药365种，不仅论述了各药的性味、作用、主治，而且在“序例”中对中药四气五味、有毒无毒、七情和合等性能功效理论进行了探索。

南北朝时期，梁代陶弘景（452—536）著《本草经集注》，载药700种，每药之下不仅对原有的性味、功能与主治有所补充，并增加了产地、采集时间和加工方法等，丰富了《神农本草经》的内容。唐显庆四年（659），苏敬等23人奉命编撰《唐本草》（又名《新修本草》），共54卷，844种药物，图文并茂，是我国第一部官修本草，也是世界上最早的药典，比《纽伦堡药典》早800多年；不但对中国药学的发展有很大影响，而且对世界医药的发展做出了重要贡献。北宋后期（1098—1108），蜀中名医唐慎微编撰《经史证类备急本草》（简称证类本草），31卷，载药1740多种，药后列单验方3000余首，完整保存了主流本草的精华，是现存文献学价值最高的本草学著作，曾由政府派人修订三次，加上了“大观”、

"政和""绍兴"的年号，作为官修本草刊行。北宋末（1118），宋徽宗赵佶《圣济经》中专门设有"药理篇"，是中医药学术著作中最早的药理专论。《圣济经·药理篇》主要分为"性味"和"法象"两大部分。"性味"就是《神农本草经》所载的四气五味等的延伸，属于药物的内在性质。"法象"则是受北宋儒学重格物穷理之风的影响，根据药物的外形、颜色、质地等外部现象和药物基原、习性、作用、自然界物种之间的克制关系等来说明药物的作用与作用原理。

金元医药学家改变了综合主流本草以药物品种搜寻、基原考证、方药资料汇集整理为重点的做法，大兴药物奏效原理探求之风，以药物形、色、气、味、体为主干，利用气化、运气和阴阳五行学说，建立了法象药理模式，并发挥了归经、升降浮沉和五脏苦欲补泻等药物性能的理论。如刘完素《素问药注》《本草论》，张元素《珍珠囊》《脏腑标本寒热虚实用药式》，李东垣《药类法象》《用药心法》，朱丹溪的《本草衍义补遗》，王好古《汤液本草》等本草著作，丰富了中药奏效原理研究的内容。

明代医药学家李时珍（1518—1593），"岁历三十稔，书考八百余家，稿凡三易"，编成《本草纲目》，52卷，载药1892种，附方11096个，按药物的自然属性，分为16部，60类，每药之下，分释名、集解、修治、主治、发明、附方等项，是中国本草史上伟大的药学著作，也对世界医药学做出了巨大贡献。

清代赵学敏，对《本草纲目》作了一些正误和补充，于1765年辑成《本草纲目拾遗》，增药716种。清代吴其浚编撰《植物名实图考》，于1848年刊行，共38卷，收录植物1714种，分12类，每类分若干种，叙述其名称、形、色、味、品种、产地、生长习性、用途等，并有附图；所载植物在种类和地理分布上都远远超过历代诸家本草，对我国近代中药学、近代植物分类学及世界植物学的发展都有深远影响。

我国古代医药学家，不仅对中药功效应用及其作用原理进行了探索，而且已有实验药理和临床药理的萌芽。如早在公元前《国语》中就记载，以含乌头的肉喂狗以验其毒性。《论衡·道虚》谓："致生息之物密器之中，覆盖其口，漆涂其隙，中外气绝，息不得泄，有倾死也。"[1]《智囊全集》记载许襄毅公为辨冤狱，"买鱼作饭，投荆花于中，试之狗彘，无不死者。"[2] 又如，唐代陈藏器《本草拾遗》记载："黍米及糯，饲小猫、犬，令脚屈伸不能行，缓人筋故也"，是中药药理动物模型最早的记载，"赤铜屑主伤寒，能焊人骨，及六畜有损者，细研酒服，直入骨损处，

[1] 王充著. 论衡 [M]. 北京：蓝天出版社，1999.

[2] 冯梦龙. 智囊全集 [M]. 北京：团结出版社，2018.

六畜死后，取骨视之，犹有焊痕，可验”是人性化的中药药理实验[1]；宋代寇宗奭《本草衍义》记载，通过建立大雁骨折动物模型，观察自然铜对动物模型的影响，从而得出自然铜有接骨的功效；宋代苏颂《本草图经》记载，应用对比法进行临床药理实验，鉴别人参的真假，具有现代科学实验的思想。古代中药毒性的验证、中药功效的发现与实验具有重要的意义，其实验思想给现代中药药理研究以启迪。

（二）基于学科发展的中药药理研究

19 世纪中叶，西方医药体系传入了我国，出现了中西两大医学体系的碰撞和渗透。我国老一辈医药学家，开始应用西医西药的理论、技术和方法来研究中药的作用、作用机制及产生作用的物质基础。自此，中药药理的现代研究才逐渐形成并不断发展。

20 世纪初，我国学者研究四川何首乌含蒽醌衍生物的基础上，比较研究了何首乌浸膏与何首乌蒽醌衍生物对动物肠管运动的影响，认为何首乌的作用至少一部分为何首乌蒽醌衍生物的作用，这是现代意义上最早的中药药理实验。

20 世纪 20—40 年代，国内学者对川芎、人参、当归、延胡索、黄连、黄柏、柴胡、乌头、蟾酥、仙鹤草、防己、贝母、使君子、常山、鸦胆子等数十种常用中药进行了化学和药理研究，并逐渐形成了一种延续至今的中药药理研究思路，即从天然药材中提取其化学成分，筛选研究其药效，再进行相关药理毒理研究。但由于受客观条件的限制，研究中药的品种不多、成果有限，仅将临床有一定疗效的中药当成一种植物药来研究，很少联系中医药理论和临床。

20 世纪 50—60 年代，中国政府高度重视中医药的发展，中药药理现代研究进入了新的阶段。主要体现在三个方面：一是围绕西医学相关系统疾病进行有目的的中药疗效研究，特别在强心、降压、镇痛、驱虫、抗菌、抗炎、解热、利尿等方面进行了大量药物筛选，中药对呼吸系统、心血管系统、中枢神经系统作用以及抗感染和抗肿瘤作用的研究取得显著成绩，发现和确定了小檗碱、苦参碱、川芎嗪、丹参酮、青蒿素、葛根黄酮、麝香酮等中药药理活性成分；二是建立了中医证候动物模型，开始结合中医理论和中医临床研究中药药理作用；三是进行研究总结，编著了中药药理专著。如 1953 年，牟鸿彝编译《国药的药理学》；1954 年，牛颜编著《中药的药理与应用》；张绍昌编著《中药的现代研究》；这类专著对 50 年代以前中药药理的研究概况进行了总结，为中药药理作用的深入研究奠定了基础。但其分类方法套用当时药理学的分类方法，而中药药理学学科

---

[1] 陈藏器 . 本草拾遗 [M]. 芜湖：皖南医学院科研处，1983.

尚未形成。

20 世纪 70—80 年代，中药药理学从药理学和中药学中脱颖而出，成为一门独立的学科。表现为三个方面的特征，一是重视中医证候、治则治法、中药复方的研究，形成了“以药测方、以方探法、以法说理”，逆向探索中医“理、法、方、药”的辨证思维模式，在活血化瘀、扶正固本、通里攻下、清热解毒等重要治法和血府逐瘀汤、桃红四物汤、四君子汤、补中益气汤、六味地黄丸、参附汤、大承气汤、黄连解毒汤等常用方剂研究方面取得重大进展；二是开始应用现代科学技术、药理实验方法，研究中药药性、中药药效、中药药动和中药毒性的科学内涵；三是进行了理论总结，出版了中药药理学专著和教科书。70 年代末，老一辈中药药理学家周金黄、王筠默主持编写了《中药药理学》，1985 年王筠默主编了第一版高等医药院校试用教材《中药药理学》，坚持中医药理论指导，以中药学教材体系为纲，对应介绍主要药性理论和主要功效类别中药的现代药理研究成果。

20 世纪末，随着现代科学技术的迅速发展，中药药理学的研究领域不断拓展，研究方法日益先进，学科体系进一步完善。在研究领域方面，中药代谢动力学研究和中药安全性评价倍受重视，尤其是与中药药性、功效与主治相互联系的中药药理研究，以及复方配伍规律和复方药效物质基础的研究日益增多；在研究方法方面，中药血清药理学方法的开展、中药药理动物模型的建立、现代分子生物学技术的应用，使中药药理研究水平，从整体深入到组织器官和细胞分子层面；学科专业方面，1991 年，经教育部批准，成都中医药大学、南京中医药大学创办中药药理学专业，首次面向全国招收中药药理学本科学生，标志着中药药理学学科体系已基本形成。

21 世纪，国家大力支持中医药的发展与创新，中药药理学作为中医药现代化最活跃的力量，发展更为迅速。主要表现在以下三个方面：一是研究内容更加丰富，国家在大力支持现代中药、复方作用原理与物质基础研究的基础上，重点支持中药药性、中药毒性、中药药代和中药量—效关系的研究；二是研究方法更加多样，一方面，随着科学技术的进步，基因组学、蛋白组学、代谢组学等新技术、新方法，广泛应用于中药药理学研究；另一方面，符合中药药理学研究特点的中药药理病证动物模型方法、中药血清药理研究方法、中药脑脊液药理研究方法、中药毒理评价方法等不断涌现；三是学科分化趋于完善，国家中医药管理局明确将中药药理学作为二级学科，进行重点建设，中药药理学也将逐渐分化为中药药效学、中药药动学和中药毒理学等三级学科。

今后，中药药理学的研究发展，将实现三个转变，一是单味中药、中药配伍、方剂、中成药的药理研究向中药药理学科构架、理论基础，以及相应规律的总结与揭示转变；二是从实验药理向临床药理转变；三是从中药药理评价向创新药物发现、评价和中药作用原理研究转变。

四、影响中药药理作用的因素

（一）药物因素

影响中药药理作用的药物因素包括药材的品种、产地、炮制方法、药物剂型与煎煮方法、给药剂量及配伍禁忌等。

1. 品种

中药资源丰富，品种繁多。据统计，现有中药种类约12800种。由于中药来源广泛，同名异物和同物异名的现象十分普遍。另外，某些药物因外观非常相似难于辨识，导致误用，影响药材质量及临床疗效。中药品种混淆现象时有存在，如中药五加皮与香加皮易被混淆，含有抗疟活性成分青蒿素的黄花蒿很容易与没有青蒿素成分的青蒿混淆。石斛有20多种植物来源，多为兰科石斛属植物的茎，但也有用同科金石斛属植物。中药大黄包括掌叶大黄和唐古特大黄，二者均含有丰富的结合型蒽醌，该活性成分具有清除肠道的作用；然而，源自华北和天山的非正品大黄中结合型蒽醌含量较低，药理作用较弱。由此可见，不同来源、不同品种的中药其化学成分和药理作用存在较大差异。因此，临床用药时准确辨识中药对于疾病治疗至关重要。

2. 产地

中药产地与其品质密切相关。产地的土壤、天气和环境通过影响药材生长而影响药物质量，使其药理作用发生改变。土壤酸碱度会对中药质量产生尤为重要的影响。为使药物产生最佳疗效，临床常用质量稳定、疗效好的“道地药材”，如甘肃的当归、宁夏的枸杞、四川的黄连和附子、内蒙古的甘草、吉林的人参、山西的黄芪和党参、河南的牛膝和地黄、江苏的苍术、云南的三七等。已有研究表明，道地药材的活性成分含量明显高于非道地药材，中药活性成分的含量及组成的差异可导致药理作用和临床疗效的差异。随着药材需求增加，道地药材的产量已远不能满足临床需要。为此，中药引种栽培成为解决道地药材不足的重要途径。目前认为，在药材生产时应在道地药材的原产地进行种植，以保证药材质量。总之，在使用中药时，必须高度重视药材产地因素。

3. 采收和贮存

不同药用植物的根、茎、叶、花、果实、种子或全草都有一定的成熟期，由于中药的化学成分在不同生长周期中变化很大，因此，最好在有效成分达到峰值水平时采收中药，以期带来最佳的临床效果。研究表明，在第四季度采收的丹参中活性成分丹参酮Ⅱ$_A$。和丹参酮Ⅰ含量比其他季度高出2—3倍。人参皂苷成分在8月后含量最高，应在8—9月采收人参。薄荷在开花盛期采收者其挥发油含量最高。黄花蒿中的活性成分青蒿素在开花前盛叶期最高，可达到0.6%，开花后青蒿素含量下降。金银花中具有抗菌作用的有效成分绿原酸在花蕾期的含量较开花期高，因此金银花的最佳采收时期为花蕾期。以全体植株或地上部分入药的草本植物常在枝叶茂盛期采收。以叶为入药部位的药材（如侧柏叶）应在开花至花盛时采收。花类药材应在药材处于花期时采收。以果实入药的药材通常在果实成熟时采收。根或根茎类药材一般在早春或晚秋时采挖；相反，树皮类药材（如厚朴）常在清明至夏至时剥取。为避免中药在长期储存的过程中活性成分含量降低，在储存药物时常选择干燥、通风、避免日光直射的场所。如刺五加在高温、高湿、日光直射的环境下贮存6个月，其中的丁香苷几乎消失殆尽，如果将刺五加放在标准环境下，可保存3年以上。为避免中药在贮存时发生变质、发霉和虫蛀等现象，中药须贮存在适宜条件下。

4. 中药炮制

中药炮制会影响中药的成分，从而影响其药理作用和临床疗效。在临床实践中，使用中药之前，通常需要加工，以减少或降低药物的毒性或副作用、增强疗效、稳定药物质量、改变药物性能与功效。炮制对中药药理作用的影响体现在以下几方面。

（1）降低毒性或副作用

附子中的乌头碱具有心脏毒性，可致心律失常甚至心室纤颤。附子经浸漂、煎煮等炮制过程后，乌头碱成分被破坏，与生品相比炮制品的心脏毒性降低。芍药中所含的安息酸对胃有刺激性作用，将芍药炒制后可降低安息酸含量，减轻对胃的刺激性。在渗漉液灌服小鼠的研究中发现，制品首乌的半数致死量（LD_{50}）比生品高20倍以上；在小鼠腹腔注射渗漉液的研究中发现，制首乌的LD_{50}比生品高出数十倍。

（2）增强疗效和稳定药效

中药经炮制后可增强疗效。延胡索中的游离生物碱如延胡索甲素、四氢帕马丁等难溶于水，水煎液溶出量少。醋炒后，游离生物碱与醋酸结合形成易溶于水的醋酸盐，水煎液中生物碱的溶出量增加，镇痛作用增强。许多有效成分为苷类化合物的中药，也含有能分解苷类的酶。若这些中药不加炮制，苷类在酶的作用下将被分解影响药效。如苦杏仁中的苦杏仁苷具有不稳定性，在贮藏时因温度、湿度的影响，易被苦杏仁中的酶分解，含量降低。采取适当的炮制方法，可破坏酶活性，保证药材的质量。

（3）改变药物性能与功效

炮制后中药的性能及功效也可能发生改变。如生晒参炮制为红参后，会产生新的化学成分，如人参炔三醇、人参皂苷 Rh_1、人参皂苷 Rh_2、人参皂苷 Rg_2 和人参皂苷 Rg_3 等，其中，人参皂苷 Rg_2，对癌细胞有抑制作用。

5. 其他

除了上述因素外，还有之前提到的中药剂型、中药配伍和禁忌等

（二）机体因素

1. 生理状况

中药药效受年龄、性别、种族、身体状况和精神状态等机体因素的影响。年龄和种族的差异可能导致个体用药方案的差异。通常来说，正在发育阶段的少儿、肝肾功能减退的老年人应适当减少药量。依据中医用药原则，婴幼儿属稚阳之体，不宜服用强效补阳药物；老年人器官功能低下，不宜服用攻泄驱邪的药物。

妊娠、母乳喂养、雌激素水平等因素都会影响女性对药物的敏感度。益母草常用于治疗痛经并促进子宫修复。红花、大戟、麝香等中药可兴奋子宫。莪术、水蛭、姜黄等会影响孕激素水平。芫花、甘遂等药物不仅会损害子宫内膜功能，还会影响胎儿发育。

体重、身高、脂肪含量会影响药物进入人体后的分布容积和血药浓度。很多中药含有脂溶性成分，这些脂溶性成分会分布在脂肪组织中，暂时储存并发挥作用，药效缓慢而温和。瘦弱、脂肪含量少的患者用药时药效快、作用时间短。

精神状态也是影响药效的另一个重要因素。与悲观患者相比，情绪乐观的患者治疗效果更好。安慰剂是一种不含药物，但可以调节精神状态、增强药效的物质。据报道，安慰剂对某些慢性病，如高血压、头痛、心绞痛等的有效率可在30% 以上。在对中药新药临床评价时，常采用双盲法和安慰剂对照法排除安慰剂的作用。

2. 病理状态

中药药效常受病理状态的影响。肝肾功能障碍的患者药效作用时间较长，毒

性或副作用可能会增加。例如，黄芩和穿心莲可用于退热，但对正常体温没有影响；麻黄汤对发热患者起到发汗作用，而对体温正常者不起作用。此外，与健康人相比，五苓散对肾功能不全的患者利尿作用更明显。

（三）肠道内微生态环境

机体肠道内寄居多种微生物。肠道菌群与机体保持动态平衡以维持正常的机体功能。多数中药口服后经肠道菌群转化，最终影响中药在体内的吸收和功效。有些药物经肠道菌群中的酶分解转化后，分子质量减小，极性降低，促进吸收，药效增强。例如，甘草中的甘草酸只有经肠道菌群分解为甘草次酸后，才能被机体吸收显示药理活性。大黄和番泻叶中的成分番泻苷本身没有泻下作用，只有经肠道菌群分解为大黄酸蒽酮才能发挥泻下的药理作用。滥用抗生素会引起肠道菌群紊乱，从而导致番泻苷在肠道的转化减少，药物泻下作用减弱。可见，肠道菌群对中药的作用有重要影响。

（四）环境因素

1. 气候因素

气候因素是影响药效的重要因素之一。环境改变尤其是气候变化会导致中药作用出现明显差异。如麻黄在温热环境中，发汗效果更明显。

2. 昼夜节律

药物在机体的吸收受昼夜节律变化的影响。例如，采用大鼠观察天麻素的作用，结果显示，20:00 给药时药效强、作用快；8:00 给药时药效差，血药浓度达峰值（T_0）最迟；2:00 给药血药浓度—时间曲线下面积（AUC）最小，生物利用度最低。再如，开展附子、乌头中乌头碱急性毒性研究，结果显示，12:00 给药小鼠死亡率最高，达 66.7%，同剂量 20：00 给药，小鼠死亡率最低，只有 13.3%。

3. 医疗环境

医护人员的言行与技能操作、医院设施、用药支出等医疗环境均能影响中药的药理作用及药效。积极的医疗环境无疑有利于患者的预后和康复，因此应为患者营造最佳的医疗环境，以达到最佳的治疗效果。

五、中药网络药理学

（一）网络药理学概述

在中国利用传统中草药治疗疾病历史悠久，尤其在治疗癌症方面在中国存续并广泛应用的可考历史长达数千年。中药的抗癌作用是通过复杂且复合的机制展现的，包括细胞凋亡的诱导，增殖的抑制，阻遏细胞转移，逆转细胞耐药性和免疫功能的调节。中药可以同时作用于多个靶点，调节多个生理过程，纠正失衡的生理调控网络对治疗癌症有积极作用。

鉴于传统实验方法的局限以及中药多成分、多靶点和多通路交互作用的复杂性，导致难以明确大多数中药的药效物质基础、分子靶标及作用原理。这成为中药的临床应用和研制临床新药的障碍。在我国，最早是由国内学者于2007年率先提出了中医范畴中寒热症的生物网络调节和相关方剂的分子网络作用的概念和基于药物生物作用网络来研究中药的思路。在国外，英国学者也在2007年将“网络药理学”（Network pharmacology）这个概念提出，并被广泛认可，在2008年系统论述了网络药理学这一新的药物研发模式。通过分析他的理论，可认为网络药理学是通过网络分析探究疾病、药物之间相互作用关系的二级药理学学科。

（二）网络药理学的研究思路

网络药理学与传统的“以药物为中心研究单一成分作用于独立靶标影响某个疾病”的药理学思想不一样。它采用了生物网络平衡的新视角研究疾病，认为研究药物与机体相互作用要着眼于生物网络平衡状态的恢复，并用来指导新药研发。从网络药理学的角度来看药物靶点的分布是具有一定规律的，因此网络药理学不仅筛选了靶点并且能够通过优选靶点，能给出多个靶点被干预后的有效数据、提供能够作用于多个不同靶点药物的设计和优化的依据、同时预测和解析药物的毒副作用、提高新药研发成功率。

网络药理学首先通过生物信息网络数据库收集和整理药物的化学成分及对应的靶点，进行疾病相关的靶点匹配。用网络可视化工具将生物网络相互作用关系绘制成图。如：通过网络节点中心性分析、模块分析等拓扑分析，获得该药物的药效物质和药物与疾病相互作用关系。因此网络药理学的研究思路从“疾病和其相关基因、靶点和作用药物”之间的相互作用出发，以传统药理学和生物学为依据，凭借网络数据库的丰富信息来源，运用虚拟计算和高通量测序等先进技术，构建出研究药物或复方作用于疾病的生物信息网络及相应网络拓扑结构分析的方法和手段。网络药理学综合、系统的整体研究策略与中药及其复方的多成分、多途径和多靶点协同作用的特性，现在已广泛应用于中医药研发，包括预测中药活性成分、作用靶标、从现代医学角度解释中药配伍及作用机制、发现中药乃至西药包含的新适应证和新活性化合物等。

（三）网络药理学在中药研究中的应用

1. 中药靶标预测中的应用

中药的“多靶标”的表征对于揭示中药科学内涵以及研发新药都是至关重要的。常规的靶标预测的方法是利用生物化学的方法，即利用一个小分子作为探针观察与生物大分子的特异性结合或蛋白表达，以判断药物的作用位点。这样的策略比较精准，但是对于中药这样一个多成分体系而言，每增加一个成分意味着工作量的成倍增加，同时很难实现群体成分的整体标记。网络药理学可借助计算机辅助算法实现药物的多靶预测，对于中药复杂成分的作用模式研究提供了巨大的便利。有学者运用 drug CIPHE 技术预测了丹参素冰片酯的潜在靶标，发现丹参素冰片酯对 VEGF 信号通路、Rap1 信号通路、细胞紧密连接具有特异性亲和作用，并进一步使用 HUVEC 细胞模型、斑马鱼模型验证了其作用机制，为新药成分的作用途径研究提供了新的思路。有学者通过对复方丹参方的网络药理学分析，发现其中丹参酮 IIA 等 9 个活性成分可调控 PPARG、ACE、KCNJ11、KCNQ1、ABCC8 等 42 个心血管相关疾病基因表达，涉及糖尿病、高胰岛素型低血糖症等 30 种疾病，为复方丹参方探索新的临床适应证提供了理论依据。有学者利用网络药理学技术分析了中药延长晚期肝癌患者生存时间的潜在机制，发现有 8 种中药能够显著调节多个与肝癌相关的靶标，其中与肝癌细胞增殖相关的有 KRAS、AKT2，与转移相关的有 MAPK、SRC、MMP，与肿瘤血管生成有关的有 PTGS2，与诱导凋亡相关的有 CASP3。有学者利用网络药理学反向药效团匹配方法（Pharm Mapper）预测逍遥散活性成分的潜在靶点，借助 MAS 生物分子功能软件对靶点信息进行注释，结果发现逍遥散中活性成分可作用于 glutathione S—transferase P 等 25 个潜在靶点蛋白群。

2. 中药配伍原理方面的应用

“七情和合”是中药配伍的理论指导，配伍可以改善药物性能，在体外、体内、病理状态等多层次因素作用下，发挥“增效减毒”的目的。在微观的分子层次，体现为不同中药与生物分子网络存在交互作用，为此我国学者提出“共模块”概念，为中药复方配伍机制的分子网络解析奠定了理论基础。有学者对元胡止痛滴丸中28个入血成分进行网络药理学分析，结果表明，君药延胡索中的生物碱类成分可通过作用于中枢脑啡肽酶、平滑肌相关受体及血管紧张素等靶点而发挥止痛、理气等功效；臣药白芷中的香豆素类成分可通过参与痉挛、炎症等相关信号通路的调节，发挥行气血的辅助作用，初步揭示了元胡止痛滴丸治疗原发性痛经的配伍机制。合欢皮为豆科植物合欢的干燥树皮，具有解郁安神的功效，临床数据显示具有潜在的肾毒性。有学者分析了合欢皮活性成分—焦虑症以及活性成分—肾毒性共有靶点蛋白互作模式，发现合欢皮中硫黄菊素、木犀草素等木脂素及黄酮类化合物可能通过影响神经递质5—HT以及下丘脑—垂体—肾上腺轴、下丘脑—垂体—性腺轴、下丘脑—垂体—甲状腺轴发挥作用；而合欢皂苷类成分可诱导炎症反应、缺氧状态、异常凋亡、氧化应激反应和自噬失衡产生肾毒性。庄开颜等比较了甘草4种成分（甘草酸、甘草素、甘草苷、异甘草素）对乌头碱所致斑马鱼模型心动过速及心包水肿的拮抗作用，发现4种成分均具有一定的拮抗作用，其中甘草酸效果最好；网络药理学分析的结果显示甘草酸拮抗乌头碱心脏毒性的作用机制可能与MAPK、GRB2、CDC42、EGFR、GSK3B、SRC等关键靶点以及PI3K—Akt、Ras、FoxO等信号通路相关，初步揭示了“附子—甘草”配伍减毒的原理。

3. 中药复杂作用模式中的应用

网络靶标的提出为中药作用模式的研究提出了新的视角。常规的以单靶标为特点的还原论研究模式对于中药复杂作用的解释具有理论缺陷，网络靶标理念契合了中医药学的整体论思想，已成为了网络药理学的核心理论之一。网络靶标是指生物网络中，能够机制性关联药物和疾病，并定量表示药物整体调节作用机理的网络关键环节，包括关键分子、关键通路或关键模块等。有学者对40000个以上天然来源小分子成分与美国食品药品监督管理局（FDA）批准的癌症药物进行了网络靶标差异分析，发现天然小分子网络靶标的覆盖度高于后者61%，还覆盖到目前癌症药物没有作用的24条信号通路，提示部分天然小分子可能成为新的抗癌药物。有学者对银杏叶等18种抗阿尔茨海默病中药进行了网络靶标分析，结果显示部分中药成分不仅对乙酰胆碱酯酶等已知靶标有作用，同时还对维持细胞增殖和炎症上游Ga^{2+}平衡通路具有密集靶向性，显示了中药的整体调节作用。有学者对临床抗抑郁方剂中的主要药味柴胡进行网络药理学分析，采用DAVID及DisGeNET等数据库对柴胡靶点进行归属，结果表明柴胡中有效成分可作用于50个靶标，形成多成分—多靶点—多途径抗抑郁作用模式。清华大学学者首次构建了一种基于网络的全基因组致病基因预测方法“CIPHER”，对消化系统的不同部位（胃、肠和肝）、不同阶段（正常人、炎症和癌症患者）的基因表达谱数据进行炎—癌相关分析，筛选出了消化系统炎—癌转化的候选靶标，构建了炎—癌转化关键分子网络。网络靶标的提出也为中药非线性、开放性复杂体系作用模式研究提供了新的思路。

4. 中药治疗乳腺癌中的应用

有学者应用网络药理学方法筛选出中药治疗三阴性乳腺癌的复方 80 份，挖掘出核心药物组合 22 个，候选新方 2 个，核心新处方与 TNBC 相关靶点共 26 个，其中核心靶点 10 个，富集核心通路 13 条。结论：目前中药复方治疗 TNBC 主要包括调控肿瘤的血管生成、凋亡与增殖、炎症免疫三个方面。钟悦等进行基因本体分类富集分析和京都基因与基因组百科全书富集分析。筛选得到穿心莲的 24 个有效成分及穿心莲—乳腺癌共同靶点 51 个。该研究认为 P53 蛋白、氨基端激酶（JUN）、IL—6、G1/s—特异性周期蛋白—D1（CCND1）等是应用穿心莲治疗乳腺癌关键靶点，可能性高的相关通路是 P53 信号通路和雌激素受体通路。有学者用 SwissADME 软件筛选出了中药算盘七中的 65 种活性化合物，使用 Mala Card 和 Swiss Target Prediction 软件找到了算盘七治疗乳腺癌的潜在靶点共 225 个。经过构建蛋白质相互作用（PPI）网络、富集分析、拓扑分析分子对接等技术得出以下结论：中药算盘七通过 PI3K—Akt，Ras，FOXO，Rap1 和 ERBB 信号通路等对乳腺癌起作用；关键基因包括 AR，HSP90AA1，MMP9，PGR，PTGS2，TNF；分子对接表明，算盘七的 6 种生物活性化合物与上述 6 个关键基因具有很强的结合效率。

有学者利用网络药理学方法筛选获得了人参中 15 种与乳腺癌有关的化学物质，以及 35 个人参—乳腺癌的共同靶点。得出结论：人参可通过 TNF 信号传导途径、弓形虫感染途径、甲型流感途径、动脉粥样硬化途径、前列腺癌途径等相关的 83 个信号传导途径达到抗乳腺癌作用，为将来提取有效成分治疗乳腺癌奠定了基础。有学者基于网络药理学方法探讨“半枝莲—白花蛇舌草”抗乳腺癌的作用机制。共筛选出半枝莲化合物 29 个，白花蛇舌草化合物 7 个，“半枝莲—白花蛇舌草”治疗乳腺癌的关键靶点包括 MYC、EGFR、CCND1、ESR1 等。在该中药调控乳腺癌的作用中占据主要地位的信号通路有 p53 信号通路、ERBB 信号通路和 VEGF 信号通路等，在初级层次上说明了“半枝莲—白花蛇舌草”作用于乳腺癌的关键靶点和涉及的生物学过程及信号通路。有学者用网络药理学研究逍遥散治疗乳腺癌可能的机制。得出结论：逍遥散治疗乳腺癌的核心靶点为 VEGFA、IL—6 和 AKT—1，核心成分为槲皮素、山奈酚和木犀草素。PI3K—Akt

信号通路很可能是逍遥散干预乳腺癌的核心通路。

有学者使用网络药理学方法系统阐释虎杖抗乳腺癌作用机理。并筛选出中药虎杖的潜在活性成分32个，可用于调控干预乳腺癌的靶点73个，核心通路包括PI3K—Akt信号通路、VEGF信号通路等。分子对接显示，虎杖潜在活性化合物白藜芦醇、虎杖苷、槲皮素等均能在一定程度上与核心靶点结合。

有学者通过采用网络药理学方法，研究传统中药柴胡作用于乳腺癌的有效成分、相关靶点。结果表明：柴胡含有的11个活性成分通过调控NOS2、PTGS2、ESR2、AR等52个乳腺癌相关靶点，作用于内分泌抵抗、类固醇激素受体活性、铂类化疗药耐药等乳腺癌相关信号通路治疗乳腺癌。有学者基于网络药理学探讨了“蒲公英—夏枯草”治疗乳腺癌的机制，得到61个核心靶点，作用机制与性激素分泌、细胞免疫及肿瘤细胞增殖、凋亡有关。进行动物实验，对结果进行验证后得出了该中药能够抑制乳腺癌细胞增殖、促进凋亡的结论。

网络药理学是现代科技大数据发展的产物，符合中药对疾病本质整体性的认识，能够适应中医药现代化和国际化发展的趋势。随着药物学和疾病数据的不断完善以及数据库的不断更新，网络药理学通过利用现代网络科学的分析方法，通过生物网络图诠释“疾病—基因—靶点—药物”的相互作用关系，体现中药及复方成分的生物学机制。为中医药的现代化进程提供了新的机遇和方法。

5. 中医证候解析研究中的应用

证候是中医药理论的核心，是中医临床认知疾病、诊疗疾病的基础。证候的分子生物学本质是当前中药现代研究的重点和难点。网络药理学技术能够建立起宏观病证表型与微观生物分子之间的网络关联关系，为揭示证候本质提供了新的解决方案。按照中医药理论，COVID—19肺炎初期为寒湿郁肺证、重症期为疫毒闭肺证、危重期为内闭外脱证、恢复期为肺脾气虚证。有学者以症状为切入点，首次利用网络药理学方法阐释了中药干预COVID—19过程中“四个时期—四个证候—四个方剂”的分子生物学基础研究，为传统中医药用于抗击全球疫情蔓延提供了科学依据。有学者综合运用定向文本挖掘、基因芯片技术以及网络构建的方法，首次发现中药治疗热证类风湿性关节炎“药—证”对应的分子生物学机制与GM—CSF信号通路，CTLA4信号通路，T细胞受体信号通路及辅助T细胞中的CD28信号通路有关。

6.“异病同治”机制揭示方面的应用

异病同治指不同的疾病在发展过程中出现了相同的病机，而采用相同中药治疗的用法。中药的多靶标作用模式，不仅可以解释中药对某一疾病的多角度干预作用，而且还有可能“覆盖”到其他相关疾病。抑郁症、乳腺增生和功能性消化不良是临床常见疾病，这三种疾病共性的中医证候为肝郁脾虚证。经典名方逍遥散在临床中对于中枢神经系统（如抑郁症）、消化系统（如功能性消化不良）、妇科（如乳腺增生）、内科等疾病上均有确切的疗效，但其科学机制并不清楚。有学者发现逍遥散与三种疾病共享了IL—6、IL—4和TNF等38个靶标，推测可能是逍遥散通过减少炎症反应发挥了异病同治作用。有学者对于酸枣仁汤的网络药理学分析结果显示，酸枣仁汤干预失眠和抑郁症可能是通过刺激HTR1A、HTR2A、DRD2、CYP2D6、GABRA1、GABRB2等6个关键靶标，以达到对脑内神经递质的调节，实现镇静安神和抗抑郁的功效。经典名方桃红四物汤是中医临床使用最广泛的活血化瘀方剂之一，也是异病同治的典型方剂。有学者以桃红四物汤养血、活血、逐瘀功效为核心，采用网络药理学方法，构建了桃红四物汤成分—靶标—通路—疾病之间的关联，发现桃红四物汤共涉及血液循环系统调节、内分泌调节等165条通路，可关联的疾病为癌症相关疾病（乳腺癌、前列腺癌等）、心血管疾病（高血压、心肌梗死、心脏衰竭）以及神经系统疾病，为临床科学使用提供了一定依据。

7.“同病异治”原理揭示方面的应用

“同病异治”是指病症相同，但由于疾病进程、具体证型、患者的身体机能等的不同而具体的治疗方法也有所不同。同病异治的理念充分体现了中医辨证施治的特色，从生物网络调节的角度揭示了不同方剂、不同成分作用于机体产生的共性特征。在新型冠状病毒诊疗方案中，热毒宁、血必净注射液均可用于重型和危重型患者的治疗，二者药味组成差异较大，但都对COVID—19有确切疗效。有学者采用网络药理学的方法，发现热毒宁与血必净两方可共同作用于VEGF—A、CASP3、IL—6、MAPK1、MAPK8等51个靶标，推测这些共有靶标与关键通路构成了两方“同病”的原因。参芪地黄汤和加味真武汤两方均可用于治疗糖尿病肾病，但其适用的证型不同，前者适用于“气阴两虚型”，后者适用于“脾肾阳虚型”。有学者利用中药整合药理学计算平台TCMIP构建参芪地黄汤和加味真武汤的候选靶标与糖尿病肾病相关疾病靶标之间的共同映射模型，发现参芪地黄汤和加味真武汤均可以作用于AKT1、INS、TLR4、VEGFA等关键靶标，通过调节氧化应激、炎症反应、血液流变学异常等网络作用途径发挥保护肾功能、延缓糖尿病肾病进程的药效作用。

第二节 中药药性的研究

一、中药四性相关研究

（一）中药四性的研究方法

基于对多数医家学者关于中药四性理论研究方法文献资料统计，将目前常见的从多层次、多维度、多方法、多手段、多成分角度研究中药四性的方法总结为主要研究方法、现代研究方法和理论研究方法等三类。综合分析表明，利用新的科学手段与方法，基于从全成分角度对中药进行全面分析的思路，结合药效学理论，可逐步摸索出符合中医基础理论的有效表征中药药性理论内涵的科学技术语言，不断深化对中药四性理论的认识。临床实践证明，保持中医药特色与优势，不断加快推进中药资源的多重性开发利用，创新中药现代化研究新视角，建立符合科学中医药认识规律的规范化标准及其科学化表征体系，可以更加科学合理有效的指导临床用药与科学实践。中药现代化战略的实施为中药四性理论的现代化研究提供了崭新的契机；同时，前期关于中药四性理论的探索为其现代化研究奠定了重要基础。但是，中药药性理论体系具有问题性、模糊性、长期性、复杂性的特点，随着现代物理学、药理学、毒理学、光谱学、生物学、化学、高等数学、信息科学等多学科的发展与交叉融合将为传统中药四性理论的研究提供了新的方法、思路、手段和途径。历年来，各界医家学者从多角度、多方向、多方式方法开展了大量工作，各具特色，纲目互作，点面结合，互为补充，为中药药性理论的深入探索提供重要参考。

（二）中药四性的研究趋向

目前中药药性研究工作呈现出多学科交叉，多层次融合、多角度批评的动态综合分析态势。文献研究作为首要的基础性手段，具有重要的实践指导作用与价值。许多医家学者基于宏观整体与微观部分的角度，从分子、细胞、器官、整体等水平切入，运用热力学、网络药理学、药理学、数学、生物学、细胞学等方式方法，对中药药性理论开展了大量的研究工作。多学科交叉融合，为中药四性理论的研究提供多角度、多方法、多维度、更系统、更全面、更科学的广视野综合研究方案，一定程度上助推中药药性理论现代化。

（三）中药四性研究与“中药药性热力学观”的关系

1. 中药药性热力学观理论基础

21 世纪以来，关于中药药性的研究，课题组从物理学角度提出具有溯源性和创新性的观点：中药药性热力学观，指出一切生命活动都包含能量流、物质流和信息流的转换。在生命体系“能量—物质—信息”的相互转换（代谢）过程中，能量流是生命活动的主导，热力学定律是正常生命体系能量转换（代谢）和热变化的基本遵循，基于该视角课题组领衔创建了基于生物热力学表征的中药寒热药性评价方法，进一步加深了对中药药性理论的科学认识，在相关领域及交叉学科领域引发了一场关于中药药性理论新认识的研究热潮。热力学是研究物质的能量变化、转化及传递所遵循规律的科学体系，是在大量科学实验基础上建立起来的系统体系。利用温度、内能、熵、焓、吉布斯自由能和亥姆霍兹自由能等基本状态函数，有效推导系统平衡态各特征之间的相互关系。将基本的热力学原理应用于生物体系之中衍生出来的有效表征生命过程中的能量变化（转换）和热效应问题的科学体系称之为生物热力学或生物热动力学。

2. 中药四性与生物热力学之间的关系

中药药性热力学观指出任何一个作为独立存在的生命体系本身就是一个集复杂性、开放性于一体的热力学系统，中药寒热药性可以客观反映、有效表征机体新陈代谢和能量变化，利用生物热力学的基本理论和科学方法能够较为准确、客观地诠释中药药性的现代化科学内涵。该研究模式符合中医药学整体观、系统观、动态观和平衡观的指导理论。从可溯源角度来讲，中药药性是单味中药或多味中药（有机作用）经不同炮制，作用于生物体之后表现出来的可表征的物理现象。既涉及循环系统也涉及呼吸系统，均伴随能量的变化。中药热力学基于能量（代谢）的角度，应用热力学科学理论及生物体热活性检测法，实现了“能量—物质—代谢”系统的有机统一和科学化表征，有效提高了中药质量控制的可信度，为中医药科学化研究提供了新的技术与理论支撑。

二、中药药性化学研究

（一）中药药性化学概念

药性理论源自《素问·至真要大论篇》“阳胜则热，阴胜则寒”[1]。自 20 世纪

[1] 佚名 . 黄帝内经 · 素问 [M]. 北京：中国医药科技出版社，2016.

60 年代，学者们对中药药性理论进行了一系列探索。2006 年，国家重点基础发展研究计划（“973” 计划）即资助中药药性的系统研究，旨在结合现代科学手段，阐述中药药性理论的科学内涵。

基于中药药性理论，我国学者首次提出中药药性化学概念，定义为能够表征中药药性的化学成分或组分，可分为中药性味化学和中药毒性化学。其中，中药性味化学研究内容主要包括揭示中药药味和药性（气）的化学组分以及阐明中药性味化学成分作用于机体的定位（作用靶点）、定向（作用趋势）科学内涵；中药毒性化学研究内容主要包括毒性有效成分和毒性非有效成分的研究并对毒性成分的化学结构进行修饰改造，开发和制定减毒增效策略。中药药性化学的核心内涵为：药性是功效的依据，功效又归结于化学物质，不同性味的化学物质的归经、升降浮沉也不尽相同。中药药性化学的研究旨在分析中药药性特点，阐明中药药性的物质基础，以更准确和深入地认识药性。

（二）中药性味化学相关研究

1. 中药炮制方面

近年来，学者们梳理中药炮制与药性理论变化的关系，发现炮制对药性的影响主要是化学成分及药效等变化方面，通过对炮制影响药性的本质性研究，可促进对中药药性化学深入认识。有学者从神经化学角度分析炮制前后人参、西洋参对大鼠血浆中神经化学成分影响，并运用判别函数对温性和凉性进行识别并筛选特征标记物，发现甘氨酸和 5—羟色胺与凉性相关性最大，谷氨酸和苯丙氨酸对温性药性影响最大。有学者分别给小鼠服用生黄连和炮制黄连，通过观察饮食、饮水、心率等体征治标，探究炮制对黄连苦寒性的影响。结果发现，炮制黄连组小鼠对比生黄连组小鼠的基础体征治标会发生相应改变，这可能与生物碱含量变化有关，炮制后的黄连生物碱总量明显增加。生地黄苦寒清热，炮制后则变成甘温滋补，与生地黄苦寒相关的化学物质为脂类和多糖，炮制后的熟地黄脂类成分含量降低，低聚糖与氨基酸的含量相应增加，说明炮制与药性化学之间的联系十分紧密。

2. 中药生长环境方面

中药药性的形成与其生长环境各因素联系紧密，并秉承这些自然环境因素的变化。古人认识中草药，认为“盖物之生，各得天地一偏之气”，就是观察药用植物所处生长环境，运用取象比类方法，推测中药的性能功效。现代研究主要从宏观（自然环境）结合微观（化学成分）的角度综合分析探讨中药药性、化学成分和生态因子三者的关系，并进一步明确三者的关联度，为揭示药性化学成分提供实证依据。

根据数据挖掘分析，平性药关联的化学成分较多为氨基酸类，与之相关的生态因子有温度、向阳气候和酸性土壤条件；平、温、寒三性药所关联的化学成分主要是甾醇和黄酮两大类，与向阳生态因子有显著相关性；温性和寒性对应挥发油类成分与土壤酸性有相关性。有学者运用多种分析方法结合实地调查，对影响苍术生长发育的主导生态因子进行分析，发现影响苍术挥发油组分含量的生态因子是温度和降雨。从生长环境对化学成分的影响作用为切入点，找出药性理论、化学成分、生态环境三者间的关联规律，可为中药药性化学的研究提供新思路。

3. 中药临床药理方面

中药药性化学的研究思路，是以中药临床药效为依据研究药效成分，结合中药药性理论验证，得到中药药性化学成分。当我们用现代医学手段认识临床证候，再结合药性层面即可有针对性选择用药。中药在机体内发挥药效是一个复杂过程，通过一系列、多层次生物学效应综合表达，使机体恢复正常。因此，发展中药药性化学，从药性化学成分这个基础因素出发，与药物临床应用密切联系，可为阐明药性理论科学内涵提供研究思路，还可促进临床合理安全用药。温（热）性药物能促进机体能量和物质代谢，与平喘、祛痰作用呈正相关性，化学成分以挥发油为主成分，如白前、紫菀、紫苏子、麻黄均可发挥良好的平喘、祛痰作用；寒（凉）性药物主要抑制机体能量和物质代谢，与抗菌、抗真菌作用呈正相关性，化学成分以生物碱、苷类居多，如金银花，黄连，黄芩等抗菌、抗真菌作用明显。药性化学物质基础是中药临床药理研究核心部分，二者相辅相成，对扩大可用中药药性理论描述的中药载体范围十分重要。

三、外用中药药性表征的相关研究

（一）药性表征的途径

目前药性表征的途径主要有三个方面：

（1）通过效应表征。从中药药性认识的独特性思维可知，中药功效（效应）是直观的，而药性是以效应为基础通过归纳、抽象获得的。因此可以“以效表性”，即非直观的属性通过直观的药效来表征。如在表征寒性时，应该以药物是否能减轻或消除热象，具有抑阳益阴作用为指标。

（2）通过自然属性—效应属性表征。这种认知将药性分为自然属性和效应属性：自然属性是指药物在形成（生长）过程中与自然环境相互作用后产生的固有性质，其中最重要的是化学成分/组分，它是效应属性产生的物质基础；中药药性的效应属性主要就中药的性能而言的，其认识的形成取决于机体状态、药物与机体相互作用后的生物学效应、产生效应后的总体归纳三个方面。

（3）通过组分—机体状态—效应表征。成分/组分是药性的物质基础，机体是药物发挥作用的载体，是功效产出的依托，而药性是中药作用于不同状态机体的、与组分相关的生物效应的概括和归纳，因此提出组分、机体状态和效应是药性构成的三要素。

以上药性认知的共同之处除认为效应是药性的根本表现外，大部分药性表征都把成分/组分作为药性的物质基础。

（二）递送是外用途径下中药组分发挥效应的关键环节

皮肤屏障是人体通透性最低的生物膜屏障，尤其是皮肤浅表的角质层，既保护人体自身不受病原侵害和抑制水分蒸发，同时也是大部分活性成分难以透过的屏障。由于皮肤屏障的存在，经皮外用与内服的吸收效果相差很大。有学者提出：包括药性理论在内的传统中医药理论的形成是以内服为主的前提下形成的，内服的功效与外用功效有差异，将内服为基础形成的理论推广到外用药物，会导致较大变化，如人参外用可能不会具有其内服所产生的大补元气的作用，故而提出外用中药研究需要增补外用功能、完善外用理论的观点。

生物药剂学是主要研究药物及其制剂在体内的吸收、分布、代谢、排泄过程，阐明剂型因素、机体的生物学因素和药物效应三者之间相互关系的科学。基于生物药剂学的思维，一般情况下，药物在体内的递送过程（吸收、分布、代谢、排泄）是决定其发挥效应的关键因素之一，药物只有通过吸收、分布过程递送到达作用部位才能发挥效应，这是递送过程的第一阶段；而药物的代谢、排泄即消除过程决定了药物递送后维持时间的长短，可以视为递送过程的第二阶段。不同的机体状态、不同的剂型都会通过影响递送从而影响效应。

由于角质层是人体最难通过的生物屏障，因此对于经皮外用而言，递送是中药发挥药性的关键环节。吸收一般是指药物从应用部位到体循环的过程，但对于中药外用而言，考虑到局部作用可以不通过入血即能发挥作用，因此，递送中所包含的吸收，应该是指从体表通过角质层屏障进入皮内的过程，而分布则包括了吸收后进入活性表皮、真皮、皮下组织及入血到达全身其他部位的过程，消除过程要更多地考虑到在给药或作用部位的原位代谢。

（三）外用中药药性“组分—递送—效应”表征思路

清代医家徐大椿在《医学源流论》中指出“用膏贴之，闭塞其气，使药性从毛孔而入其腠理，通经贯络，或提而出之，或攻而散之，较之服药尤有力，此至妙之法也”[1]，提出药性可以通过皮肤吸收的观点。现代研究则发现中药组分是其药性的物质基础，组分在体内发挥作用而产生效应，而药性是以效应为基础通过归纳、抽象获得的。但是，对于经皮外用而言，由于皮肤角质层屏障是人体最难通过的屏障，相当多的中药活性组分可能难以通过该屏障进入体内发挥效应，成为制约其药性发挥的关键环节，提出了经皮外用中药药性“组分—递送—效应”三要素表征的思路。

（四）外用中药药性“组分—递送—效应”表征思路的应用

在“组分—递送—效应”三要素药性表征思路指导下，团队对辛味中药挥发油开展了一系列研究。中药挥发油是辛味最主要的物质基础。有研究表明，挥发油及其所含的萜类成分可能决定辛味的作用。文献挖掘表明，现有的中药挥发油透皮促渗剂主要来自辛味中药，与药性理论“辛能开腠理”的认识相符，并且还发现“四气”是影响辛味中药挥发油透皮促渗效果的主要因素，符合明代医家缪希雍“五味之中，惟辛通四气”的认识。因此，本团队提出了基于药性特征开展辛味中药挥发油透皮促渗作用规律的思路，并且得到了同行报道的支持。基于药性特征的研究首先要解决组分与药性相关性的问题。在证实辛味中药挥发油组分与药性尤其是“四气”药性相关的基础上，通过配对比较研究发现，在辛味的前提下，热性中药挥发油的透皮促渗效果显著优于凉性等其他“四气”药性中药挥发油，其关键物质基础是倍半萜组分。气相色谱—质谱联用（SC—MS）分析表明：肉桂油等热性中药挥发油都含有一定比例倍半萜组分（17.9%—64.3%），而凉性的薄荷油倍半萜含量不超过2%。

热性辛味中药挥发油的皮肤细胞毒性显著强于温性辛味中药挥发油，但在人体皮肤刺激性上却没有显著差异，其原因就在于组分的递送部位。研究表明，热性辛味中药挥发油的倍半萜组分与角质脂质如神经酰胺有较好的亲和性，在挥发油外用后能够驻留在皮肤角质层内形成贮库，一方面打开皮肤屏障角质通道发挥促渗作用，另一方面也减少与皮肤细胞的接触而显著减低了在人体皮肤刺激性；而单萜、芳香族等热性辛味中药挥发油所含的其他类型组分则能够很快透皮吸收，

[1] 徐灵胎．医学源流论［M］．北京：中国中医药出版社，2008.

如芳香族组分桂皮醛累积透过率达到 63.3%，单萜组分 1，8—桉叶素透皮相对于口服的生物利用度达到 85.49%。

吴尚先在《理瀹骈文》中提出了经皮外用途径下“热者易效，凉者次之，热性急而凉性缓也”的认识[1]。在“组分—递送—效应”三要素药性表征思路的指导下，本团队发现了热性辛味中药挥发油“倍半萜（组分）—角质层（递送）—皮肤屏障功能下降（效应）”的机制，能够验证吴尚先“热者易效”认识的合理性并初步阐明其机制，说明该思路具有一定的合理性，能够指导基于中医原创思维的现代中药科学研究。值得一提的是，最新的研究发现，热性辛味中药挥发油共性倍半萜组分 β—石竹烯和氧化石竹烯是大熊猫冬季滚马粪御寒的效应物质基础，因此基于“倍半萜—角质层—御寒”表征思路有望阐明外用中药“热”性的科学内涵。

第三节　中药毒理学研究

一、中药毒理学

中药毒理学属中药药理学的分支学科，是研究中药对生物体的有害效应、机制、安全性评价与危险度评定的科学。简言之，是研究有毒中药与机体相互关系的科学。

中药“毒”的内涵丰富，有多种含义，主要包括三种：

（1）“毒”就是药，凡治病之药皆为毒药。如《周礼·天官冢宰》：“医师掌医之政令，聚毒药以供医事。”[2]《素问》：“毒药攻邪，五谷为养，五果为助……”[3]又如汪机认为“药，谓草木鱼禽兽之类，以能攻病皆谓之毒”。《景岳全书》也有“是凡可辟邪安正者，均可称为毒药”[4]。

（2）“毒”指中药的偏性。如《素问·五常政大论》记载：“帝曰：有毒无毒，服有药乎？岐伯曰：病有新久，方有大小，有毒无毒，固宜常制矣。大毒治病，十去其六；常毒治病，十去其七；小毒治病，十去其八；无毒治病，十去其

[1] 吴师机．理瀹骈文 [M]. 清同治四年刻本，1865.
[2] 姬旦．周礼 [M]. 陈戍国点校．长沙：岳麓书社，1989.
[3] 佚名．黄帝内经·素问 [M]. 北京：中国医药科技出版社，2016.
[4] 张介宾．景岳全书 [M]. 上海：上海科学技术出版社，1986.

九；谷肉果菜，食养尽之，无使过之，伤其正也。”[1] 张介宾在《类经·疾病类·五脏病气法时》中说：“药以治病，以毒为能。所谓毒者，因气味之偏也，盖气味之偏，药饵之属也，所以祛人之邪气。”[2]

（3）“毒”是指中药的毒副作用。毒性是指药物对人体的有害效应或损害作用，为中药的不良反应。并不是所有的中药都有毒性，有毒中药专门指那些药性强烈，对人体有毒性或副作用，安全剂量小，用之不当，或药量稍有超过常量，即对人体产生危害，甚至致人死亡的中药。隋·巢元方在《诸病源候论》中提到：“凡药物云有毒及大毒者，皆能变乱，与人为害，亦能杀人。”[3] 张景岳《类经·脉象类》指出；“毒药，谓药之峻利者。”[4]

从现代意义上讲，中药“毒”是指中药对机体所产生的不良反应。包括毒性反应，副作用、过敏反应，后遗效应，特异质反应和依赖性等。

（1）毒性反应：是指剂量过大或用药时间过长所引起的机体形态结构、生理机能、生化代谢的病理变化，包括急性毒性、慢性毒性和特殊毒性。急性毒性是指有毒中药短时间内进入机体，很快出现中毒症状甚至死亡。如砒石约在用药后 1—2h 出现咽喉烧灼感，剧烈呕吐，继而出现阵发性或持续性腹痛；半夏服少量即出现口舌麻木，多则灼痛肿胀、不能发音、流涎、呕吐、全身麻木、呼吸迟缓、痉挛，甚至呼吸中枢麻痹而死亡。常见的斑蝥、藜芦、常山，瓜蒂、全蝎，蜈蚣，洋金花、附子等都可引起急性毒性反应。慢性毒性是指长期服用或多次重复使用有毒中药所出现的不良反应。如雷公藤长时间服用，除对肝、肾功能有损害外，对生殖系统也有明显的损伤作用；人参大量长期连续服用可致失眠、头痛、心悸、血压升高，体重减轻等。特殊毒性包括致畸、致癌、致突变。如甘遂、芫花、莪术萜类、天花粉蛋白，乌头碱等有致畸作用；芫花、狼毒、巴豆、甘遂、千金子、β—细辛醚、黄樟醚、马兜铃酸、斑蝥素等过量长期应用，可增加致癌率；雷公藤、石菖蒲、洋金花、马兜铃酸等有致突变的作用。

（2）副作用；是指在治疗剂量下所出现的与治疗目的无关的作用。中药作用选择性低、作用范围广，当临床应用利用其中的一个药效作用时，其他作用就成了副作用。如麻黄止咳平喘治疗哮喘，但患者用药过程中会出现失眠，这是因其能兴奋中枢神经系统引起；大黄泻热通便治疗热结便秘，而活血祛瘀所导致的

[1] 佚名．黄帝内经·素问 [M]. 北京：中国医药科技出版社，2016.

[2] 张介宾．类经 [M]. 北京：人民卫生出版社，1965.

[3] 巢元方．诸病源候论 [M]. 黄作阵，点校．沈阳：辽宁科学技术出版社，1997.

[4] 张介宾．类经 [M]. 北京：人民卫生出版社，1965.

妇女月经过多就成为大黄的副作用。

（3）过敏反应：又叫变态反应，是指机体受到中药或中药成分的抗原或半抗原刺激后，体内产生了抗体，当该药再次进入机体时，发生抗原抗体结合反应，造成损伤。这种反应不仅常见，而且类型多样。如当归、丹参、穿心莲等引起荨麻疹；虎杖、两面针等引起猩红热样药疹；蟾蜍、蓖麻子，苍耳子等引起剥脱性皮炎；槐花、南沙参等引起丘状皮疹；天花粉、紫珠等引起湿疹皮炎样药疹；牡蛎、瓦楞子等可引起过敏性腹泻；丹参注射液、双黄连注射剂、天花粉注射液、毛冬青等可引起过敏性休克等。

（4）后遗效应（或称后作用）：是指停药后血药浓度已降至最低有效浓度以下时残存的药物效应。如服用洋金花等可致次日口干，视物模糊。

（5）特异质反应：是指少数人应用某些中药后，所产生作用性质与常人不同的损害性反应。如蚕豆引起溶血性黄疸，是因为患者红细胞膜内葡萄糖—6—磷酸脱氢酶不足或缺失所致。

（6）依赖性：是指反复或长期应用某些中药，患者产生心理或生理依赖，一旦停药，就出现戒断症状（兴奋，失眠，出汗、呕吐，震颤，甚至虚脱，意识丧失等），若给予适量该药物，症状立即消失，这种现象称为依赖性。如长期服用牛黄解毒片、应用风油精等出现精神依赖；罂粟壳，麻黄等出现生理依赖。

二、影响中药毒性的因素

（一）中药本身的潜在毒性

长期以来公众对于中药的安全性始终存在误解，认为中药相对于西药“天然无毒”，任意服用也无不可，正是在这种错误观点的指引下而导致很多中药相关不良反应（肝损伤）的发生。然而中医药从未自我标榜中药天然无毒，从古代医学典籍到现今药典文献均有对中药毒性的记载。古代医学典籍中，诸如《神农本草经》有中药“大毒、小毒、常毒、无毒”之分，《本草纲目》中亦有关于中药毒性“大毒”与“小毒”的记载与标注。中华人民共和国成立后，国家卫生部门对于中药的毒性亦进行了比较清晰的厘定，对于有毒中药进行了严格的管理，比如原卫生部对 28 种毒剧中药列入了监管与管理，在各个版本的《中华人民共和国药典》中均对有毒中药进行了注明，国家药监局先后对何首乌及其制剂、壮骨关节丸等中药饮片及相关制剂的肝损伤风险进行了通报，并令其修改药品说明书中的不良反应部分。而有学者进一步对中药的潜在毒性成分进行研究，发现顺式二苯乙烯苷与吡咯生物碱分别是何首乌与土三七的肝毒性成分。毫无疑问，中药作为药物，与西药一样，拥有药物的所有属性（毒性是基本属性之一），几乎不存在绝对无毒的中药，应当正视某些中药本身潜在的毒性。

（二）中药炮制不合格

炮制在中药发挥（增强）疗效、降低毒性上发挥着关键作用，是中药临床使用前不可或缺的重要环节，亦如同仁堂的店训“炮制虽繁必不敢省人工，品味虽贵必不敢减物力”。然而现在某些中药不经过炮制或炮制不规范便直接入药，由此可能增加发生肝损伤的风险。以何首乌的中药饮片炮制为例，何首乌需进行严格的九蒸九晒炮制方可入药，有研究证明何首乌经过九蒸九晒后毒性成分顺式二苯乙烯苷大大减少，而炮制不规范可能增加何首乌导致肝损伤的风险。基于此结果，进一步在动物实验中评价生制何首乌肝毒性的差异，结果显示何首乌炮制组小鼠的生化指标与肝脏病理损伤程度显著低于生何首乌组，表明规范的中药炮制可以显著降低何首乌的肝毒性。

（三）伪品混用

中药质量不合格亦是导致中药毒性增加的风险因素之一。导致中药质量不合格的因素是多方面的，除上文提到的炮制因素，临床上的伪品混用亦较为常见。比如三七的功效为化瘀止血、活血定痛，在心脑血管系统疾病方面发挥着良好疗效，安全性良好。菊科菊三七（土三七）亦有化瘀止血的疗效，但是毒性较大且治疗窗窄。正是由于两者药名以及功效的相似，临床上时有发生三七与土三七的混用，从而导致严重肝损伤的发生。

（四）中药质量不合格

安全合理的存储条件对于保证中药的质量非常重要。不恰当的存储条件比如潮湿环境、暴露阳光等，可能导致其化学成分的改变使毒性增加。有研究表明，在光照条件下，何首乌的“无毒成分”反式二苯乙烯苷可以转化为“有毒成分”顺式二苯乙烯苷，从而增加何首乌发生肝毒性的风险。此外，由于农药残留、掺假、细菌病毒污染等中药质量问题可能也是发生 HILI 的风险因素。

三、中药毒性相关研究

（一）有毒中药在古代及现代的临床应用

据统计，2020 年版《中国药典》收载有毒中药 83 味，其中标记大毒者 10 味，标记小毒者 31 味，标记有毒者 42 味。通过总结有毒中药的药性（四气五味）发现，大毒者多性热（温）味辛、苦，小毒和有毒者寒热偏性不明显，但五味多为辛、苦。药性偏于辛、苦表明药物偏性相对大，苦者能泄能燥能坚，辛者能散能润能行，临床应用以祛邪为主，多用于急症、重症、顽症。通过总结有毒中药在古方中应用情况发现，超过 47 味有毒中药自古就应用于临床，其中，巴豆在三物备急丸中为君药，川乌、草乌在小活络丹中均为君药，蒺藜在金锁固精丸中为君药，吴茱萸在吴茱萸汤中为君药，猪牙皂在救急稀涎散中为臣药，鹤虱在化虫丸中为臣佐药，体现了有毒中药自古沿用的临床价值和应用形式，

此外，收载于现代中医药典籍的包括不限于翼首草（十二味翼首散《中国药典》）、红大戟（紫金锭《中国药典》）、丁公藤（丁公藤风湿药酒《中国药典》）、绵马贯众（抗感颗粒《中国药典》）、仙茅（二仙汤《中医方剂临床手册》）、牵牛子（开胸顺气丸《全国中药成药处方集》）、马钱子粉（九分散《中国药典》）等，表明有毒中药的现代临床应用对比古方有所发扬创新。

（二）有毒中药临床应用相关基础研究

有毒中药治疗作用与致毒作用的双重性，活性 / 毒性物质的交互作用，以及与机体之间的非线性复杂关系，构成了有毒中药临床应用研究的难点，其安全用药方案的制定取决于有毒中药研究模式、药物临床特征辨识及毒性预测等相关基础研究结果的有效转化。

在研究模式方面，有学者针对方剂配伍提出整体和谐效应假说，认为不同饮片、不同组分、不同化合物的不同配伍有其不同的效应；有学者创建“组分配伍”研究模式；有学者提出构建防控药源性肝损伤为代表的中药药物警戒技术体系；有学者提出基于临床的中药毒理学研究策略，探讨方剂物质基础、体内过程、生物效应和毒性机制的变化；有学者提出有毒中药“毒性物质基础—毒性作用机制—增效减毒原理”的研究模式；有学者创建了基于多元模式的中药配伍禁忌研究方法和技术体系，揭示十八反配伍禁忌本质。

在药物临床特征识别方法方面，主要以开展回顾性或前瞻性的队列研究为主，例如中药（如何首乌）、肿瘤治疗中化疗药物、分子靶向药物的毒性研究或抗生

素（如庆大霉素）、免疫抑制剂（如环孢霉素）等的肝肾毒性研究。通常这些研究在分析毒性药物应用的试验数据或真实世界数据之后，某些特征（如患者因素、临床因素等）被确定为毒性的预测因子，从而分析出患者和临床治疗等危险因素与毒性的相关性。

在药物毒性预测方法方面，主要以开展基础研究为主，有毒中药本身具有成分复杂、配伍多样、毒性发生隐匿、作用靶点多、安全剂量模糊以及个体之间（如体质特征、证候表现等）差异较大等特点，其临床的毒性预测研究相对化学药物较难开展，毒性预测模型或风险评分系统等毒性预测方法可能并不适用。现有研究主要通常采用指纹图谱、生物效价等方法检测潜在毒性成分的结构和理化性质，采用一般毒理学和多组学分析技术，结合体内外毒性评价方法，全面表征有毒中药的毒理学机制和影响因素，侧重于对基础研究的挖掘和阐释。

（三）有毒中药临床应用研究的难点和挑战

有毒中药的临床应用研究模式在科研人员不懈努力下取得了长足进步，在此基础上结合该领域策略和方法的最新成果，相关研究模式亟待在基础—临床结合及成果转化方面进一步发展。国外学者指出，毒理学评价的大部分方法技术仍然依赖于高剂量动物实验研究外延推论到人体，但这种外延推理存在中间环节缺失的局限性，且数十年间并没有提高。“有诸内者并形诸外”，毒理学效应是安全性的内在机制，临床特征是安全性的外象表现，内在机制与外象表现共同构成了安全用药的科学内涵，是不可分割的统一整体。基础研究和临床研究的关联转化将会促进该领域研究成果形成“临床 + 基础—指引临床”的研究闭环，有利于有毒中药安全用药方案的制定。

药物临床特征识别和毒性预测研究目前已取得一定成果，不同于化学药物，有毒中药的临床应用环境相对复杂，相关研究结果仍待结合中医药作用特点进一步转化应用。药物临床特征识别方面，部分临床研究的病例来源相对局限，亟待开展多中心大规模研究，且部分回顾性研究结果缺少基础研究验证；部分基础研究局限于阐明单味中药或单体成分的毒理学作用和机制，缺少在复方配伍的条件下、结合病证结合等影响因素对毒性特征的整体分析；药物毒性预测方面，包括 Naranjo 法等在内的不良反应预测研究尚未形成系统可重复的操作方法，且不适用于中医药这类复杂性研究对象。这些问题局限了有毒中药的临床特征分析和个体化风险识别，掣肘临床实践和安全用药。

四、中药毒性化学研究

中药毒性化学在毒性物质的确定，阐明相关毒性物质基础，以及开发和制定减毒措施与毒性质量评价至关重要。中药的毒性主要指的是药物“偏性”，即现代医学的毒副作用。中药的毒性成分按对机体是否有治疗作用划分为：

（1）毒性非有效成分，如天南星的毒芹碱、关木通的马兜铃酸、白果的银杏酚等属无治疗作用的有毒成分，该类成分应极力去除；

（2）毒性有效成分，如川乌的乌头碱、巴豆的巴豆油等，其毒性和药效均由同一种成分起作用，该类药物应首先考虑减毒增效，保证用药安全。

中药毒性化学的研究思路核心是在识别中药毒性效应基础上，结合现代科学手段找出所对应的毒性物质并阐明毒性机制。有学者利用亲和色谱和原子力显微镜，以一种虚拟筛选的算法进行逐步分析，发现多种中药毒性成分，为毒性物质研究奠定基础。有学者研究发现，热性生姜油和温性花椒油的细胞毒性机制分别为诱导细胞坏死和细胞凋亡。有学者采用 WEKA 软件对《中药学》（高学敏主编）481 味中药，通过数据挖掘技术对药性和毒性进行关联分析，发现毒性与热性的关联度最大，而味辛的有毒中药又占毒性中药的 67%。

目前对中药的毒性研究主要以化药的毒理标准评价中药的毒性，今后应引进先进技术手段，以药性理论为基础，对中药的有效成分进行合成和改造，从而起到增效减毒效果。中药毒性化学的研究已成为建立符合中药特点的毒性评价体系至关重要的一部分。

五、中药毒性作用举例

（一）半夏的毒性研究

1. 半夏毒性概述

半夏具有毒性早有记载，主要为内脏毒性和黏膜刺激性，毒性机制和毒性物质在古代典籍中并未阐明。半夏中毒后急性表现以口腔、舌咽部麻木、肿痛，张口困难，胃部不适，胸腔压迫感、恶性等症状，严重者会产生呼吸困难，呼吸道痉挛，最后麻痹而死。

2. 刺激性作用

相关研究认为半夏的有毒成分不溶于水也不溶于有机溶剂，经过加热煎煮后的半夏，含有的草酸钙针晶不会被破坏，故认为草酸钙针晶为半夏的主要刺激性毒性成分，其可与凝聚素蛋白相结合，半夏含有的草酸钙针晶因质地坚硬细长直接对黏膜细胞产生刺激，导致黏膜细胞发生损坏，黏膜细胞在被破坏后产生大量的炎症物质，导致刺激性疼痛反应。

3. 毒性成分

（1）蛋白质类

半夏所含蛋白质主要为凝集素蛋白，其为导致炎症作用的主要蛋白凝集素蛋白的结构为空间结构，属于亲水性蛋白，属于植物性的凝集素，其在人体内可与红细胞发生凝集作用。半夏凝集素蛋白具有以下特点，可增加有丝分裂的活性，通过自身整合将细胞膜上的细胞膜穿孔而形成离子通道。在相关研究中对大鼠腹腔炎症与半夏的草酸钙针晶和蛋白类物质的毒性有直接关系，凝集素蛋白在进入机体后会导致中心粒细胞发生迁移，并诱导巨噬细胞形态发生改变，最终导致细胞的损伤甚至死亡。

（2）生物碱类

半夏毒性成分中的生物碱作用在学术界还存在争议，有研究报道显示半夏中的生物碱成分能够抑制癌细胞生长，特别对肝癌细胞、胃癌细胞的抑制效果更明显。随着对生物碱类研究的不断深入，医学界对癌症和炎症之间的关系的重新认识，半夏生物碱确实对肿瘤细胞起到抑制作用。对半夏生物碱进行急性毒性试验结果发展，不同处理方式的半夏生物碱对小鼠急性毒性试验的致死率差异有统计学意义，证明半夏生物碱具有急性毒性作用。

（3）其他物质

也有学者认为半夏中含有二羟基苯乙酸也被称为尿黑酸，其与葡萄糖苷结合形成强烈刺激性成分。半夏的木质部含有辣味，分析认为主要成分为二羟基苯甲醛也被称为儿茶醛。半夏中含有的白头翁素也被认为是半夏刺激皮肤黏膜的物质成分。在《备急千金要方》中指出可采用炮制方法去除半夏的毒性，通过高温加热可将半夏中含有的白头翁素成分破坏，以降低半夏毒性。在宋代就记载了通过采用吸附方法的灰裹法以去除半夏所含的有毒物质。另外，经过现代研究证明，半夏的有毒成分还包括辛辣醇、甾醇类、生物碱等不溶于水或难溶于水的物质，不能通过水煮或姜汁浸泡破坏其成分，也不能在连续加热条件下被破坏。

（二）栀子豉汤毒副作用

近年来，已经有研究表明栀子中的栀子苷会对肝肾造成损伤，产生肝肾毒性，但栀子豉汤尚未出现肝肾毒性的临床报道。有学者研究发现，虽然栀子单味药能够造成在药物在大鼠肝肾细胞的沉积并且出现肝肾细胞的病理改变，但栀子与豆豉配伍后，大鼠肝肾细胞的药物沉积较少，病理改变较轻，甚至并未发现肝肾毒性。有学者研究发现栀子与豆豉相配伍能够降低大鼠血清丙氨酸氨基转移酶（ALT）、天门冬氨酸氨基转移酶（AST）、碱性磷酸酶、总胆红素、肝脏指数水平和ROS、丙二醛含量，还能够明显提高细胞存活率、锰—超氧化物歧化酶活性，表明栀子豉汤降低肝脏毒性可能与抑制肝脏的氧化应激有关。有学者通过研究表明，栀子与豆豉相配伍，除了能够使ALT、AST及肝脏指数的水平下降外，还发现豆豉的比例越高，ALT、AST及肝脏指数的水平越低。有学者通过异黄酮类对肠道菌群影响的研究，发现淡豆豉的主要成分异黄酮类能够通过增加肠道 β—葡萄糖苷酶和磺基转移酶相关菌的相对丰度，降低硫酸盐还原菌的相对丰度，加快京尼平与氨基酸结合的方式，加快京尼平的代谢和排泄。从而从肠道菌群角度揭示了栀子豆豉相配伍的减毒机制。

第四节　解表药药理学研究

一、解表药概念

凡以发散表邪，解除表证为主要功效的药物称为解表药。本类药多味辛，质轻扬，主入肺、膀胱经，偏行肌表。解表药主要具有发汗的作用，通过发汗发散表邪，解除表证，防止表邪入里，控制疾病的发展。部分解表药还兼有止咳平喘、利水消肿、解肌透疹、祛风除湿等作用，可用于咳喘、水肿、荨麻疹、风疹、风湿痹痛、皮肤瘙痒、外科疮疡等。

表证是指六淫外邪（外界的各种致病因素）侵犯人体的浅表部位（皮肤、肌肉、经络）引起的证候。恶寒是表证的核心症状，所谓“有一分恶寒，便有一分表证”。中医认为恶寒是外邪郁遏卫阳，卫气不能“温分肉，肥腠理”所致；西医学研究认为恶寒是皮肤血管收缩，皮肤血流量减少，肌表温度下降刺激冷觉感受器，信息传入中枢引起。

西医学认为表证的产生是机体抵抗力下降，细菌病毒等感染所致，临床可见恶寒（或恶风）发热、头身痛、关节痛、无汗（或有汗）、鼻塞、咳嗽等证，同时伴有炎症反应。因此，中医学表证与西医学中上呼吸道感染（感冒、流感等）、多种传染病和急性感染性疾病初期的症状表现相似。

二、解表药分类

针对表证的寒热，解表药分为辛温解表和辛凉解表两类

辛温解表药适用于风寒表证，可见恶寒发热，头痛身痛，无汗或有汗，舌苔薄白，脉浮紧或浮缓等。常用辛温解表药有麻黄、桂枝、防风、羌活、细辛、生姜等。

辛凉解表药适用于风热表证，可见发热微恶寒，咽干咽痛，口渴，舌苔薄黄，脉浮数等。常用辛凉解表药有柴胡、薄荷、葛根、菊花，桑叶等。

解表药虽能通过发汗解除表证，但用之不当，汗出过多，又能耗散阳气，损伤津液，或产生不良反应。因此，不可久用或过量使用，应中病即止。凡阳虚自汗，阴虚盗汗，泻痢呕吐，吐血下血、疮疡已溃、麻疹已透，热病后期津液已亏等证应慎用。

（一）辛温解表药

1. 麻黄

麻黄，性温，味辛、微苦，归肺、膀胱经。有发汗解表、宣肺平喘、利水消肿的功效。《神农本草经》："主中风，伤寒头痛，温疟。发表出汗，去邪热气，止咳逆上气，除寒热，破癥坚积聚。"[1]《药品化义》称麻黄"发表散邪之药也"[2]。研究表明生物碱是麻黄最重要的化学成分之一，麻黄碱具有发汗的作用，挥发油具有抗炎、抗病毒、解热、发汗等作用。有学者给予过敏性哮喘模型小鼠麻黄—甘草药对提取物，检测给药前后血清 IgE 的表达水平，证实麻黄—甘草药能够降低血清 IgE 水平。

2. 桂枝

桂枝，味辛、甘，性温，归心、肺、膀胱经。色赤，五行属火，而火曰炎上，有宣通的作用，能发汗解肌、温通经脉、助阳化气。《神农本草经》中记载的牡桂，有"主上气咳逆，结气，喉痹吐吸，利关节"[3]的功效。《本经疏证》云："凡药需究其体用，桂枝能利关节，温经通脉，此其体也。……盖其用之道有六：曰和营，曰通脉，曰利水，曰下气，曰行瘀，曰补中。其功之最大，施之最广，无如桂枝汤，则和营为其首功也。"[4]《医学衷中参西录》："桂枝：味辛味甘，性温。力善宣通，

[1] 佚名．神农本草经 [M]. 长沙：湖南科学技术出版社，2008.

[2] 贾所学撰．药品化义 [M]. 北京：中国中医药出版社，2012.

[3] 佚名．神农本草经 [M]. 长沙：湖南科学技术出版社，2008.

[4] 邹澍．本经疏证 [M]. 上海：上海卫生出版社，1957.

能升大气，降逆气，散邪气。”[1] 桂枝发汗之力温和，善调气机，和营助卫以实表，外散风寒。现代药理研究表明，桂枝内的有效成分肉桂醇、桂皮醛及桂皮酸，具有解热、镇痛、抑菌、抗病毒、扩血管、抗氧化、利尿等作用。

3. 荆芥

荆芥，味辛，性微温，归肺、肝经。有解表散风，透疹消疮，止血。本药香辛透散，微温不燥，善散风邪，祛风止痒，宣散疹毒，为发散风寒药中药性最为平和之品，用治外感表证、风疹瘙痒等疾病。有学者总结分析近期发表的关于荆芥化学成分、药理作用及临床应用的文献，证实荆芥有抗病毒、抗炎镇痛、免疫调节、抗菌、抗肿瘤、止血等药理作用，起效成分为挥发油类（包括单菇类、倍半菇类、醛类、酮类等）。

4. 防风

防风味辛、甘，性微温。归膀胱、肝、脾经。具有祛风解表，胜湿止痛，止痉的功效。《神农本草经》：“主大风头眩晕，恶风，风邪，目盲无所见，风行周身，骨节疼痹，烦满。”[2] 善治风寒表证，常与荆芥、羌活、薄荷等药物合用。《本草求真》曰：“宣散风邪，用以防风之必兼用荆芥。”[3] 荆芥配伍防风，能够减少组胺释放、减少促炎细胞因子和炎症介质的产生，发挥治疗荨麻疹的作用。通过建立溃疡性结肠炎大鼠模型，分别对比防风、痛泻要方去防风、痛泻要方，观察血清 IL—6 的变化，发现痛泻要方能明显降低血清中的炎性因子 IL—6 的水平，方中防风发挥了重要作用。

5. 羌活

羌活为伞形科植物，羌活或宽叶羌活的干燥根茎和根，又有羌青、护羌使者等别称。羌活具有解表散寒、祛风除湿、通痹止痛的作用，为中藏羌医药体系中常用药材。羌活含有多种成分，如香豆素、氨基酸、有机酸、糖类物质以及挥发油等。从羌活分离的香豆素成分，该成分具有多重生物活性，如抗氧化。紫花前胡苷，同样是从羌活分离得来，可镇痛，抑制炎症。羌活，一方面能够对抗心肌缺血，一方面又有抗血小板聚集，从而防止和减少血栓的形成等多种功效。有学者研究了羌活提取物对实验性心律失常的保护作用，提出羌活水提取物可降低大鼠缺血—再灌注诱发的室早、室速和室颤。

[1] 张锡纯 . 医学衷中参西录：上册 [M]. 北京：人民卫生出版社，2007.
[2] 佚名 . 神农本草经 [M]. 长沙：湖南科学技术出版社，2008.
[3] 黄宫绣 . 本草求真 [M]. 席与民，朱肇和点校 . 北京：人民卫生出版社，1987.

6. 白芷

白芷为伞形科当归属植物白芷或杭白芷的干燥根，具有解表散寒、祛风止痛、宣通鼻窍等功效，是一种中医临床常用中药材。香豆素、挥发油是白芷主要化学成分，也是其主要的抗炎镇痛活性物质。已有的研究发现白芷中的欧前胡素和异欧前胡素、补骨脂素具有良好的抗炎镇痛活性

7. 生姜

生姜，味辛，性微温，入肺、脾、胃经。功能解表散寒，温中止呕，化痰止咳，解鱼蟹毒。《长沙药解》记录："降逆止呕，泻满开郁，入肺胃而驱浊，走肝脾而行滞，荡胸中之瘀满，排胃里之壅遏，善通鼻塞，最止腹痛，调和脏腑，宣达营卫，行经之要品，发表之良药。"[1]《珍珠囊》谓生姜"益脾胃，散风寒。"[2] 研究表明生姜主要的药效成分包括姜辣素、姜精油和二苯基庚烷等，具有抗菌、抗炎、镇痛、抗氧化等多种药理作用。有学者分析生姜精油的化学成分，生姜精油能延长细菌的生长迟滞期、降低细菌的生长速率，有一定的抗菌效果，尤其是对枯草芽孢杆菌、金黄色葡萄球菌、表皮葡萄球菌等革兰氏阳性菌。

（二）辛凉解表药

1. 柴胡

柴胡为伞形科植物柴胡或狭叶柴胡的干燥根，按性状不同，分别习称"北柴胡"和"南柴胡"，其主要功效为疏散退热、疏肝解郁、升举阳气，临床主要用于感冒发烧、胸肋疼痛、寒热往来等症状，《神农本草经》将柴胡列为上品。研究发现，柴胡的主要化学成分包括皂苷类、多糖类、挥发油、黄酮类、香豆素类、木脂素类等，具有解热、镇痛、抗炎、保肝、抗肿瘤等药理作用，其主要成分可通过清除自由基、提高抗氧化酶活性等途径发挥一定的抗氧化作用，进而发挥疾病预防或治疗作用。近年来，以柴胡为主要药味的复方制剂，如柴胡柴胡疏肝散、小柴胡汤、柴胡理中汤及柴胡愈肝汤等在临床广泛运用于预防和治疗肝脏疾病。

2. 薄荷

薄荷为我国传统常用中药。2020 年版《中华人民共和国药典》（以下简称《中国药典》）规定薄荷为唇形科植物薄荷的干燥地上部分。其味辛、性凉，归肺、肝经，具有疏散风热、清利头目、利咽、透疹、疏肝行气之功效，临床用于治疗风热感冒、风温初起、头痛、目赤、喉痹、口疮、风疹、麻疹、胸胁胀闷等。在

[1]　黄元御 . 长沙药解 [M]. 北京：中国医药科技出版社，2017.

[2]　张元素 . 珍珠囊 [M]. 北京：中国中药出版社，2006.

《古代经典名方目录（第一批）》中，包含薄荷的方剂有 1 首，即出自金代《黄帝素问宣明论方》记载的地黄饮子，与生姜、大枣一同在煎煮时加入。此外，尚有不少经典名方以薄荷为主药入药，如《太平惠民和剂局方》的凉膈散、龙脑鸡苏丸，《小儿卫总微论方》的薄荷散，《景岳全书》的二味消风散、上清丸、梅苏丸，《普济方》的薄荷丹，《温病条辨》的银翘散及《种福堂公选良方》的还津丸等。

目前不少学者对薄荷药材开展过本草考证，如有学者认为薄荷是中国原产的植物，唐以前就有种植，开始是作为一种蔬菜食用，后来慢慢作为药用。有学者考证推测《神农本草经》的水苏即为薄荷。有学者经过考证发现《滇南本草》《农政全书》《野菜博录》中的南薄荷药效与薄荷不同，其原植物应为唇形科植物留兰香；而《滇南本草》中的野薄荷为薄荷，《本草蒙筌》《本草品汇精要》之龙脑薄荷乃薄荷之异名；《天宝单方》之连钱草，即石薄荷原植物为唇形科百里香属植物百里香。有学者考证认为古本草中记载了薄荷、石薄荷和胡薄荷 3 种植物，药用薄荷为唇形科植物薄荷，后两者不作药用。

3. 葛根

葛根最初出现在东汉末年张仲景所著的《神农本草经》，将葛根列为中品，只记载了葛根的功效与性味。梁代，陶弘景《本草经集注》中记录两个不同品种的葛根，一种多为食用，“多肉而少筋，味道甘美”；另外一种药用的功效较强，“为药用之，不及此间尔”[1]。明代，李时珍在《本草纲目》中明确指出：“葛有野生，有家种。”[2] 葛根有野生与家种两种，食用者为甘葛藤，但这里仅描述了甘葛藤的形态特征。清代《植物名实图考》载：“有种生野生两种” 并附有 2 幅葛根图，据其描绘叶子外形及茎上粗毛的多少来鉴别，一个为甘葛藤，即为粉葛，一个为葛根。此发现与现代研究中《中国高等植物图鉴》中所描绘的葛属植物具有一致性。葛根中有效成分主要包括以下几种：生物碱类、香豆素类、异黄酮类、三萜类、芳香族化合物。葛根的药理作用有以下几点：

（1）抗炎。炎症是机体对各种有害因素刺激的防御反应。医圣张仲景在《伤寒论》中提到的经典古方葛根汤，此方作用趋势有“升”的特点，因此对于部分炎症如中耳炎、肠炎、胃炎、肺炎、鼻炎等等也有很多的应用机会。葛根中抗炎主要成分就是其中的异黄酮类化合物，而葛根素含量最高。有学者研究发现，栀子苷、川芎嗪和葛根素三者配伍，对 LPS 诱导的细胞炎症模型中的细胞因子抑制作用摸索出最佳的配伍比例，并且观察三者配伍对脑缺血再灌注损伤的保护作

[1] 陶弘景 . 本草经集注 [M]. 上海：群联出版社，1995.

[2] 李时珍 . 本草纲目 [M]. 太原：山西科学技术出版社，2014.

用，结果显示栀子苷、川芎嗪和葛根素合理配伍后能有效增强各组分降低炎症级联反应、促进脑部血流恢复的协同作用，从而保护了大脑血管神经单元，减少了大脑半暗带神经组织的损伤，促进了神经功能的修复。有学者观察葛根素对 LPS 诱导的急性肺损伤的保护作用，结果显示，用药后，TNF—α 和 IL—6 的含量和 MPO 活性均显著降低，BALF 中中性粒细胞和巨噬细胞的计数也明显减少（$P < 0.05$）这就说明葛根素对 LPS 诱导的急性肺损伤有明显的保护作用。有学者研究发现，对 COPD 大鼠，腹腔注射葛根素，葛根素组可以显著降低血清 TNF　α，ET—1，肺泡灌洗液的 IL—8，肺组织匀浆的 SOD，降低 COPD 大鼠细支气管黏膜下炎症细胞数。

（2）抗氧化。异黄酮也是一种有效的抗氧化剂，清除体内的自由基和抑制氧自由基的产生，减轻自由基对细胞、组织、机体的损害。有学者研究葛根总黄酮对高脂模型小鼠抗氧化指标及对体外自由基清除能力的影响，结果表明，用药组能显著提高小鼠血清和肝脏抗氧化酶活性，降低血清中丙二醛含量，葛根总黄酮具有良好的清除自由基作用，维持机体氧化平衡。有学者使用维生素 E 联合葛根素对妊娠糖尿病孕鼠氧化及免疫功能的影响，结果表明，维生素 E 与葛根素合用能有效提高抗氧化酶活性，抑制氧化应激损伤，改善免疫功能，减轻炎症反应。有学者改善微波萃取葛根总黄酮的工艺，此外还进行体外抗氧化实验，结果表明，葛根总黄酮具有较强的抗氧化活性。

（3）解热。葛根汤常用于治疗感冒发热、流感等外感病。有学者研究桂枝葛根汤治疗小儿外感发热，结果发现：对比常规西药治疗，桂枝葛根汤能有效治疗小儿外感发热且安全可靠。有学者则是采用葛根汤加味治疗外寒内热上呼吸道感染，探讨葛根汤临床疗效及安全性，结果显示，治疗组退热时间低于对照组，T 淋巴细胞水平高于对照组，治疗过程中，均无不良反应。这就说明葛根汤能有效治疗上呼吸道感染引起的外寒内热证，增强机体免疫功能，安全可靠。

（4）提高免疫力。葛根可以显著增强机体免疫功能，防止各种细菌和病毒的入侵。有学者研究葛根黄酮、松针多糖、绿原酸及其三者复合物对 LPS 激活状态下小鼠巨噬细胞功能的影响，复合物均可增强巨噬细胞的吞噬能力，减少促炎因子产生，增强机体免疫力。有学者将葛根多糖的提取分离纯化工艺做了改善，可以显著提高葛根多糖的提取率，采用提取纯化后的葛根多糖对巨噬细胞 RAW264.7 进行刺激，发现葛根多糖可以激活免疫应答，从而影响细胞分泌细胞因子，来进行免疫调节。

（5）雌激素样作用。葛根异黄酮是最接近人体的植物雌激素，是目前使用最为广泛的雌激素补充剂，它与生殖系统健康息息相关。有学者研究发现，分为对照组己烯雌酚组，用药组为高中低剂量的葛根素，分别对比小鼠动情周期变化情况、血清中 E2、FSH 水平及小鼠胚胎发育情况，结果表明，葛根素对性成熟小鼠生殖系统有一定影响，妊娠期雌性小鼠灌胃给予葛根素干预对母鼠和子代小鼠无不良影响，说明葛根素对胚胎无毒副作用。

4. 菊花

菊花为菊科植物菊的干燥头状花序，9—11 月花盛开时分批采收，阴干或焙干，或熏、蒸后晒干。药材按产地和加工方法不同，分为“亳菊”“滁菊”“贡菊”“杭菊”“怀菊”。菊花甘、苦，微寒，归肺、肝经，能散风清热、平肝明目、清热解毒，常用于风热感冒、头痛眩晕、目赤肿痛、眼目昏花、疮痈肿毒。菊花含有多种化学成分，主要有绿原酸类、黄酮类、挥发油等，其中绿原酸类成分是菊花清热解毒的主要有效成分，但菊花中绿原酸类成分有大量的同分异构体存在，如绿原酸（4—咖啡酰奎宁酸）、新绿原酸（3—咖啡酰奎宁酸）、隐绿原酸（5—咖啡酰奎宁酸）、异绿原酸 A（3，5—O—二咖啡酰奎宁酸）、异绿原酸 B（3，4—O—二咖啡酰奎宁酸）、异绿原酸 C（4,5—O—二咖啡酰奎宁酸）、异绿原酸 D（1，5—O—二咖啡酰奎宁酸）、1, 3—O—二咖啡酰奎宁酸、1, 4—O—二咖啡酰奎宁酸，给菊花的成分分离和含量准确测定带来难度。

2015《中国药典》论述菊花具有散风清热，平肝明目，清热解毒的功效。临床用于风热感冒，头痛眩晕，目赤肿痛，眼目昏花，疮痈肿毒。功效主要体现在疏风热，解毒泻热等方面。桑菊饮中，菊花为祛风之要药，治疗普通感冒，流行性感冒；菊花散中，菊花可宣扬疏泄，治疗耳鼻不利；枳实丸中，菊花可治疗风热侵袭的皮肤病；密蒙花散中，菊花可去翳膜，明目，治疗目疾；杞菊地黄丸中，菊花可治疗睑腺炎，结膜炎等；凉血消疮散中菊花可用于治疗痤疮等。

菊花的药理作用有以下几点：

（1）抗炎作用。有学者发现开封菊花提取物能降低抑炎因子 TNF—α、IL—6 水平，增加抗炎因子 IL—10、TGF—β1 水平，调节细胞因子抗炎 / 致炎平衡；增强肺组织活化，抑制自由基含量增高，对急性肺损伤小鼠起到保护作用。菊花中三菇类成分可能为抗炎活性的物质基础。有学者研究发现亳菊具有显著抗炎作用，添加微量元素后，抗炎作用明显提高。有学者发现鲜菊花能通过抑制毛细血管通透性发挥抗炎作用。有学者发现菊花中的三萜类化合物，对胰蛋白酶、丝氨酸蛋白酶，糜蛋白酶有抑制作用，是抗炎作用的作用机制。有学者以 IL—1β 作为菊花抗炎作用的生物活性指标，对菊花的提取工艺进行研究。《中华人民共和国药典》以绿原酸作为菊花药材的质量控制标准，绿原酸具有抗炎、清除自由基、抗病毒、抗肿瘤等多种生物活性。绿原酸还可以降低 TNF—α、IL—2 循环免疫复合物和 MDA 含量，抵抗关节炎部位氧化。

（2）抗氧化作用。文献报道菊花、菊花提取物具有良好的抗氧化作用。有学者对 15 个不同品种的杭菊花进行 DPPH、ABTS、FRAP 抗氧化实验研究，发现咖啡酰基奎宁酸类与抗氧化活性呈现出较好的关联关系。有学者 27 对菊花取物中的化学成分与抗氧化活性进行谱效研究发现第一主成分对抗氧化作用贡献度最大。有学者发现菊花中的黄酮类成分比如芹菜素、槲皮素、木犀草素等均与抗氧化作用有关。有学者从菊花中分离得到两个新化合物 3，5—二咖啡酰基—epi—奎宁酸和 1，3—二咖啡酰基—epi—奎宁酸，发现这两个化合物有强大的清除自由基作用，并且表现出比槲皮素更强的自由基清除活性。有学者发现菊花中的香叶木素能抑制 SCF/UVB 诱导的色素沉着和 c—Kit 信号通路磷酸化。有学者发现菊花中的黄酮如芹菜素、香叶木素、金合欢素、木犀草素有抗黑色素沉着的活性作用，能够减弱干细胞因子诱导的人黑色素细胞增殖和明显抑制 UVB 照射而产生的黑色素生成。

（3）抗动脉粥样硬化及心血管药理作用。有学者发现杭白菊水煎醇沉制剂能改善缺血心电图 ST 段压低状况。对冠状动脉硬化模型兔的离体心脏能提高心肌耗氧量和冠脉流量。有学者发现菊花总黄酮通过调节钙钾离子通道，产生保护血管、扩张血管等作用。有学者发现，菊花的热水提取物、乙醇提取物、芹菜素和木犀草素可剂量依赖性的抑制细胞间黏附因子—1 的表达，抑制 AKT 磷酸化，进而发挥保护心血管作用。

（4）抗菌作用。有研究表明菊花挥发油对大肠杆菌等有显著的抑菌活性，菊花中的挥发油含中的樟脑是菊花发挥抑菌活性的主要成分之一。有学者发现菊花中的木犀草素、金合欢素—7—O—β—D 葡萄糖苷和芹菜素—7—O—β—D 葡萄糖苷是抑菌作用的有效成分。菊花多糖可以改善肠道微生态平衡帮助恢复溃疡性结肠炎。

（5）抗病毒作用。李英霞等对菊花提取物进行了抗甲型流感病毒研究，发现杭菊、祁菊、贡菊、怀菊、亳菊、济菊、川菊、滁菊均有一定抗病毒作用，其中怀菊、亳菊抗炎作用最好。菊花还具有抗艾滋病病毒的作用，还可以抑制麻疹、单纯疱疹病毒 I 型等病毒。

（6）其他药理作用。有学者发现菊花多糖及绿原酸可刺激肠道淋巴细胞分泌 TNF—α、INF—γ，发挥免疫调节作用。菊花还有降压作用，最早被发现菊花中降压作用的活性成分是芦丁，后又发现芹菜素，木樨草素—7—葡萄糖苷、刺槐苷都有降压作用。菊花还有抗肿瘤作用，有研究表明菊花挥发油具有抗肿瘤活性。菊花还有抗诱变作用。还有神经保护、保肝等作用，菊花提取物能通过改善神经母细胞瘤系细胞活力来保护动物神经。有学者研究发现菊花的绿原酸与金合欢素能微弱地刺激神经轴突的生长。菊花提取物能诱导大鼠肝微粒体中细胞色素 P4501A2 酶（CYP1A2）、1A1 酶（CYP1A1）等活性表达，发挥保肝功能。杭白菊多酚可抑制小鼠脂肪肝的形成，其作用机制与增加肝的过氧化物酶体增殖物激活受体有关。

5. 桑叶

桑叶味苦、甘、寒，归肺、肝经，具有疏散风热、清肺润燥、平肝明目、凉血止血之功效。同时现代研究表明，桑叶具有降糖降脂、抗氧化、抗肿瘤等多种生物活性，其中，桑叶含有的 1—脱氧野尻霉素（DNJ）和黄酮类、多糖类物质是已知的 α—糖苷酶抑制剂。作为卫生部批准的药食两用珍贵资源，桑叶一直受到人们的青睐，因此其资源利用与开发是现代研究的热点之一。

桑叶入药始见于《神农本草经》，并以桑叶为正名，后世皆沿用此名称。《百草镜》载："须大雪压过，次日雪晴采下，线穿悬户阴干，其色多青黑色，风吹作铁器声，故名铁扇子"[1]，因而又有别名铁扇子。另有按照其采收时间记载别名为霜桑叶、冬桑叶等。

三、解表药的药理作用

据现代研究，解表药主要有以下药理作用：

（一）发汗

《黄帝内经》云"在皮者汗而发之""因其轻而扬之"[2]。汗法是中医治疗表证的重要治法。解表药均有不同程度的发汗作用。一般而言，辛温解表药（如麻黄、桂枝等）的发汗作用强于辛凉解表药（如柴胡、葛根等）。解表药引起的发汗多属温热性发汗，外界温度对其发汗作用有较大的影响。此外，中枢神经系统（CNS）功能亦与发汗密切相关。解表药发汗涉及多个环节，如兴奋汗腺、扩血管和促进血液循环等。

---

[1] 赵学敏 . 本草纲目拾遗 [M]. 闫冰，等校注 . 北京：中国中医药出版社，1998.

[2] 黄帝，岐伯等著 . 黄帝内经 [M]. 昆明：云南人民出版社，2011.

（二）解热

解表药大多有不同程度的解热作用，可使实验性发热动物体温降低，如柴胡、桂枝、荆芥、防风、葛根等，以柴胡的解热作用最为显著。部分药物还能使正常动物的体温下降。一般而言，辛凉解表药的解热作用强于辛温解表药。某些解表药对体温有双向调节作用，不仅能降低发热动物的体温，且能使低体温动物的体温恢复至正常水平，如桂枝。解表药的解热作用具有起效快、维持时间短的特点，与清热药不同。解表药的解热作用除与抑制病理性发热的多个环节有关外，还与发汗和扩张血管促进散热、拮抗炎症反应、抑制病原微生物等作用有关。

（三）镇痛、镇静

头痛、周身痛和关节痛是表证的常见症状。大多数解表药具有镇痛作用，可以有效缓解临床疼痛症状，对多种动物的实验性疼痛具有镇痛效果，使痛阈提高，如柴胡、桂枝、防风、荆芥、白芷、羌活、细辛等。一般来说，辛温解表药的镇痛作用较辛凉解表药的镇痛作用强。解表药多属于外周性镇痛药，主要通过影响外周致痛物质的合成和释放发挥作用，部分可通过作用于中枢发挥镇痛作用，如细辛。

外感风寒患者常因表证困扰而烦躁不安。除麻黄外，大部分解表药有一定的镇静作用，能降低小动物自主活动数，或协同巴比妥类药物起催眠作用。

（四）抗炎

呼吸道炎症是表证的常见症状，也是贯穿表证始终的一个基本病理过程。大部分解表药有抗炎作用，对急性炎症作用较为明显，如麻黄、桂枝、柴胡、生姜、辛夷、细辛、羌活等。一般而言，辛凉解表药抗炎作用优于辛温解表药。解表药抗炎机制与兴奋下丘脑—垂体—肾上腺皮质功能、抑制花生四烯酸代谢、抑制炎症介质生成和释放、抑制炎症反应信号通路等有关。

（五）抗病原微生物

表证是外邪客表所致，细菌、病毒等均可视为外邪。体内、外试验表明大多数解表药有一定的抗菌、抗病毒作用，部分药物体外虽无明确的抗病原微生物作用，但体内却有一定的拮抗效应，这可能与诱导内源性抗病原微生物物质生成有关，如诱导内源性干扰素生成。

（六）影响免疫功能

大多数解表药具有增强机体免疫功能或促进内毒素抗体生成作用，部分药物还有一定的免疫抑制作用，为其临床治疗过敏性疾病提供了药理学基础。

第五节　清热药药理学研究

一、清热药概念

凡以清泄里热为主要作用的药物，称为清热药。清热药性多属寒凉，具有清热泻火、解毒、凉血、燥湿、清虚热等功效，主要用于里热证，临床表现为发热不恶寒、口渴、口苦、尿黄、舌红苔黄、脉数，甚至神昏谵语等症。涉及现代医学许多不同的疾病。

二、清热药分类

根据里热证候不同类型和药物功效的差异，可将清热药分为以下六类。

（一）清热泻火药

清热泻火药以清气分热邪为主，主要用于热入气分而见高热、口渴、汗出、烦躁、谵语、脉洪大等实热证。现代医学多见于某些感染性疾病如流行性乙型脑炎、肺炎等高热期。本类药解热作用比较突出，还多具有抗菌、镇静作用。其中清热泻火药有石膏、知母、栀子、天花粉、芦根、淡竹叶、鸭跖草、寒水石、莲子心。

1. 知母

知母为百合科植物知母的干燥根茎，味苦、甘，性寒，归肺、胃、肾经。具有清热泻火，滋阴润燥的功效。知母在我国多个省份均有分布，如河北、山西、山东、陕西、甘肃、内蒙古、辽宁、吉林和黑龙江等。苦伤脾胃寒伤机阳，酒制以黄酒热性缓和知母寒性，在知母发挥药效的同时亦可降低其“气味”所带来的苦寒之性。知母的中含有化学成分种类较多，其中主要为皂苷类和双苯吡酮类化合物。根据知母生品的药理研究，知母具有改善阿尔茨海默症、降血脂血糖、抗血小板血栓、抗肿瘤、抗炎以及解热等作用。知母中的化学成分以黄酮类和皂苷类成分为主，此外还含有生物碱类、木脂素类，挥发油类、多糖以及氨基酸等。

根据药典记载：知母有“清热泻火，生津润燥”之功能，主治外感热病，高热烦渴，肺热燥咳，骨蒸潮热，内热消渴，肠燥便秘。现代药理研究结果表明：知母的粗提物和纯提物对中枢神经有良好作用，可以调节心情；知母有明显的降糖作用；对胃癌有明显的抑制活性；且知母还可以改善炎症，预防疾病。近几年主要集中在降血糖、抗肿瘤及抗炎等作用。

（1）降血糖作用。近几年糖尿病的患病机率显著增加，且患者的发病趋势从中年人过渡到青年人。糖尿病继发症的危害程度早已远远超过于糖尿病的本身，现代研究表明其发病机制主要为：胰岛素分泌的相对或绝对失调。知母在治疗及辅助治疗糖尿病方面有较为突出疗效。有学者通过研究发现，知母总皂苷对于正常小鼠并无降血糖作用，仅使糖耐量的曲线趋于平缓，而对糖尿病小鼠，则能显著提高其糖耐量，降低其空腹血糖。有学者将知母中一种新型多糖提取并脱蛋白后给正常小鼠，以研究知母多糖的降血糖活性。结果表明，知母多糖可明显降低小鼠血糖及肝糖元，而血脂含量基本没有变化。有学者改进工艺，得到了较高纯度的知母聚糖，通过推断得出知母聚糖不但可用于Ⅰ型糖尿病，对于Ⅱ型糖尿病也有降血糖的作用。

（2）抗炎及抗病毒作用。有学者发现知母提取物可显著抑制大肠杆菌引起的高热。同时，还通过动物实验发现知母的乙醚提取物对 $H_{37}RV$ 型结核杆菌有相对较强的抑制活性。有学者通过实验发现，知母的乙醇提取物对几种菌有较强的抑制作用，分别为大肠杆菌、痢疾杆菌、金黄色葡萄球菌及铜绿假单胞菌，且因为炮制方法的不同得到其不同程度的抑制作用，盐知母的抗菌能力最强。有学者通过研究发现知母宁对乙肝 e 抗原的抑制作用最好，对乙肝模型鸭的 DHBV—DNA 也有一定的清除作用。有学者发现知母水提取物对马铃薯晚疫病菌菌丝生长、休止孢萌发和孢子囊萌发、游动孢子释放三者均有较好的抑制作用。

（3）抗肿瘤作用。根据大量研究结果表明，知母的水提物、知母中的甾体皂苷、皂苷元及芒果苷等多种成分均具有抗肿瘤活性。知母水提物的活性主要在于抑制癌细胞的生长并诱导其凋亡。而芒果苷的作用在于能抑制白血病 HL—60 细胞的增殖、侵袭以及诱导细胞凋亡。有学者发现薯渍皂苷元对小鼠肉瘤—180、宫颈癌—14 和腹水型肝癌有明显的抑制作用。有学者观察到薯蓣皂苷元对人胃腺癌 SGC—7901 细胞、人骨肉瘤 U—2OS 细胞、人涎腺腺样囊性癌 ACCM 细胞的生长均有明显的抑制作用，但对人脐血干细胞、人视网膜色素上皮细胞也有毒性作用。且另有研究表明知母皂苷也具有明显的抗肿瘤作用。有学者研究发现知母皂苷 BⅡ并没有抗肿瘤活性，但当部分糖被水解掉生成知母皂苷 AⅢ，则能诱导多种肿瘤细胞凋亡，且对正常细胞没有影响。

（4）其他药理作用。知母提取物对神经系统和血液系统具有显著的药理作用。有学者研究了知母总皂苷对老龄大鼠脑乙酰胆碱受体的影响，结果表明知母皂苷对衰老及痴呆具有一定的治疗作用。有学者通过体外血小板凝集模型实验发现，知母皂苷 A Ⅲ能抑制由胶原、凝血酶和 ADP 诱导的大鼠血小板凝集，且呈剂量效应关系。并通过体内实验证实知母皂苷 A Ⅲ能有效抑制血小板凝集率。通过动—静脉旁路血栓实验，证明了知母皂苷 A Ⅲ具有抗血栓的作用。

知母提取物还表现出有价值的生物活性，如抗氧化、抗骨质疏松、抗皮肤老化和损伤等活性。有学者对氨基酸类成分进行了小鼠毒性实验，结果表明其毒性较低。有学者研究发现知母多糖对体外 H_2O_2 致红细胞氧化溶血、红细胞自氧化溶血具有明显的抑制作用，且呈量效关系。有学者在 20 多年前就研究了知母中的芒果苷成分对羟自由基和超氧阴离子自由基的清除作用，结果表明芒果苷对这两类自由基有显著的清除作用。有学者研究发现知母皂苷元可抑制由维 A 酸所导致的小鼠骨矿物质、骨横径和及骨胶原的减少。知母作为传统中药，具有悠久的传统用途以及现代植物化学及药理研究成果，有强大的治疗和健康潜力。

2. 栀子

栀子属双子叶植物纲茜草科栀子属的果实，又称黄栀子、山栀，主要分布在贵州、江苏、安徽、浙江、台湾、四川等地，作为我国卫生部颁布的第一批药食两用品之一已有上千年的历史。作为代表性药食同源中药，栀子具有多种活性功效，如降低血糖血脂、抑制肿瘤、保肝利胆、抗炎、抗抑郁以及杀菌等功效。栀子属原产于亚洲、非洲、马达加斯加以及太平洋群岛的热带、亚热带地区，栀子属资源分布辽阔，分布最广泛的是栀子，遍布于 36 个国家和地区，狭叶栀子分布于中国与越南区域，目前仅在中国发现并采集到了海南栀子；据相关报道可知，目前我国栀子种内有 15 个可稳定遗传的品种，其中 9 个为观赏型品种，另外 6 个为果用型品种。

目前，国内外学者已从栀子中分离鉴定出了 40 多种活性化合物，其中包括二萜类、环烯醚萜类、有机酸酯类及黄酮类等化学成分。

（1）二萜类。研究发现栀子中含有丰富的藏红花酸、藏红花素及其衍生物，它们是栀子黄色素的主要成分。藏红花素类化学成分具有抗炎抗癌、改善心肌肥厚、降血脂、抗氧化、调节脂质代谢以及抗动脉粥样硬化等作用。栀子黄色素是着色力强的纯天然水溶性类胡萝卜素，常应用于着色如饮料、冰淇淋、糕点、酒等食品。

（2）环烯醚萜类。环烯醚萜类物质是栀子属植物的特征性成分，其主要以苷的形式存在。京尼平苷是栀子中环烯醚萜苷类成分的代表，其具有抗炎、抗细胞凋亡、抗糖尿病肾病及缓解神经性疼痛等作用。

（3）有机酸酯类。有学者从栀子果中分离鉴定出 5 种有机酸酯类成分，分别是 4—咖啡酰奎尼酸、绿原酸、5—咖啡酰奎尼酸、4，5—二咖啡酰奎尼酸以及槲皮素—3—芸香糖苷，其中绿原酸含量较高，具有抗氧化、清除自由基、降血脂等活性。

（4）黄酮类。有学者研究发现栀子果中含有 3.5mg · g^{-1} 的总黄酮类物质。有学者发现鉴定出栀子中 12 种主要黄酮类成分。有学者采用超声波协同复合酶法确定了栀子中黄酮类物质最佳提取工艺条件为在 45℃下 0.8% 的酶液中酶解 90min、提取液 pH=4.8。黄酮类物质具有优异的抗氧化能力外，还有抗炎抗癌、降血脂降血糖等功效。

3. 芦根

芦根为禾本科植物芦苇的新鲜或干燥根茎。主要含芦根多糖、香豆酸、阿魏酸、薏苡素、苜蓿素、天冬酰胺等。芦根甘，寒；归肺、胃经。具有清热生津，除烦，止呕，利尿等功效。现代药理研究证实芦根具有保护肝脏、保护肾脏、改善糖脂代谢作用、抗炎、抗结石、提高人体免疫功能等药理作用。

芦根药用根茎，质地中空，味甘性寒，归于肺胃经，作用特点可以概括为“清润通利”，具有以下几方面的功用：

（1）清热生津，用于热病烦渴、内热消渴。外感发热，高热不退、口干不已、烦躁不安，以及头面部发热、目赤干痛，治疗上应清解热邪、生津止渴。芦柑甘寒，既能清热又能生津，并能利尿以引热下行。可以单用，鲜品 50—100 克，煎汤饮用，亦可配伍生石膏、淡竹叶、白茅根等通用。

（2）清肺止咳，用于肺热咳嗽、肺痈。肺热壅盛出现咳嗽、咯痰不畅、色黄质粘、口干，甚或伴有发热，或热毒壅肺出现高热胸痛、咯痰腥臭的肺痈，芦根为要药。其性寒而归于肺经，质地中空，善于通利，有较好的清解肺热而止咳，并能清肺排脓而治疗肺痈。孙思邈有一著名的治疗肺痈的名方“千金苇茎汤”，苇茎即为芦根，临床对于肺脓疡（即肺痈）用之有效。芦根的这一功用目前较多地应用于治疗急性气管炎、支气管炎、肺炎的治疗。

（3）清胃止呕，用于胃热呕吐、呃逆。胃气以通降为顺，胃热内扰，胃火上攻，则会出现口臭、齿龈出血、呕吐、呃逆等症状。芦根归于胃经，性寒清胃热、甘寒养胃阴，能有效治疗胃热、胃火病证。可以单用，鲜品 50—60 克，煎汤饮用。

（4）清热利尿，用于热淋病证。芦根虽然不归于膀胱经，但其茎中空通利，性寒清热，具有清热利尿通淋的作用，可用于湿热下注引起的尿频尿急、尿痛的热淋病证。常与白茅根同用。

（二）清热燥湿药

清热燥湿药以清泄里热、苦燥祛湿为主要作用，主要用于湿热证的下痢、带下、发黄及外感湿邪证，症见发热持续难退、口渴不欲多饮、身重酸楚、胸腹满闷、舌红苔黄腻等。相当于现代医学的呼吸系统、消化系统、妇科等部分感染性疾病及一些顽固性皮肤真菌感染和湿疹等。本类药物抗感染作用较突出，有抗菌、抗病毒、抗炎、解热作用，某些药物还兼有利胆、利尿、降压、抗过敏作用。其中清热燥湿药有黄芩、黄连、黄柏、龙胆、苦参、白鲜皮。

1. 黄连

黄连为毛茛科植物黄连、三角叶黄连或云连的干燥根茎，始载于《神农本草经》，被列为上品，其味苦、性寒，入心、肝、胃、大肠经，具有清热燥湿、泻火解毒的功效。黄连在《神农本草经》中被列为上品，该书记载其“味苦寒，治热气，目痛眦伤泣出，明目，肠澼腹痛下利，妇人阴中肿痛，久服令人不忘。”黄连在《中药学》中属清热燥湿类药，可治疗湿热内蕴引起的痞满、黄疸、呕吐、痢疾、出血、消渴等症，与黄芩、黄柏统称“三黄”。

目前从黄连中鉴定出 133 种成分，分为生物碱类（44 种）和非生物碱类，其中生物碱类包括小檗碱、巴马汀、药根碱、表小檗碱、黄连碱等化合物，占黄连总生物碱 80% 左右，是黄连的最主要的活性成分，具有抗菌抗炎、抗胃溃疡、降脂降糖、镇静安眠、抗肿瘤及保护心血管等作用。

2. 黄柏

黄柏药性苦，寒，主入肾、膀胱经。黄柏属清热药，中医认为其清热燥湿、泻火解毒之效可有效清除下焦湿热并缓解患处红肿热痛，且为实热、虚热两清之品。其使用频次为 121 次，为本次研究中用药频次最高的中药。《珍珠囊》中记载，黄柏善治下焦湿热诸证，且能“补肾不足，壮骨髓”。有学者认为，通过服用由黄柏组方的黄柏二妙胶囊可明显改善大鼠的急性炎症反应。有学者通过实验证明，黄柏及其不同炮制品均有抗痛风作用。有学者经研究发现，黄柏对小鼠由 DNFB（二硝基氟苯）引发的 DTH（迟发型超敏反应）有一定的抑制作用，其作用机制可能为黄柏能通过抑制免疫反应从而减轻炎症损伤。

3. 苦参

苦参最早的文字记载出自《神农本草经》中的“中经”。书中有载：“苦参主症瘕积聚、心腹结气；逐水，除痈肿补中等。”[1] 即苦参具有补元气、利尿、散热结之气、除郁热的疗效。运用现代药理学对苦参的药理作用进行研究证实：苦参有抗炎、抗氧化应激、保护神经元、抑制肿瘤等作用，这也是临床应用苦参治疗疾病的理论基础。苦参的药理作用有以下几点：

（1）抗炎作用。有学者用苦参链球菌类黄酮处理小鼠巨噬细胞，发现该细胞内蛋白 LC3 和蛋白 p62 等自噬相关蛋白表达增加，同时肿瘤坏死因子和趋化因子 5 含量下降，证实 FSF 具有抑制炎症的作用。进一步研究发现在巨噬细胞中激活的 MKKs/p38MAPK 通路能被苦参碱阻断，进而抑制了低密度脂蛋白介导的相关炎症反应。此外，在一项关于型胶原诱导的大鼠关节炎的研究中发现，苦参碱下调了白介素—6、TNF—α、基质金属蛋白—2、白介素—1β、基质金属蛋白—3 等促炎细胞因子的水平，减少环氧化酶等物质的表达，从而抑制 CIA 大鼠滑膜组织炎症反应。有学者发现氧化苦参碱能缓解病毒性心肌炎小鼠心肌细胞的损伤，可能是 OM 抑制了巨噬细胞移动抑制因子的表达。

（2）抗氧化应激作用。有学者研究发现，氧化苦参碱能改善三氧化二砷所致肝脏的氧化损伤，原因是氧化苦参碱使得超氧化物歧化酶、过氧化氢酶等参与氧化应激过程的酶类活性增强。苦参可激活血清中抗氧化酶的活性，对肾脏的缺血 / 再灌注起到积极改善。氧化苦参碱通过降低晚期糖基化终末产物介导的大鼠主动脉反应性氧化物的生成，靶向 MKK3 和 p38MAPK 信号抑制主动脉内皮细胞凋亡。

（3）神经元保护作用。有学者将氧化苦参碱应用于海马神经元，证实了氧化苦参碱能够抑制海马神经元的凋亡，其机制可能是氧化苦参碱能够影响 p38/JNK 信号通路。有学者在糖尿病 Wistar 大鼠的腹腔直接注射氧化苦参碱，发现该成分可减轻大脑皮层和海马的氧化应激、抑制 TNF—α 介导的 NF—κB 信号通路，降低半胱氨酸蛋白酶—3 活性，维持神经元细胞的功能。有学者的动物实验也得出了相似的结果，证实氧化苦参碱使得局灶性脑缺血小鼠的脑梗死体积缩小，并有神经功能保护作用，可能的机制是促进 Nrf2 的核转位。

（4）肿瘤抑制作用。有学者经过研究发现苦参中含有的苦参碱、氧化苦参碱等物质具有较广泛的抗癌活性。如两种物质对口腔癌、喉癌和甲状腺癌有抑制

[1] 佚名 . 神农本草经 [M]. 长沙：湖南科学技术出版社，2008.

作用，苦参碱能增强顺铂、5—氟尿嘧啶对抗多药耐药喉癌细胞的抑制作用；抑制人甲状腺癌乳头状细胞—1、喉癌 Hep—2、KB、KBV200 细胞等癌症细胞增殖，诱导凋亡，氧化苦参碱对 Hep—2 细胞也有抑制作用。有学者研究发现苦参生物碱凝胶的活性成分是苦参碱和氧化苦参碱，SFA 凝胶可抑制子宫颈癌细胞的增殖，抑制转移。可能是 SFA 凝胶调节了 AKT/mTOR 信号通路，从而导致 G2/M 期细胞周期停滞。进一步的研究表明苦参具有抑制泌尿系统肿瘤、转移性骨肿瘤、胃肠道恶性肿瘤和卵巢恶性肿瘤的作用。

有学者从苦参中分离出的苦参黄酮 G 能促进乳腺癌 MDA—MB—231 细胞凋亡，减缓癌症发展，机制是抑制 MAPK 信号通路。De 等提取出了从苦参包含的库拉瑞酮，对人 MCF—7/6 乳腺癌细胞的细胞毒活性显著。苦参碱体外实验被证实具有抑制小鼠 4T1 和人 MCF—7 乳腺癌细胞的作用。苦参碱阻碍了该细胞的转移同时诱导其凋亡且呈剂量依赖性。苦参碱提高了乳腺癌 MCF—7/ADR 细胞的多种化疗药物药敏性并增强疗效，其机制可能是调节 PI3K/AKT 信号通路，抑制乳腺癌细胞增殖。经过大量研究和实验得出苦参中的活性成分如苦参碱、氧化苦参碱等和复方苦参注射液虽然依据的机制不同，然而均表现出抑制乳腺癌细胞增殖和迁移等作用的特性。

（三）清热凉血药

清热凉血药以清解营分、血分热邪为主要作用，用于血分实热证，如血热妄行，发斑发疹，或吐血、衄血、便血等多种出血，以及舌绛、烦躁、神昏谵语等症，相当于现代医学感染性疾病极期或败血症期，本类药物主要有解热、镇静、抗菌、抗炎作用。其中清热凉血药有水牛角、生地黄、玄参、牡丹皮、紫草、翻白草、四季青、赤芍。

1. 水牛角

水牛角为牛科动物水牛的角，始载于《名医别录》“疗时气寒热头痛”，性味苦咸、寒，具清热凉血、解毒、定惊之功效，现代研究表明水牛角具有良好的解热、镇静等功效，是中医临床及中药制药行业的重要品种。目前中医临床及中药制药行业以水牛角替代犀角应用于方剂及中成药，如清营汤、犀角汤、犀角地黄汤等均以水牛角代犀角入药，这些方剂在清热解毒、定惊凉血等方面均取得了较好的疗效。3871 例临床资料分析表明，水牛角替代犀角治疗乙脑、小儿夏季热、急性扁桃体炎等高热病证的效果明显。

水牛角中主要含有蛋白质类、肽类、氨基酸类、甾醇类、核苷类、无机元素类等成分，物质组成的特殊性使得水牛角质量研究发展缓慢，水牛角质量标准并不完善，《中国药典》2020年版水牛角项下仅有外观鉴别项，仍缺少专属性鉴别、含量测定等项，含水牛角的成方制剂更缺乏合理可靠的定性与定量的检测方法。现阶段，药材市场存在以其他角类或蹄甲混售的现象，有研究表明基于COI序列的DNA条形码技术可用于鉴别水牛角药材混伪品，而中药通常需经高温煎煮提取，这一过程可能会影响DNA的完整性，进而影响DNA条形码鉴定的准确性，相较于DNA分子，蛋白质、肽类成分的一级序列信息在高温提取条件下保存较好。

2. 生地黄

生地黄为玄参科植物地黄的干燥块根，味甘，性寒，归心、肝、肾经，具有清热凉血、养阴生津的功效。地黄分布广泛，主产于河南、山西、河北、山东等地，为四大怀药之一。生地黄主要含有苯乙醇苷类、环烯醚萜苷类、糖类、氨基酸类等化合物。药理研究表明，生地黄具有止血、强心、降血糖、抗炎、提高免疫力、利尿、保肝等作用，临床常用于治疗肾阴不足、瘀血阻滞而引起的各种出血症。

3. 玄参

玄参为玄参科玄参属草本植物玄参的干燥根，始载于《神农本草经》，味甘、苦、咸，性微寒，归肺、胃、肾经，具有清热凉血，滋阴降火，解毒散结的功效，为我国常用大宗中药，广泛用于治疗热病伤阴、津伤便秘、骨蒸劳热、夜寐不安、目赤、咽痛、瘰疬等疾病，且在中药方剂中经常配伍入药，如咽炎片、清喉咽合剂、玄麦甘桔颗粒、四妙勇安汤等。因玄参应用广泛，故对其化学成分及其药理活性研究一直备受关注。目前从玄参中发现的化学成分主要包括环烯醚萜类和苯丙素类，其具有抗炎、抗菌、抗氧化、降血压、降血糖等作用。

4. 牡丹皮

牡丹皮是毛茛科植物牡丹的干燥根皮，主产于四川、山东、安徽等地。史书上记载牡丹皮有清热凉血、活血化瘀的功效，现有医学研究表明牡丹皮还具有很好的降血糖作用。现代研究表明，牡丹皮中含有多种类型的化学成分，其中最主要的成分为单萜及其苷类和酚及酚苷类，除此之外，牡丹皮中还含有香豆素类、挥发油类、三萜、有机酸类、黄酮类、多糖、甾醇及其苷类、鞣质及丰富的微量元素等成分。

（1）酚及酚苷类化合物。酚及酚苷类化合物的母核主要为丹皮酚，该类化合物的含量在牡丹皮中比较高。丹皮酚是牡丹皮中的首要活性成分之一，众多研究者对其进行了研究。除了丹皮酚外，牡丹皮中的酚苷类化合物还有丹皮酚苷、丹皮酚原苷和丹皮酚新苷等。除了母核为丹皮酚的成分外，牡丹皮中还含有苯乙酮类化合物，这类化合物与丹皮酚的结构相似，主要包括香草乙酮、3—羟基—4—甲氧基苯乙酮、去甲基丹皮酚、2，5—二羟基—4—甲基苯乙酮等。

（2）单萜及其苷类。单萜及其苷类化合物是牡丹皮中的另一类重要化合物，在牡丹皮中，目前有四十多个单萜及其苷类被分离鉴定出来，其中大多化合物为芍药苷元或其类似物和葡萄糖缩合而成的。该类化学成分主要有芍药苷元、芍药苷、芍药苷—4—甲基醚、芍药苷—4—乙基醚、苯甲酰芍药苷、没食子酰芍药苷、氧化芍药苷、苯甲酰氧化芍药苷、牡丹酮、牡丹缩酮等。

（3）挥发油类。牡丹皮中挥发油成分较多。有学者使用 GC—MS 研究了牡丹皮中的挥发油成分，并对比了水蒸气蒸馏法和乙醚超声萃取法两种方式提取的挥发油，结果从萃取的挥发油里鉴定了 20 个成分，从蒸馏的挥发油里鉴定出了 17 成分。有学者对牡丹皮中的挥发油成分采用了蒸馏萃取法进行提取，随后使用 GC—MS 对其成分进行鉴定，鉴定出了 20 个挥发油类化合物，其中含量最高的化合物为芍药醇。

（4）三萜、甾醇及其苷类。牡丹皮中除了单萜类化合物，还存在三萜甾醇类化合物。目前从牡丹皮中分离鉴定出的三萜、甾醇类物质主要有白桦脂酸、白桦脂醇、齐墩果酸、β—谷甾醇、齐墩果酸、胡萝卜苷等。

（5）其他成分。除上述成分外，牡丹皮中还含有槲皮素、异鼠李素、山奈素等黄酮类成分；没食子酸、对羟基苯甲酸、苯甲酸等有机酸类物质；除此之外，还有反式咖啡酸硬脂酸酯、6—羟基香豆素、腺苷、多糖、没食子酸甲酯、儿茶素以及丰富的微量元素。

牡丹皮在抗动脉粥样硬化、提高细胞免疫功能、抗菌抗炎、抗心律失常、抗血栓、降血糖、降压、抗肿瘤、保肝等方面都具有很好的疗效，同时还具有镇静、镇痛、神经保护等中枢作用。现对牡丹皮药理活性的研究情况进行概述，如下：

（1）抗菌作用。有学者研究发现，牡丹皮对多种细菌如金黄色葡萄球菌、变形杆菌等均有抑制作用，抗菌作用在体外尤为明显。有学者研究发现，牡丹皮的水提物和乙醇提取物均可抑制金黄色葡萄球菌、大肠杆菌和绿脓杆菌。

（2）抗炎作用。有学者研究了丹皮总苷的抗炎作用，分别以不同浓度的丹皮总苷给小鼠灌胃，结果表明丹皮总苷可以明显抑制小鼠耳片水肿（二甲苯诱导）和大鼠急性足爪肿胀（角叉菜胶诱导），且抑制效果与剂量相关。有学者对牡丹皮的抗炎作用进行了研究，结果表明牡丹皮能够显著抑制小鼠腹腔毛细血管通透性的增高，抑制小鼠的耳廓肿胀，其抗炎效果显著。

（3）抗动脉粥样硬化和抗血栓作用。有学者对丹皮酚的抗动脉粥样硬化作用进行了研究，实验结果表明丹皮酚口饲给药后能够有效调节鹌鹑的血脂、改善鹌鹑的血流状态，并且可以抑制鹌鹑主动脉脂质斑块的形成，证明丹皮酚有抗动脉粥样硬化的作用。

（4）降血糖作用。有学者研究发现，用丹皮多糖粗品灌胃给药后，由葡萄糖诱发的高血糖小鼠的血糖也降低了。有学者对比了几种不同方法提取的丹皮多糖的降血糖活性差异，发现由蒸馏水浸提及温水法提取得到的丹皮多糖可以明显地降低小鼠血糖，但沸水提取的多糖无法降低血糖。有学者研究发现，丹皮多糖能够有效地降低小鼠的高血糖，此外，丹皮多糖还对小鼠的胰岛素抵抗有一定改善作用。

（5）抗肿瘤作用。有学者分别研究了牡丹皮等中药对小鼠体内抑瘤和体外杀瘤细胞的效果，结果显示牡丹皮有一定的抗肿瘤效果。有学者采用了体内和体外抗肿瘤试验法对丹皮酚的抗肿瘤作用进行了研究，结果表明丹皮酚在体内具有一定的抗肿瘤作用，在体外具有较强的细胞毒作用。

（6）其他药理活性。除了上述药理活性，牡丹皮还有一些其他的活性，如有学者研究发现，牡丹皮中没食子酰芍药苷、丹皮酚、没食子酸、芍药苷等成分具有良好的抗急性肺损伤作用。有学者研究发现，从牡丹皮中分离得到的丹皮酚、丹皮酚苷、香草乙酮、氧化芍药苷等化合物对脓毒症具有拮抗作用，其中香草乙酮抗脓毒症的效果最好。除此之外，牡丹皮还具有解热、镇痛、解痉、抗早孕、利尿等作用。

（四）清热解毒药

清热解毒药以清热解毒为主要作用，用于治疗各种热毒证，如温热病、痈疮、丹毒、斑疹、咽喉肿痛及毒痢等，相当于现代医学多种化脓性感染性疾病如肺脓疡、腮腺炎、扁桃体炎、咽喉炎、外伤感染化脓、痢疾及病毒感染如流脑、乙脑等，本类药物主要有抗菌抗病毒作用，部分兼有抗毒、解热、消炎作用。清热解毒药有主要用于温热病的金银花、连翘、大青叶、蓼大青叶、青黛、板蓝根、穿心莲、绵马贯众、忍冬藤、水飞蓟；主要用于疮痈肿毒的紫花地丁、蒲公英、野菊花、千里光、禹州漏芦、漏芦、重楼、半枝莲、鱼腥草、皂角刺、拳参、败酱草、了哥王、马鞭草、鸦胆子、大血藤、半边莲、山慈菇、白蔹；主要用于泻痢的马齿苋、白头翁、秦皮、委陵菜、三颗针、木棉花；主要用于咽喉肿痛的山豆根、北豆根、射干、马勃、胖大海、锦灯笼、余甘子、青果、金果榄、木蝴蝶。

1. 金银花

金银花为忍冬科多年生半常绿缠绕性木质植物忍冬的花蕾及初开的花，又名忍冬花、鹭鸶花、双花、二宝花等，味甘、性寒、具有清热解毒、凉散风热的功效，保健和医疗作用十分广泛。早在陶弘景《名医别录》中便有记载“今处处皆有，似藤生，凌冬不凋，故名忍冬”[1]。因其花朵形态金银辉映，后世称为金银花，《品汇精要》有云：金银花，三月开花，五出，微香，蒂带红色，花初开则色白，经一、二日则色黄，故名金银花。我国大部分地区均产，以山东产量最大，河南质量较佳。全球忍冬种属植物约200种，我国分布有98种，其中可供药用的品种达47种。

关于金银花的清热解毒效用，多用于外科疮疡肿毒类疾病，《本草正》记载：“金银花，善于化毒，故治痈疽、肿毒、疮癣、杨梅、风湿诸毒，诚为要药。毒未成者能散，毒已成者能溃，但其性缓，用须倍加，或用酒煮服，或捣汁搀酒顿饮，或研烂拌酒厚敷。若治瘰疬上部气分诸毒，用一两许时常煎服极效。”[2]《本经逢原》有云：“金银花，解毒去脓，泻中有补，痈疽溃后之圣药，但气虚脓清，食少便泻者勿用。”[3]《医学心悟》中记载忍冬汤，治一切内外痈肿：“金银花四两，甘草三两。水煎顿服，能饮者用酒煎服。”[4] 金银花若炒炭用，搭配得当可有清热养阴之效，也用来治疗痢疾、外科皮肤病等疾病。

明清时代温病学派中，多用金银花凉散风热，清气分热毒，例如《温病条辨》名方银翘散：“治太阴风温、温热，冬温初起，但热不恶寒而渴者：连翘一两，银花一两，苦桔梗六钱，薄荷六钱，竹叶四钱，生甘草五钱，荆芥穗四钱，淡豆豉五钱，牛蒡子六钱。上杵为散，每服六钱，鲜苇根汤煎服。”[5] 另一温病名方清营汤在临床亦有广泛应用，叶天士《温热论》有云“大凡看法，卫之后方言气，营之后方言血，在卫汗之可也，到气才可清气，入营犹可透热转气。”[6] 在邪热内陷营血，在清营养阴的基础上需要疏通气机，使在营之热向外透散之道路畅通，方能使邪热在适宜时机转出气分而散。清营汤中金银花、连翘、竹叶三药轻清透泄，最宜宣通气机，透邪外出，以金银花之花露芳香透化有形之湿热，正体现了“入

[1] 陶弘景 . 名医别录 [M]. 北京：人民卫生出版社，1986.
[2] 张景岳 . 本草正 [M]. 北京：中国医药科技出版社，2017.
[3] 张璐 . 本经逢原 [M]. 赵小青，裴晓峰校注 . 北京：中国中医药出版社，1996.
[4] 程国彭 . 医学心悟 [M]. 闫志安，徐文兵校注 . 北京：中国中医药出版社，1996.
[5] 吴瑭 . 温病条辨 [M]. 北京：中国医药科技出版社，2012.
[6] 叶桂撰 . 温热论 [M]. 扬州：江苏广陵古籍刻印社，1984.

营犹可透热转气”的治疗原则。金银花亦可用作保健品，熬制凉茶消火散暑等。

现代药理研究显示，金银花的主要药效成分包括有机酸、挥发油和黄酮类物质。其中有机酸类约占 6%，包括绿原酸、异绿原酸和咖啡酸，以绿原酸为主；此外还含有环烯醚萜苷、裂环马线素、獐牙菜苷、麻线素、麻线酸、新环烯醚萜苷等。挥发油约含有 0.6%，已测得 30 多种成分，主要为芳樟醇、双花醇、香叶醇、异双花醇、松油醇、丁香油酚、香树烯、苯甲酸甲酯丁香酚、金合欢醇等。黄酮类物质含量约占 3.55%，主要有木犀草苷、葡萄糖苷、槲皮素、金丝桃苷等。

金银花主要药理作用有：（1）抗病原微生物：研究显示金银花对多种致病菌具有抑制作用，常见的如金黄色葡萄球菌、溶血性链球菌、大肠杆菌、痢疾杆菌、霍乱弧菌、伤寒杆菌、副伤寒杆菌等，对肺炎球菌、脑膜炎双球菌、铜绿假单胞菌、结核杆菌亦有效；（2）抗炎解热：Song 等人报道了忍冬的两种单体 Loniceroside A 和 Lonicerin 具有一定的抗炎止痛作用；金银花炭亦具有一定抗炎作用；（3）免疫调节：金银花水煎液、口服液和注射液有不同程度的退热作用，明显提高小鼠腹腔巨噬细胞吞噬百分率和吞噬指数；具有促进白细胞和炎症细胞吞噬的功能；金银花小分子成分提取液对烫伤小鼠免疫抑制状态有调节作用，可显著促进白细胞的吞噬功能，恢复受损淋巴细胞功能和促进 IL—2 分泌；（4）中枢兴奋：绿原酸成分可引起大鼠、小鼠中枢神经系统兴奋；（5）其他：降血脂、抗内毒素等作用。

2. 连翘

连翘系木犀科植物连翘的干燥果实，具有清热解毒，消肿散结，疏散风热的功效，用于痈疽，瘰疬，乳痈，丹毒，风热感冒，温病初起等症。现代研究表明，连翘主要含有苯乙醇及其苷类、木脂素类、挥发油及萜类、环已基乙醇衍生物、黄酮类、酚酸类等化学成分。其中苯乙醇及其苷类、木脂素类、黄酮类、酚酸类为其主要药效成分，具有抗菌、抗炎、解热、抗肝损伤和抗氧化等多种生物活性。

连翘作为药用，始载于《神农本草经》，在我国已有两千多年的历史。但在其历史沿用过程中，连翘药材品种有一定的延续，也有所变迁。我国最早使用的连翘，经考证为金丝桃科湖南连翘（红旱莲、黄海棠），同属其他近缘植物也有供药用者。唐、宋以前，均以此种为连翘之主流品种。自宋代开始至明清以后则以木犀科的连翘为正品。从入药部位来看，最早使用的是湖南连翘的地上部分及根。至唐代，多用地上部分，也有单用果实的。宋以后，转变为使用木犀科连翘的果实，并延用至今。

近年来，随着对连翘化学成分研究的不断深入，对连翘粗提物、单体化合物的药理活性研究也逐渐增多，综合文献报道，连翘及其分离得到的单体化合物具有抗病原微生物、抗炎、解热、抗肝损伤和抗氧化等药理作用，为相关类型药物的开发提供了重要依据。

（1）抗病原微生物作用。连翘的抗菌谱很广，对多种革兰氏阳性菌、革兰氏阴性菌、结核杆菌都有抑制作用。有学者通过抗菌活性筛选表明连翘酯苷对金黄色葡萄球菌等呈现一定的抗菌活性。有学者采用二倍稀释法对连翘中苯乙醇苷类成分进行抑菌活性测试，结果表明其对金黄色葡萄球菌具有中等强度的抑制作用。有学者研究表明连翘抑制金黄色葡萄球菌生长的作用机制可能与抑制细胞膜通透性及琥珀酸脱氢酶和苹果酸脱氢酶活性有关。有学者的实验表明连翘酯苷 A 具有体外抗鸡传染性支气管炎病毒作用，且能激活 IBV 感染细胞内受体和抗病毒基因。此外，有学者发现青翘抗菌活性整体上强于老翘，可能与青翘中连翘酯苷 A 的含量较高有关。

（2）抗炎作用。中医临床称连翘为“疮家圣药”，抗炎是连翘发挥消肿散结功效的主要药理作用之一。有学者以二甲苯导致耳肿胀的小鼠为研究对象，采用酶联免疫法检测小鼠血清中肿瘤坏死因子—α 和白介素—6 的含量，发现连翘酯苷 A、连翘酯苷 B 及连翘脂素均能抑制小鼠耳肿胀及 TNF—A 和 IL—6 的生成，而连翘苷则无明显抑制作用。有学者研究发现，腹腔注射连翘苷可降低骨折大鼠促炎症细胞因子含量，从而降低炎症反应，减少疼痛反应。

（3）解热作用。现代药理研究证实，连翘的解热作用与其清热解毒、疏散风热的传统功效基本一致。一氧化氮（NO）是体内重要的细胞因子，参与发热机制，机体发热，体内 NO 的含量明显增加。有学者研究表明发热大鼠血清中 NO 的含量显著增高，单味连翘能降低炎症时血清 NO 的过量产生与释放。有学者通过网络药理学的方法发现，连翘可能通过作用于一氧化氮合酶 2（NOS2）和一氧化氮合酶 3（NOS3），从而抑制 NO 的产生。有学者研究发现，连翘提取物对 LPS 和酵母所致大鼠发热模型都有解热作用，其中又以对 LPS 发热模型大鼠的解热作用更为显著，综合两种模型所共有的发热机制，可以推测其解热机制可能是抑制 PGE2 的合成和释放。有学者研究发现连翘挥发油可通过下调由酵母菌所致发热大鼠的下丘脑 cAMP，从而发挥解热作用。

（4）抗肝损伤作用。研究表明，白桦脂酸抗肝炎病毒的活性最强，与中医临床上连翘的保肝作用有一定联系。有学者研究发现，连翘苷元对四氯化碳所致急性肝损伤大鼠具有明显的保护作用，该作用机制与其增加肝组织中抗氧化酶的活性、降低脂质过氧化水平、降低肿瘤坏死因子—A 及白介素—8 等促炎症细胞因子水平有关。有学者研究表明肝纤维化大鼠在给予连翘苷元治疗后能够显著减轻组织纤维化程度。此外，连翘苷在酒精性肝损伤中通过抑制肝细胞凋亡而发挥保护作用。

（5）抗氧化作用。据文献报道，连翘具有良好的抗氧化活性。有学者采用 U—二苯基—2—苦肼基清除法对化合物的体外清除自由基作用进行研究，结果显示，3，4—二羟基苯乙醇有较强的自由基清除活性，suspensaside 及丹参素甲酯有显著的清除活性。有学者研究表明连翘中总酚含量与抗氧化作用之间呈明显的正相关，不同部位抗氧化活性有显著差异，说明总酚类物质为连翘抗氧化作用的重要物质基础。

（6）其他药理作用。连翘还有调节免疫、镇吐止呕、抗肿瘤、降血脂、抑制弹性蛋白酶活性、改善学习记忆障碍、对认知障碍及短暂性脑缺血的神经保护等作用。

3. 忍冬藤

忍冬藤药性甘，寒。归。归肺、胃经。具有清热疏风、通络止痛之效。忍冬藤又名银花藤，与金银花同属忍冬科植物，故其清热解毒之效与金银花类似，《本草便读》认为藤类药物有祛风除痹之效，并提出："凡藤蔓之属，皆可通经入络……"[1] 的观点，因此临床多用于治疗温病发热、疔疮肿毒、湿热痹证等。现代药理学证明忍冬藤化学成分的与金银花相似，具有清热、抗炎、免疫调节等作用。

（五）清虚热药

清虚热药以清除虚热为主要作用，适用于虚热证，即温病后期、热伤阴液所致的口燥咽干、夜热早凉、热退无汗等阴虚发热症以及长期午后发热、手足心热、额红盗汗，并有进行性消瘦等骨蒸劳热证，相当于现代医学中的肺结核、慢性疟疾及感染性疾病后期。清虚热药有地骨皮、白薇、胡黄连、青蒿、银柴胡。

1. 地骨皮

地骨皮为茄科植物枸杞或宁夏枸杞的干燥根皮，为《中国药典》2020 版收载的品种，主产于山西、陕西、宁夏、华北等地，味甘，性寒，归肺、肝、肾经，具有凉血除蒸、清肺降火的功效，用于阴虚潮热、骨蒸盗汗、肺热咳嗽、咯血、内热消渴等症状。研究表明，其含有生物碱、苯丙素类、有机酸及其酯类、蒽醌类、甾醇等成分，药理作用主要为降血压、调血脂、降血糖、抗菌、抗病毒、解热和镇痛等。国内学者对其研究较晚，近十几年来对其化学成分、药理活性研究较多，

---

[1] 张秉成 . 本草便读 [M]. 上海：上海科学技术出版社，1958.

进展显著，还对其中的一些活性物质进行了专利保护。

地骨皮中主要含有生物碱类、苯丙素类、蒽醌类、有机酸及其酯类、氨基酸、微量元素等成分，也有少量黄酮类、萜类及甾醇类化合物存在。早期，国内对地骨皮的化学成分研究较少，主要集中在苯丙素类及蒽醌类化合物；国外主要对生物碱及有机酸的研究较多。近年来，国内对地骨皮的研究明显增多，报道了许多新的生物碱类、苯丙素类、萜类化合物。

2. 银柴胡

银柴胡为石竹科植物银柴胡的干燥根，具有解热、抗炎、降低胆甾醇含量、抗变态反应等药理作用，临床上用于阴虚发热，骨蒸劳热，小儿疳热。银柴胡中的主要化学成分为甾醇类、皂苷类、黄酮类，环肽类等化合物，现代药理研究表明，银柴胡清虚热功效的活性成分是甾醇类物质，皂苷类成分可降低胆甾醇的含量。因此 α—菠甾醇、豆甾—7—烯醇、皂苷类和黄酮类成分是银柴胡药材质量评价的主要指标性成分。

银柴胡为宁夏道地药材，是宁夏同心地区主栽的中药材品种，经过多年的发展，形成了十几万亩的人工种植规模，为宁夏贫困地区农民脱贫致富起到助推作用。银柴胡药材在人工引种栽培过程中，药材采收缺乏统一标准，致使道地药材的质量参差不齐。

（六）清热明目药

清热明目药以治疗肝病或风热目疾为主，适用于目赤肿痛、多泪、多眵、目生翳膜等属热之证。相当于现代医学部分眼科疾病，清热明目药有决明子、夏枯草、密蒙花、谷精草、青箱子、熊胆。

1. 决明子

决明子为豆科植物钝叶决明或小决明的干燥成熟种子。性微寒，味甘、苦、咸，归于肝、大肠经。决明子入药很早，最早见于《神农本草经》名之为决明子；其在《医学正传》中名为还瞳子，在《吴普本草》名为草决明和羊明。这些名称均反映了决明子的主要功效为明目，诚如《本草纲目》所言“以明目之功而名”，又因其属草本植物，为与贝壳药物“石决明”的区分，故名之“草决明”。此外，尚有以决明子的种子形态命名的，名之“马蹄决明”，如《本草经集注》：“叶如茳芒，子形似马蹄，呼为马蹄决明。”[1] 以荚果的形态命名羊角、羊明等，因决明子的荚果细长弯曲，成对生于叶腋，形态似羊角。其作用特点可以概括为“清润”，

---

[1] 陶弘景 . 本草经集注 [M]. 上海：群联出版社，1995.

即清肝明目、润肠通便。

（1）清肝明目，用于眼疾。这是决明子的核心功效，也是其药名的来历。其归于肝经，而肝开窍于目，既苦寒以清肝明目，用于肝火上炎、肝经风热引起的目赤肿痛；又甘寒以养肝明目，用于肝阴不足、目失所养之眼目干涩、视物昏花、迎风流泪、翳膜遮睛。可以说决明子是治疗眼疾的对症用药，无论何种类型、表现的眼睛疾患皆可用之。程度轻、急性者可以单用决明子泡茶饮用；程度重者可以配伍菊花、石斛、桑叶、枸杞子、车前子等药。此外，决明子的清泻肝火的作用，还可用于肝火上炎、肝阳上亢之头痛、眩晕，有一定的降血压作用，常与夏枯草、钩藤、天麻等同用。

（2）润肠通便，用于便秘、排便不畅。这也是目前决明子应用最广的适应证之一。决明子归于大肠经，既苦寒清泄通利以治疗大肠热积便秘，又咸寒软化燥结以治疗燥屎内结之便秘，同时其又甘寒润滑大肠以治疗肠道津液不足之肠燥便秘、排便困难。因此，决明子是一味十分常用的通便药，甚至可以认为是一味对症的通便药，现代研究也证实决明子含有通便的蒽醌类化合物。常单用开水冲泡饮用即效，程度重者须配伍麻子仁、元明粉等药。

目前一些高脂血症、超重、肥胖的患者常长期大剂量服用决明子以期降脂、减肥。实验研究也证实决明子确有一定程度的调节血脂、降低体重的药效，但并不主张长期、大剂量地单独使用决明子。

2. 夏枯草

夏枯草，又名夏枯球、夏枯花、枯草穗，为唇形科植物夏枯草的带花果穗。中医认为，本品性味苦、辛、寒，入肝、胆经，有清肝火、散郁结、清肝明目之功。既能苦寒清热，又能辛散开郁，有良好的清热散结之功，尤善清泻肝火而明目止痛。《本草图解》言其“苦辛微寒，独入厥阴，消瘰疬，散结气，止目珠痛。此草补养厥阴血脉，又能疏通结气，目痛瘰疬，皆系肝症，故建神功”。《本草纲目拾遗》言其“治瘰疬，鼠瘘，目痛，羞明”[1]。经研究，夏枯草具有降压、降糖、抗菌、抗炎、抗过敏、抗病毒及增强免疫力等药理作用。

三、清热药的药理作用

据现代研究，清热药的药理作用主要有以下几个方面：

---

[1] 赵学敏 . 本草纲目拾遗 [M]. 闫冰，等校注 . 北京：中国中医药出版社，1998.

（一）抗病原体作用

各种清热药对细菌、真菌、病毒、原虫等都有不同程度的抑制或杀灭作用。29 种常用清热药中，只有一种未被证明有抗病原体作用。清热解毒药、清热燥湿药抗菌、抗病毒作用更为显著。

（1）抗菌谱：清热药抗菌谱较广黄连、黄芩、黄柏、龙胆草、金银花、蒲公英、鱼腥草、紫草等，对金黄色葡萄球菌、溶血性链球菌、肺炎球菌、大肠杆菌、痢疾杆菌、变形杆菌等有抑制作用；黄连、黄柏对结核杆菌、钩端螺旋体有抑制作用；苦参、龙胆草、金银花、连翘、青黛、鱼腥草等能抗多种皮肤癣菌；金银花、连翘、蒲公英、穿心莲、秦皮、板蓝根、贯众、鱼腥草、苦参、紫草等能抗流感病毒、疱疹病毒等；白头翁、鸦胆子能抗阿米巴原虫，而青蒿、鸦胆子可抗疟原虫。

（2）抗菌机理：大部分清热药的抗菌机理尚不清楚：黄连、黄柏、龙胆草等抗菌作用可能包括以下环节：破坏菌体结构，细胞膜出现皱缩并折入胞浆内；抑制核酸、蛋白质合成；干扰糖代谢等。

（3）抗菌有效成分：现已明确的抗菌有效成分有小檗碱（黄连、黄柏、三颗针）、黄芩素（黄芩）、绿原酸（金银花）、异绿原酸（金银花）、秦皮乙素（秦皮）、苦参碱（苦参、山豆根）、连翘酯苷（连翘）、色胺酮（板蓝根、青黛）、癸酰乙醛（鱼腥草）等。

关于清热药的抗感染作用，应注意与抗生素作用之间存在一定差异。清热药用于急性感染性疾病，临床疗效确切，改善全身症状显著，但体外实验结果显示，无论单味还是其有效成分的抗菌作用强度，一般均不及抗生素，说明清热药抗感染作用是通过多种作用环节产生的。除抗病原体作用外，抗细菌毒素、解热、影响免疫功能等也参与了抗感染作用。

（二）抗毒素作用

许多清热药具有抗细菌内毒素作用，能提高机体对内毒素的耐受能力。如金银花、蒲公英、穿心莲、黄连、黄芩、鸭跖草：水牛角等能降低大肠杆菌、霍乱弧菌等内毒素所致小鼠死亡率，减轻腹泻及肠道黏膜炎症反应。另外，穿心莲、苦木有抗蛇毒作用。

（三）抗炎作用

大多数清热药具有抗急性炎症作用。金银花、大青叶、板蓝根、鱼腥草、穿心莲、黄连、黄芩、苦参、龙胆草、知母、栀子、赤芍、丹皮、苦木、鸭跖草、玄参、苦豆子等对二甲苯所致小鼠耳肿胀、角叉菜胶所致大鼠足肿胀等急性渗出性炎症有显著的抑制作用，并能降低组胺等引起的毛细血管通透性增加。金银花、知母、黄芩、丹皮、赤芍等对大鼠佐剂性关节炎也有一定的抑制作用。

（四）解热作用

里热证多伴有发热，多数清热药有明显的解热作用。清热解毒药金银花、大青叶、板蓝根、穿心莲，清热燥湿药黄连、黄芩、苦参、龙胆草，清热泻火药石膏、知母、栀子，清热凉血药赤芍、丹皮，以及清虚热药地骨皮等，对内毒素或酵母等引起的实验性动物发热，有程度不同的解热作用，栀子醇提物和青蒿水提物还能使动物的正常体温降低，产生降温作用。

（五）对免疫功能的影响

清热药对免疫功能的影响较为复杂。一方面，多数清热药能提高机体的免疫功能，增强机体的抗病能力。如蒲公英、金银花、鱼腥草、穿心莲、黄连、黄芩、栀子等可不同程度地增加白细胞数量，提高白细胞和巨噬细胞的吞噬能力，增强非特异性免疫功能；山豆根、金银花、黄连、黄芩等有促进细胞免疫的作用，山豆根、黄柏、金银花等有促进体液免疫的作用，从而增强特异性免疫功能。另一方面，某些清热药又可抑制异常的免疫反应，如黄芩、黄连、穿心莲等能对抗过敏反应，产生免疫抑制作用。

（六）抗肿瘤作用

肿瘤为毒邪，某些清热药如苦参、紫草、北豆根、金银花、青黛等具有一定的抗肿瘤作用。

（七）其他作用

黄芩、牡丹皮、牛黄等清热药还有不同程度的镇静、降压、保肝、利胆等作用。此外，部分清热药还具有利尿、降血脂、抗血凝等作用。

第六节　理气药药理学研究

一、理气药概念

凡具有疏通气机、消除气滞功效的药物，称为理气药，又称行气药。行气药大多辛温芳香，具有行气理脾、疏肝解郁、降气平喘等作用。主要用于气滞证，包括脾胃气滞所致的脘腹胀闷、痞满疼痛、恶心呕吐、嗳气、便秘或泻而不畅等证；肝气郁滞所致的胁肋胀痛、脘闷吞酸、抑郁不乐、月经不调等证；肺气壅滞之胸闷疼痛、咳嗽、气喘等证。相当于现代医学的消化系统疾病，如溃疡病、胃炎、肠炎、痢疾、肠痉挛、肠梗阻、肝胆疾病、胰腺炎；妇科疾病，如痛经、月经不调等；呼吸系统疾病，如支气管炎、支气管哮喘等；其他如心绞痛、睾丸或副睾炎症、乳腺纤维增生等。

二、理气药种类

理气药有枳实、枳壳、陈皮、青皮、佛手、厚朴、木香、香附、乌药、大腹皮、薤白、甘松、九里香、九香虫、玫瑰花、沉香、檀香、荔枝核、香橼、刀豆、川楝子等等。

（一）枳实

枳实是中药配方中常用的治疗多种疾病的中药材。枳实作为中药使用始载于东汉时集结整理的《神农本草经》，具有消积理气，化痰除痞的功效，应用历史十分悠久，对积滞内停、痞满胀痛、便秘腹痛、风痰眩晕、泻痢后重、胃下垂等症状都有很好的效果。

从枳实中分离鉴定出多种活性成分，包括黄酮、生物碱和挥发油。文献表明，黄酮类，尤其是橘皮苷、柚皮素、川陈皮素、柚皮苷、橘皮素、橙皮素和圣草酚是枳实的主要代表生物活性成分，能够通过多平台机制减轻多种疾病，包括氧化应激、抗细胞毒作用等机制，近年来也被证实具有显著的肝保护作用。在胃溃疡的治疗中，枳实可以起到抗菌及促进胃肠运动的作用，有杀死HP，增加胃肠道运动的效果。枳实药材资源丰富，在秦岭南坡及以南各地广泛分布，具有潜在的开发应用价值。

枳实药理作用有以下几点：

（1）胃肠道的作用

有学者研究发现，通过调节分泌，枳实可以达到促进胃肠蠕动的效果。通过调节胃泌素、胃动素的分泌，枳实对脑梗死急性期胃肠道激素分泌紊乱导致的胃肠道功能障碍具有一定的调节作用。对于临床上出现的一些便秘患者未经医生指导，不恰当使用泻药而带来的相关疾病和肠道损伤有治疗作用。李培彩等的研究表明枳实总黄酮苷可以通过调节脊髓中的 5 —羟色胺含量及 c—fos mRNA 的表达，有效降低功能性消化不良模型大鼠的内脏敏感性。

有学者通过临床观察得出枳实消痞汤对化疗药物如铂类及紫杉醇等在治疗恶性肿瘤过程中引起的恶心、呕吐等胃肠道反应有显著的缓解效果。此外，以枳实消痞汤为主，辅以耳穴贴压，对治疗糖尿病性胃轻瘫也有较为显著的效果。

（2）抗肿瘤作用

枳实中富含的黄酮类成分能够调控胱天蛋白酶、裂解的 DNA 修复酶和 Bax/Bc1—xL 比值，诱导细胞凋亡，可以通过多种细胞途径发挥抗癌作用。有学者的实验结果也表明，枳实中的黄酮类化合物能抑制肺癌细胞的转移，诱导细胞凋亡。另外，有学者研究发现，枳实多糖能够增加肿瘤坏死因子的产生和表达，增强细胞免疫，从而杀死肿瘤细胞。

（3）抗炎作用

黄酮类成分是枳实抗炎活性的主要物质基础。研究表明，枳实总黄酮提取物可以阻断动物体内炎症相关的信号通路，调节骨骼肌细胞炎症介质的表达，达到抗炎的效果。

（4）抗菌作用

枳实挥发油中的菇类成分具有显著的抗菌作用。有学者研究发现，枳实挥发油中含有的柠檬烯、芳樟醇、α—松油醇等，对多种不同的细菌和真菌均有一定的抑菌活性，且对革兰阳性菌的抑制效果更好。

（5）抗氧化作用

黄酮类成分的抗氧化活性是众所周知的，枳实中丰富的黄酮含量，意味着其优秀的抗氧化能力，这种能力在肺部等多个器官均能发挥作用，对铬处理大鼠各生化指标均有改善作用。枳实提取物在体内经肠道细菌代谢的主要代谢物能够降低大鼠的血液内毒素和 TNF—α 水平，起到抗氧化的效果。此外，枳实多糖类成分也具有较好的抗氧化活性，具有很高的实用价值。

（6）其他作用

乙酸乙酯提取的枳实具有抑制黄嘌呤氧化酶活性、抗高尿酸的效果；枳实黄酮能够抑制脂肪组织的细胞分化，枳实生物碱类成分如辛弗林等是较强且副作用很小的脂肪分解剂，因此枳实具有促进脂肪代谢、抑制脂肪生成的效果；枳实薤白桂枝汤对支架手术后再狭窄的冠心病患者的心绞痛症状有明显改善，还能抑制心肌细胞凋亡，改善动脉血气，发挥抗凝作用；此外，枳实还具有调节肝脏损伤、降血糖、抗焦虑、抗抑郁等作用。

（二）陈皮

陈皮来源芸香科植物，按药材分类为“陈皮”和“广陈皮”，广陈皮在果实成熟过程中呈现的不同程度的状态有着不同的称呼，如柑青皮（青皮）、微红皮（黄皮 / 二红皮）、大红皮（红皮）等。广陈皮主产于广州、福建等地，陈皮主产于江西、湖南、四川等地。2020 版药典中新增广陈皮鉴别和含量测定项。

近年来，有学者从陈皮中分离出多种化合物，主要为黄酮类化合物，包括黄烷酮苷及多甲氧基黄酮，此外还含有柠檬苦素类、生物碱类、挥发油类及微量元素等共 30 余种。

陈皮的药理作用有以下几点：

（1）对消化系统的作用

①抗胃溃疡作用

有学者持续 6 天对大鼠皮下注射甲基橙皮苷 500mg/（kg · d），结果显示能明显抑制胃酸分泌并且显著抑制溃疡的发生；当增加给药剂量或者改变口服为给药途径则无此效果；若维生素 C 和甲级橙皮苷同时给药，则会产生抑制溃疡的效果。

②利胆作用

有学者研究给大鼠皮下注射甲基橙皮苷 500mg/kg，结果显示大鼠胆囊收缩，胆汁内固体物质的排泄量增加，有一定的利胆效果。

（2）抗肿瘤作用

有学者通过与对照品组比较发现，川陈皮素组明显降低前列腺癌 DU145 细胞增殖活性，抑制效果与时间和浓度呈正比关系，作用机制为可能为改变 MAPK 途径相关蛋白表达所产生对前列腺癌细胞 DU145 细胞生长抑制作用。有学者用不同浓度的川陈皮素处理胃癌 SGC—7901 细胞，结果检测显示川陈皮素抑制 STAT3 通路，进而有效抑制胃癌细胞 SGC—7901 的增殖和侵袭。

（3）降脂作用

研究表明川陈皮素可以降低血清和肝脏中甘油三酯，同时降低血清中谷丙转氨酶等的活性，从而降低高脂血症，作用机制是增加甘油三酯的水解途径，降低血浆中甘甘油三酯的含量。另外，川陈皮素抑制 PI3K/Akt 通路促进自噬，降低血清中谷丙转氨酶、甘油三酯，产生降肝脂的作用。有学者使用 UPLC—Q—TOF/MS 技术和代谢组学研究高血脂症在大鼠尿液代谢物的变化，结果显示陈皮降低了高脂饮食大鼠的体重和甘油三酯，总胆固醇。

（4）抗炎作用

有学者通过测定肺组织损伤程度和促炎细胞因子含量，得出川陈皮素和多甲氧基黄酮提取物能显著缓解小鼠急性肺损伤，具有良好的抗氧化和抗炎效果。研究表明七甲氧基黄酮能够降低肿瘤坏死因子（TNF）信号通路中的趋化因子 Ccl2、Cxcl10 和炎症因子 Il—1β 的基因表达，并且下调 Toll 样受体信号通路中识别受体 TLR2 和转录调控因子 AP—1 的基因表达，降低肝脏脂质积聚和减少炎症细胞浸润，减少炎症因子之间的信号传导，进而减少高脂膳食诱导的大鼠肥胖和改善肝脏脂肪变性。

（5）抗氧化作用

陈皮中橙皮苷为首的黄酮类化合物具有较强的抗氧化活性。有学者以陈皮挥发油实验对象，以 DPPH、ABTS 自由基清除能力评价陈皮挥发油中单体的抗氧化性，结果显示，单体中香芹酚的抗氧化性最高，邻甲氨基苯甲酸甲酯无显著的 DPPH 自由基清除活性，但具有较强的 ABTS 自由清除活性和还原能力。有学者发现陈皮可以通过激活 PPARγ 减轻 Ang Ⅱ引起的病理性心肌肥大。

（6）其他作用

有学者通过离子交换技术制备陈皮中的生物碱并分离，发现其中辛弗林可以激活大鼠 β 肾上腺素受体，有抗哮喘作用。有学者证明陈皮可激活 PPARγ 预防异丙肾上腺素引起的慢性心力衰竭。陈皮中 N—甲基酪胺通过酶促肾上腺素合成对肾上腺素能受体的调节对胃肠道疾病的治疗作用。

（三）佛手

中药材佛手是芸香科柑橘属植物佛手果实的干燥切片。佛手得名于果实在生长过程中各心皮分离，形成细长弯曲的果瓣，状如手指，又名佛手柑、五指橘、蜜罗柑等，主要分布在广东肇庆、浙江金华、福建省、四川省等地，分别称为广佛手、金佛手、闽佛手、川佛手。研究发现，不同产地的佛手因地质条件、气候变化等因素，其的化学成分存在一定差异。作为药食两用的传统名贵中药材，佛手不仅具有理气和胃、疏肝解郁、抗肿瘤、化痰止咳、抑菌消炎等多种药理药用活性，还可以加工成果脯蜜饯、酸奶果酒饮料、糖果酥饼等保健食品。

佛手中含有多种活性成分，包括多糖类、香豆素类、黄酮类、挥发油、多酚类等。研究表明，天然药物多糖类物质具有抗肿瘤、抗氧化、免疫调节、神经保护等作用；黄酮类化合物具抗氧化、止痛消炎、保护消化系统、调节血糖代谢、保护心血管、抗肿瘤、抑菌及神经保护等功效；香豆素类具有抗肿瘤、镇痛、抗疟疾、抗炎的生物活性；挥发油则有镇痛抗炎、抗菌、抗肿瘤的药理活性。

佛手的药理作用有以下几点：

（1）抗氧化作用

有学者为探究金佛手黄酮物质的抗氧化活性，进行了 1，1—二苯基—2—三硝基苯肼和 2，2'—联氮—二（3—乙基苯并噻唑啉—6—磺酸）二铵盐自由基抗氧化试验，实验表明佛手黄酮对其清除率分别为 79.15% 和 65.25%，结果提示金佛手黄酮具有显著抗氧化活性。有学者为探究川佛手黄酮粗提物、黄酮纯化物、芦丁和维生素 C 抗氧化活性的差异，进行了 DPPH 自由基和羟自由基抗氧化清除试验，发现川佛手黄酮纯化物对其清除率分别为 82.22% 和 69.46%，略高于维生素 C 和芦丁，表明川佛手黄酮纯化物具有较好的清除自由基能力和较强的抗氧化活性。

（2）降血脂作用

有学者通过测定佛手不同活性物质对胆酸盐的吸附能力，来表征对比其降血脂作用能力，结果表明佛手黄酮、多酚和多糖都具有一定的体外结合胆酸盐的能力，且佛手黄酮、佛手多酚的效果要好于佛手多糖。有学者通过测定佛手提取物对人肝癌 HepG2 细胞胆固醇转化为胆汁酸的限速酶—胆固醇 7α 羟化酶（CYP7A1）表达水平的影响，探讨其降血脂活性。研究结果表明，佛手提取物能上调 HepG2 细胞中 CYP7A1 及其转录因子过氧化物酶体增殖物激活受体 α、肝细胞核因子 4α 的表达水平，结果提示佛手提取物具有一定的降脂作用。有学者为探究佛手提取物对肥胖大鼠的药理作用和机制，给大鼠喂食高脂饮食作为肥胖症模型，并以不同剂量的佛手提取物喂养 6 周。通过酶联免疫吸附测定法评估血清中的葡萄糖水平、脂质水平和炎症指标，以及逆转录—聚合酶链反应分析检测大鼠结肠组织中胆汁酸膜受体 TGR5 通路基因的表达，结果表明，佛手提取物可通过控制炎症并改善体内糖脂代谢来减轻肥胖，其机制可能是通过激活肠内分泌细胞中的胆汁酸膜受体 TGR5 途径来刺激胰高血糖素样肽 1 分泌。

（3）抗动脉硬化作用

有学者研究发现佛手黄酮类提取物可以降低高脂血症模型兔血清总胆固醇、

丙二醛以及炎症因子白细胞介素—1β 的含量，升高血清一氧化氮水平以及肝组织载脂蛋白 E 表达水平，提示佛手黄酮可保护血管内皮，促进血管舒张功能的恢复，从而拮抗动脉粥样硬化进程。

（4）免疫调节作用

有学者采用连续相变萃取法和热水浸提法提取佛手多糖，并探究其对 RAW264.7 巨噬细胞免疫活性，结果显示佛手多糖在浓度低于 500ug/mL 时对 RAW264.7 巨噬细胞无明显毒性作用，且可以促进 NO 的分泌以及提高吞噬活性。

（5）抗菌作用

有学者采用琼脂二倍稀释法测定佛手水煎液、佛手挥发油、板蓝根水煎液和橙皮苷对大肠埃希菌、金黄色葡萄球菌、铜绿假单胞菌和枯草芽孢杆菌的抑菌杀菌效果，结果发现佛手水煎液、佛手挥发油和橙皮苷对这 4 种菌的抗菌效果均强于板蓝根水煎液，其中橙皮苷对金黄色葡萄球菌的抗菌效果最好。有学者研究发现佛手精油可以通过破坏细菌完整的生物膜结构，引起细胞的皱纹、塌陷、溶解和胞质内含物的泄漏，从而起到抗菌杀菌的作用。有学者探究佛手精油的抑菌效果发现，佛手精油对常见的食生细菌，如大肠杆菌、金黄色葡萄球菌、枯草芽孢杆菌和黄体微球菌表现良好的抗菌活性，且对革兰氏阳性菌的杀菌作用优于革兰氏阴性菌。

（6）抑癌作用

有学者研究佛手挥发油对多种癌细胞增殖的影响，结果发现佛手挥发油可通过下调 Bcl—2/Bax 蛋白表达的比值，诱导人恶性胶质瘤细胞 U87 细胞凋亡。有学者采用 MTT 法测定细胞活力、荧光显微镜观察细胞的凋亡与坏死的形态学变化、彗星电泳检测细胞 DNA 的损伤程度、流式细胞术分析细胞周期的变化等方法，探讨佛手挥发油对 MDA—MB—435 人乳腺癌细胞增殖的影响。结果发现，佛手挥发油具有抑制癌细胞增殖的作用，低、中浓度的佛手挥发油诱导细胞凋亡且将细胞周期阻滞在 S 期和 G2/M 期，而高浓度的佛手挥发油引起细胞坏死。

三、理气药的药理作用

本类药物主要药理作用是对消化功能的调节，有的能兴奋肠道平滑肌，使其收缩加强，紧张性增加，从而有利于胃肠积气的排除、消除或缓解痞满、胀痛等症状；或促进胃肠消化液的分泌，改善消化吸收功能，起到健脾开胃作用；有的则通过调节胆汁的分泌排泄，改善消化功能，起到疏肝和胃作用；有的则抑制胃肠道蠕动，缓解其痉挛而止痛。这些均与本类药的行气和胃、疏肝解郁作用有关。其次，有的能抑制过敏介质的释放，缓解支气管平滑肌痉挛，而显示降气平喘作用；有的能促进气管分泌功能，使痰液稀释而易于排出，起到理气化痰作用。

此外，部分药物尚有抑制中枢，抑制子宫平滑肌及强心、减慢心率、抗血栓等作用。

第七节　活血化瘀药药理学研究

一、活血化瘀药的概念

活血化瘀药是指能疏通血脉、祛除瘀血，临床用于治疗血瘀证的药物。本类药药性较温和，多属性平或微寒、微温之品，味多辛、苦，主归肝、心经，人血分。

早在两千多年前，《内经》中就已有不少关于血瘀的论述。中医认为“瘀”为“积血也”，“瘀证”为“积血之病也”，可见瘀与血液的停滞不能流通有关。现代研究从血液循环和血液流变学角度证明了“血瘀证”可能与局部血液循环障碍或血流动力学、血液流变学异常等有关。导致血瘀证的原因很多，主要与气虚、气滞、寒邪、内外伤等因素有关，临床表现以疼痛、肿块、出血、瘀斑等为主要特征，可以引起机体发生病理组织学、生理生化学、生物物理学等改变。血瘀证的表现：一是血液方面，血液流变学异常，血液黏度、浓度、聚集性、凝固性等增高；二是血管方面，如血管硬化、内腔狭窄、粗糙、破裂，毛细血管脆性增加、通透性增高；三是心脏方面，如心脏泵作用力下降。上述原因导致了全身或局部循环障碍，特别是微循环功能紊乱。

二、活血化瘀药的种类

按其功效特点分为活血止痛药、活血调经药、活血疗伤药、破血消癥药四类。活血止痛类药物多具有活血、止痛等作用，药物有川芎、延胡索、郁金、姜黄、乳香、没药等；活血调经类药物多具有活血、调经等作用，药物有丹参、红花、桃仁、益母草、牛膝等；活血疗伤类药物多具有活血、疗伤等作用，药物有苏木、血竭等；破血消癥类药物多具有破血逐瘀、攻坚等作用，药物有莪术、水蛭、斑蝥等。

（一）活血止痛药

1. 川芎

川芎为伞形科植物川芎的干燥根茎，夏季茎上节盘突出显著并略带紫色时进行采挖，将泥沙去除，晾晒烘干，去除须根。川芎的饮片是不规则厚片，外表皮显褐色或者灰褐色，有皱缩纹，切面显灰黄或者黄白色，有多角形纹理或者波状环纹。其主要产地为四川灌县、彭州等地，另外在贵州、广西、陕西、甘肃、云南等地也均有栽培。

川芎是临床治疗偏头痛、心脑血管疾病、脑卒中、内分泌疾病、妇科疾病等常用中药，历代本草对其多有记述。川芎最早记录于《神农本草经》，居上品;《本经》中有云其“主中风入脑头痛，妇人血闭无子”[1]:《医学起源》载其“治血虚头痛”：历代医家对川芎多有记述：曰川芎为血中之气药，既能辛散引血上行，又能下行而养新血。国内外诸多学者对川芎的药效物质基础及其活性进行研究，川芎化学成分主要为苯酞类、生物碱、酚酸、多糖等，对肝肾、呼吸和心脑血管等系统均具有广泛药理活性，对其生物活性研究主要集中在抗动脉粥样硬化，抗抑郁，抗血小板黏附，抗凝血，抗氧化，抗肿瘤，抗炎等。

川芎是一味具有活血化瘀、祛风止痛的常见中药，临床用于缺血性脑卒、抗血栓、保护血管、抗心肌缺血、抗动脉硬化和高血压等，其中丁苯酞作为其活血化瘀物质基础之一对缺血性脑卒中具有显著疗效；随着对川芎的研究日益增多，其新的药理作用也逐渐被发掘，例如其软骨保护，抗脓毒症等作用，与其抗炎和抗氧化的作用机制是分不开的。目前关于川芎药理活性的研究集中在苯酞类、有机酚酸类，生物碱类等，代表性药物为丁苯酞、阿魏酸和生物碱，因此，对川芎的药效物质基础及作用机制进行研究，以期发现其更多的药效成分和更多的药理作用，为临床上更具活性的药物和更广泛的药理活性奠定基础。

（1）苯酞类化合物的药理活性

研究发现具有活血化瘀作用的中药例如当归、川芎等伞形科植物中多含有苯酞，推测苯酞类化合物是药物活血化瘀主要活性成分。对川芎中苯酞类成分研究发现，苯酞类成分种类和含量都极其丰富，具有较高的研究价值。对川芎中苯酞类成分药理活性进行综述，发现苯酞具有治疗急性髓系白血病、绝经后骨质疏松症、改善神经功能，促进体内血管生成素合成、舒张血管、改善记忆等多种药理活性，与其抗癌、抗炎、抗氧化、活血化瘀等机制密不可分，对其作用机制进行

[1]　佚名 . 神农本草经 [M]. 长沙：湖南科学技术出版社，2008.

进一步研究，将开拓出川芎更多临床应用，具有较高的研究价值。

（2）酚酸类化合物的药理活性

酚酸类化合物是川芎中主要化学成分之一，种类含量丰富，代表成分阿魏酸，阿魏酸药理活性研究集中在抗菌、抗炎、抗氧化、抗高脂血和增强免疫等。

（2）生物碱类化合物的药理活性

对川芎生物碱药理活性进行文献查阅调研，发现其具有抗偏头痛、心脏保护、神经保护、抗心脑血管疾病、抗癌、抗纤维化等。

（3）多糖类化合物的药理活性

川芎多糖 LCP70—2A 可通过增强巨噬细胞的吞噬作用和增强包括 NO 在内的免疫调节因子 TNF—α，IL—6 等的分泌来激活巨噬细胞，此外，利用斑马鱼模型发现 LCP70—2A 促进 ROS 和 NO 的释放，表明 LCP70—2A 可增强免疫。

川芎多糖 LCXP—1a 和 LCXP—3a 两个多糖组分均能够刺激巨噬细胞产生 NO，TNF—α，IL—6 等炎症因子，通过巨噬细胞和肝癌细胞共培养表明两者可通过免疫调节抑制 HepG2 和 Hep3B 生长，滞细胞周期，促进细胞凋亡，无细胞毒性，说明其为一种潜在良好耐受性和有效免疫调节辅助癌症治疗的药物。

2. 乳香

乳香为橄榄科植物乳香树及同属植物树皮渗出的树脂。盛产于索马里和埃塞俄比亚，在苏丹、土耳其、利比亚和阿拉伯半岛等地也有分布。2015 版的中国药典中，乳香具有活血定痛、消肿生肌的功效，味辛、苦、温，归心、肝、脾经，为活血祛瘀止痛的要药，乳香善活血行气定痛。乳香和没药常配伍使用，如西黄丸、小金丸、活络效灵丹等成方，《医学衷中参西录》言二药并用为宣通脏腑、流通经络之要药，凡心胃胁腹肢体关节诸疼痛皆能治之。

当代药理学研究表明乳香具有抗炎、镇痛、抗肿瘤、抗菌等诸多功效。乳香也被许多国家用于治疗风湿、溃疡性结肠炎、克罗恩病等炎症性疾病。有针对镇痛方剂的数据挖掘结果表明，在 339 首方剂共 980 味中药中，乳香支持度排名第二，关联分析显示支持度最高的镇痛药对是乳香和没药。乳香作为传统的活血化瘀药，临床证实其可以用来缓解疼痛等症状。马清钧研究表明乳香还有较显著的镇痛作用。有学者研究表明与生理盐水组比较，挥发油组及醇提物 + 挥发油组具有非常显著性差异，说明这两组对小鼠具有明显的镇痛作用。乳香酸可以抑制 5—脂氧合酶的活性，降低炎性因子的形成，发挥抗炎作用。经试验研究发现，如果对胰腺癌患者进行治疗的过程汇中，适当加入了 AKBA，其应用可以有效医治胰腺癌细胞向功能性器官进行转移。有团队考察了乳香提取物对佐剂诱导的关节炎路易鼠的治疗效果，可以明显降低炎症病变程度计分并明显减轻外周水肿，抑制TNF—α、IL—1β的水平。有学者对乳香中提取及半合成的18个化合物进行抗炎活性实验，结果显示可以有效抑制TPA诱导的小鼠耳水肿。

对乳香树脂部分的化学成分已有广泛的研究。乳香中含有丰富的萜类化合物，三萜类化合物是乳香中的主要活性成分。在其中分离出了多种熊果烷、齐墩果烷、羽扇豆烷型的三萜类化合物，以及具有四环结构的如甘遂烷型三萜类化合物。以乳香酸及其代谢产物的活性研究较为深入。β—乳香酸、乙酰基—B—乳香酸、11—酮基—β—乳香酸、乙酰—11—酮基—β—乳香酸四个五环三萜酸是乳香树脂中的主要成分，具有显著的抗炎活性，其中又以乙酰—11—酮基—β—乳香酸抑制5—脂氧合酶活性最强。在欧洲药典6.0版的印度乳香的收录中，选择了这KBA和AKBA两种乳香酸含量作为质量标准。药代动力学数据显示血浆中AKBA和KBA的浓度非常低，远低于体外生物活性的有效浓度。此外，渗透性研究表明口服后AKBA吸收不良。

（二）活血调经药

1. 丹参

丹参为唇形科多年生草本植物，别称红根大红袍，血参根，因其根外皮朱红色而得名，入药部位是其干燥根及根茎，阳生，味苦，性微寒，具有活血祛瘀、通经止痛、清心除烦、凉血消痈等功效。在《神农本草经》中，丹参被列为上品。作为君药，丹参能改善心脏功能，提高心肌血流量，保护心脑血管及肝脏，加快组织的修复与再生。丹参的功效在《千金方》被记录为："妇人经脉不调，或前或后，或多或少，产前胎不安，产后恶血不下，兼治冷热落胎下血。"[1] 丹参的主要有效成分为丹酚酸类和丹参酮类物质，因其能有效预防和治疗心脑血管等疾病而需求量日益增加。丹参的利用方式多种多样，如丹参片、丹参滴丸、丹参胶囊，甚至还可作药膳。但随着种植面积不断增加，种植区域的无序扩展，以及过于注重产量而忽视了药材的品质及药性，近年来丹参的药材品质大不如前，药性减弱的问题日益突出，引起了医学界和科研工作者的高度关注。

自20世纪30年代，日本学者第一次从丹参中提取分离出丹参酮的3种脂溶性成分，距今已有80多年。随着中西医结合疗法和中医中药研究的不断深入，以及现代分析仪器的使用，让丹参在化学成分、药理活性及临床应用方面的研究取得了长足的进步。丹参在临床上多用于治疗迁延性肝炎、慢性肝炎、血栓闭塞

---

[1]　孙思邈．千金方 [M]. 北京：光明日报出版社，2015.

性脉管炎、冠心病等。秉承着实现药用植物资源的高效利用的宗旨，一些研究团体对丹参的非入药部位——茎叶进行研究，结果显示丹参茎叶与丹参一样，均可改善糖尿病症状，且能有效预防继发性肾损伤。此外，丹参花价廉易得，药效明确，温和无毒，具有祛瘀止痛、活血通经等功效。丹参花在临床上应用比较少，目前主要用在日用品、化妆品和保健品等。

2. 红花

红花为菊科红花属植物，1—2 年生草本，其干燥管状花冠有活血化瘀、祛瘀止痛的功效是我国传统中草药之一。红花的茎高为 0.3—1.2 米，多数花冠为头状花序顶生，成熟花冠呈红色或橘色，叶互生，雌雄同株，农历的 5—8 月为其花果期。红花的原产于西亚和欧洲等地，现今在我国河南和新疆均有种植。我国有关红花的文字记载距今已有 4000 多年，将其视为珍贵药用植物进行栽培也已有两千多年的历史。

中药红花，味辛性温，归心、肝二经，在中医治疗中其常用于痛经、冠心病、高血压、心绞痛、血脉闭塞、跌打损伤等症状的治疗。现代药理学研究发现，中药红花的提取物有扩张血管，抑制血小板凝集，增加血流量，改善微循环等药理活性。红花中包含的黄酮类、甾醇类、脂肪酸、色素、酚酸、挥发油、多糖等多种化学成分是红花发挥药理活性的物质基础。红花提取物的化学成分及各成分的药理活性一直是植物化学领域的研究热点。

红花是传统的活血化瘀止痛消炎的中药，药理研究发现和临床实验表明中药红花在心脑血管、神经系统、免疫系统的疾病治疗方面具有一定积极作用。红花提取物具有抗炎镇痛、抗菌、抗肿瘤、抗疲劳等多种生理活性。红花的药理活性主要表现在以下几个方面：

对心血管的作用：红花黄色素是结构特殊的醌式查尔酮碳苷类化合物，研究发现红花黄色素注射液具有增加冠脉血流量、改善心肌缺血、保护心肌细胞膜电位及影响心肌中高能磷酸化合物含量的作用。红花黄色素生物合成途径中的一个关键化合物羟基红花黄素 A 有扩张血管、降低血脂和抗血凝等活性。红花注射液在临床上用于中风治疗，羟基红花黄色素 A 是治疗中风的有效成分。

对神经系统的作用：临床使用的红花注射液对脑卒中引起的脑水肿有明显治疗作用，可降低由于周围神经缺血再灌注所致海马 CA1 区神经损伤大鼠脑神经组织的 MDA 和钙离子含量，从而改善实验大鼠的肢体功能评分和神经电生理指标。

对免疫系统的作用：红花水煎液可以提高小鼠的免疫力，对其非特异性免疫功能以及细胞免疫功能均有明显增强作用。此外，研究发现红花水煎液还可增强单核细胞吞噬功能，提高血清中溶血素的浓度以及增加由植物血凝素刺激产生的淋巴细胞转化率。

抗癌抗肿瘤作用：有研究表明，红花黄色素可以抑制肿瘤细胞的增殖并且可以促进肿瘤细胞的凋亡。有学者研究发现，红花黄色素对于人胃癌 BGC—823 细胞裸鼠移植瘤具有抑制生长作用。有学者发现羟基红花黄色素 A 可能通过 Wnt/β—catenin 信号通路诱导卵巢癌细胞凋亡。此外研究表明红花多糖（SPS）对小鼠的细胞免疫有显著增强作用，实验发现 SPS 对 4 种小鼠肿瘤组织中基因的表达起抑制作用，从而抑制肿瘤细胞转移。

3. 益母草

益母草，又名茺蔚、九重楼、森蒂，属唇形科植物，最初记载于《神农本草经》。其性味辛、苦、微寒，入心包、肝、膀胱经。夏季花未开或初开时采摘，可生用、酒炙、熬膏用。具有活血调经、利尿消肿之功，为妇科调经要药，故称“益母”。在《本草纲目》中就有记载，益母草可用于治疗女性月经不调、崩漏、痛经、难产等。此外，《本草拾遗》云“主浮肿下水，兼恶毒肿”[1]，指出益母草还有治疗水肿、疮疡肿毒的作用。

4. 牛膝

牛膝药性苦、甘、酸、平。主入肝、肾经。中医认为本品除有活血祛瘀、利水通淋之功效外，又长于补肝肾，强筋骨，引火（血）下行，为重要的引经之药。《神农本草经》中记载本品：“主寒湿痿痹，四肢拘挛，膝痛不可屈伸……”[2] 牛膝活血祛瘀之力较强，为活血通经之要药，且本品性善下行，有利尿通淋、引火（血）下行之力，故能清热利湿。现代药理学认为牛膝多糖具有免疫调节、抗炎、抗凝血等作用，杨林松等通过实验证明，怀牛膝多糖溶液有增强小鼠 RAW264.7 细胞吞噬活性的作用，并能促进其成熟，具有抗炎作用。

（三）活血疗伤药

1. 苏木

苏木为豆科云实属多年生乔木或灌木植物，在世界各地均有分布。在我国主要产自江西、四川等地，其干燥心材呈半圆柱形或柱形，药品表面呈黄红色或棕红色，可见纵向裂隙，质地比较坚硬，断面光泽。苏木化学成分复杂，目前已从中分离提取了上百种成分。苏木提取物为苏木干燥心材的天然提取物，含有多种

---

[1]　陈藏器 . 本草拾遗 [M]. 芜湖：皖南医学院科研处，1983.

[2]　佚名 . 神农本草经 [M]. 长沙：湖南科学技术出版社，2008.

活性成分，具有多种生物学作用。已有研究结果表明，其提取物（或其单体成分）在抗菌、抗炎、抗氧化、抗病毒、抗补体、降血糖、免疫抑制以及提高机体免疫力等方面发挥着重要作用，此外还具有预防癌症的发生和抗肿瘤的作用，是一种具有开发前景的天然药物。

（1）抗菌作用。有学者通过将苏木的甲醇、氯仿和水提取物分别作用于甲氧西林敏感金黄色葡萄球菌（MSSA）和甲氧西林耐药金黄色葡萄球菌（MRSA），观察其抗菌活性。结果表明：苏木的不同提取物抗菌能力差异较大，醇提取物的抗菌活性最强，对 MRSA、MSSA 的最低抑菌浓度（MC）值分别为 200、400 μ g/mL。有学者研究了 6 种云南天然药物对 21 株口腔临床常见优势菌模式株、临床分离株的体外抗菌活性的影响，用最小抑菌浓度（MIC）表示。研究结果表明：这 6 种药物对 21 株实验细菌的抗菌作用存在差异，与其他 5 种药物相比，苏木对 10 株致龋菌、11 株牙髓根尖周炎和牙周病优势菌有很强的抑菌作用，具有开发为口腔临床药物的价值。

（2）抗炎作用。有学者采用不同剂量的苏木酮 A 对顺铂所致肾损伤模型鼠进行干预处理，结果显示：给予 SA 干预后，与 CP 组小鼠相比，CP 所致小鼠的肾功能损伤能够得到显著改善，同时发现肾损伤组织中促炎因子的合成与释放均减少。有学者为了探讨苏木对病毒性心肌炎的治疗机制，采用浓度为 82.4mg/mL 的苏木乙酸乙酯提取物对急性病毒性心肌炎小鼠模型进行连续 14d 的灌胃处理，实验结果表明：苏木乙酸乙酯提取物对 CVB3 感染小鼠心肌组织 IFN—y 的表达具有显著的抑制作用，进而达到减轻心肌病理损害的目的。

（3）抗氧化作用。有学者在研究苏木酮 A 逆转顺铂所致肾毒性损害机制中，发现其对肾组织中超氧化物歧化酶（SOD）活性的影响具有剂量依赖性，即随着苏木酮 A 浓度的增加，SOD 酶活性逐渐增高。有学者研究了苏木 95% 乙醇提取物对 $ABTS^{+}$ 自由基、超氧阴离子等的清除活性和对羟自由基所致 DNA 损伤的保护作用，结果显示：苏木具有较强的体外自由基清除活性和对羟基自由基诱导的 DNA 损伤的保护作用，具有化学预防研究的潜力。

（4）抗病毒作用。有学者从苏木心材中提取、分离得到了 12 种神经氨酸酶抑制性化合物，并考察了这 12 种化合物对三种病毒生物活性的影响，发现苏木黄酮 A 和高异黄酮均具有明显的抗病毒作用，且其抗病毒作用是通过抑制病毒神经氨酸酶 α，β—不饱和羰基环来完成的。有学者为了观察苏木对慢性病毒性心肌炎模型小鼠 T 细胞亚群的影响，采用剂量为 700mg/（kg·d）的苏木乙酸乙酯提取物对模型小鼠进行干预治疗。结果显示：苏木乙酸乙酯提取物可能通过降

低 $CD^{+}4T$、$CD^{+}4T/CD^{+}8T$ 水平，升高 $CD^{+}8T$ 水平的方式抑制 T 细胞的杀伤活性，进而达到治疗病毒性心肌炎的目的。

（5）抗补体作用。有学者进行了抗补体药物筛选实验，研究结果显示：苏木的甲醇提取物具有显著的抗补体活性，并且其抑制补体系统的经典溶血途径 IC_{50} 值为 101 ± 30μg/mL。

（6）降血糖作用。有学者通过单次腹腔注射 STZ50mg/kg 制备糖尿病大鼠模型，采用剂量为 0.15g/kg/d 的苏木对模型组大鼠进行治疗，结果表明：苏木组大鼠血清 SOD 含量显著高于模型组，其治疗效果与 α—硫辛酸无显著差异，提示一定剂量的苏木可通过提高糖尿病大血管病大鼠血清 sOD 含量，降低血清 TNF—α、MCP—1 含量，来对糖尿病大血管病进行治疗。

（7）免疫抑制作用。有学者以 BALB/c 小鼠为实验供体，以 C57BL/6 小鼠为实验受体，建立同种异体皮肤移植模型，采用苏木水提物（CSE）干预该模型小鼠 14 天，考察 CSE 在小鼠同种皮肤移植中诱导耐受的作用。结果显示：与对照组小鼠相比，苏木水提物干预组移植皮肤存活时间显著升高，且小鼠体内 CD4（+）CD25（+）T 细胞明显增加，Th17 细胞明显减少，从而改善了小鼠移植物的生存，提示 CSE 影响移植物中 CD4（+）CD25（+）T 细胞和 Th17 细胞的平衡，进而诱导排斥反应。

（8）抗肿瘤作用。有学者研究了不同浓度的苏木水提物对小鼠不同细胞（白血病 P388、L1210 细胞、腹水瘤 EAC 细胞和肉瘤 S180 细胞）增殖的影响，结果表明：苏木水提物对四种细胞均有明显的抑杀作用，且抑杀作用具有剂量依赖性；体内实验亦表明苏木水提取物在不同给药方式下对肿瘤干预结果不同，其中腹腔注射给药效果最佳。有学者采用不同浓度的原苏木素 B 分别作用于 T24、BTT、SW480、Hela 细胞，结果显示：原苏木素 B 能以剂量依赖性的方式抑制 4 种细胞的增殖。

2. 血竭

血竭又名麒麟竭，在中国的应用历史已达 1500 多年之久，始载于南北朝时期的《雷公炮炙论》。该书中尚无原植物形态描述，缺乏确定品种的依据，当时所用品种已难以考证。宋代《证类本草》中有记载“麒麟竭，出于西胡”[1]，说明血竭最早可能来源于西方。《本草图经》称：“麒麟竭旧不载所生州土，今出南蕃诸国及广州”[2]。明代以后，也均多记载“出南蕃”，且常与紫矿混。以上说明，我

[1]　唐慎微．证类本草 [M]. 北京：华夏出版社，1993.

[2]　苏颂．本草图经 [M]. 尚志钧，辑校．合肥：安徽科学技术出版社，1994.

国原本不产血竭，血竭的来源有“西来”和“南来”两种说法。药理作用：活血化瘀和止血收敛双向调节、抗炎镇痛、抗菌、降糖、降脂等作用。

（四）破血消癥药

1.莪术

莪术始载于《药性论》，为姜科姜黄属植物蓬莪术、广西莪术和温郁金的干燥根茎，后者习称“温莪术”。蓬莪术、广西莪术和温莪术的道地产区分别为四川、广西和浙江。地理位置、环境、土壤条件的不同会对中药材的代谢物及次生代谢物产生较大的影响。莪术产地复杂、产地环境相差较大，颜色也有较大的差异，但是在《中国药典》中的质控方式是一样的。莪术在临床中常用的为生莪术饮片和醋莪术饮片，生莪术饮片具有行气破血、消积止痛的功效，醋莪术饮片具有行气止痛、祛瘀作用。

莪术归肝、脾经，能够行气破血，消积止痛。现代药理研究表明，莪术主要有抗血栓、抗肝纤维化、抗肿瘤、镇痛抗炎、抗菌抗病毒等功效。

（1）抗血栓

莪术是临床中常用的活血化瘀药，现代研究表明莪术可以抗血栓的形成。有学者研究表明莪术水提取物对肾上腺素诱发的小鼠体内血栓形成有明显的保护作用。有学者研究表明莪术乙酸乙酯部位可显著减少小鼠黑尾血栓数量和黑尾长度；显著降低急性血瘀大鼠的血液黏度。有学者对莪术二酮的抗血栓作用进行研究，结果表明，莪术二酮可通过升高 NO 含量及抑制血小板聚集发挥抗凝血和抗血栓形成作用。

（2）抗纤维化

莪术在临床上常用来治疗肝硬化。有学者研究莪术油对于 TGF—β1、Smad2、Smad3 表达的影响，结果表明，莪术油可以通过下调 TGF—β1、Smad2、Smad3 的 mRNA 的表达，下调 TGF—β1、Smad2、Smad3 蛋白的含量，以抑制肝纤维化。有学者研究莪术含药血清对 HSCs 中 Shh 和 Glil 表达，结果表明莪术含药血清可通过抑制瘦素诱导活化的 HSCs 中 Shh，Glil 的表达，参与 Hh 信号通路抑制 HSCs 的活化，发挥抗肝纤维化的作用。有学者研究桂莪术提取物对于人星状细胞的影响，结果表明，桂莪术可通过提高 MMP—1 蛋白表达从而抑制人星状细胞的增殖和 I 型胶原合成发挥抗肝纤维化作用。有学者研究温莪术对于肾上皮细胞的纤维化过程的影响，结果表明，温莪术可抑制 TGF—β1 诱导肾小管上皮细胞向成纤维细胞转分化。研究表明莪术中的多糖及莪术醇也可对抗细胞纤维化。有学者用对莪术多糖保护肝纤维化大鼠的作用进行研究，结果表明，莪术多糖可以抑制胶原蛋白过表达及 TGF 信号通路发挥抗纤维化的作用。莪术醇通过抑制 MAPK 信号通路的活动、TLR4/NF—κB 信号通路、抑制 Rho—ROCK 信号通路发挥抗纤维化的作用。

（3）抗肿瘤

莪术有多种的抗肿瘤作用，莪术对子宫内膜癌细胞、结肠癌细胞、直肠癌、乳腺癌细胞、人甲状腺未分化癌细胞、皮肤癌细胞、人肝腺癌均有抑制作用。莪术可通过上调 bax 基因，下调 bcl—2 基因促进人子宫内膜癌细（HEC—1—B）凋亡。莪术可通过下调 OPN 基因表达抑制结肠癌细胞增殖及肝转移分子。我术可通过上调 Caspase—3 和 Bax 蛋白表达、下调 Bcl—2 蛋白表达抑制直肠癌细胞的增殖。莪术可以使得人乳腺癌细胞阻滞于 G1 期，从而使得人乳腺癌细胞停止增殖。莪术可通过提高 Bax/Bcl—2 比值和降低 MDR1、ABCG2mRNA 表达来抑制人甲状腺未分化癌细胞的生长。莪术可提高皮肤癌细胞中 TIMP—2、TIMP—1、nm23 与 p53 的表达，以抑制肤癌细胞的生长。莪术抑制肝癌细胞增殖和迁移主要通过抑制 Wnt/β—catenin 信号通路活性。

（4）其他

莪术还具有镇痛抗炎、抗菌抗病毒、降血糖、抗氧化等作用。

2. 水蛭

《本草纲目》记载水蛭，味苦咸，性平，有小毒，入肝经血分，有破血通经、逐瘀消癥之功效。清代医家张锡纯在《医学衷中参西录》中云："水蛭味咸，色黑，气腐，性平。因其味咸故善入血分，为其原为嗜血之物故善于破血。为其气腐，其气味与淤血相感召，而不与新血相感召，故但破淤而不伤新血。"[1] 由此可见水蛭破瘀血而不伤新血，消瘀血于无形，乃为治疗胸痹心痛之良药也。

水蛭的组成成分由水蛭素、吻蛭素、肝素、组织胺、氨基酸等大分子类化合物以及糖脂类、甾体类、蝶啶类和羧酸酯类等多种小分子类物质组成。其中主要成分为水蛭素，是从吸血水蛭唾液腺中分离出的酸性多肽，能通过非共价键与凝血酶形成不可逆的复合物。现代药理研究发现，水蛭对血液系统有抑制血小板聚集、抗凝、抗栓、促纤溶、降血脂以及改善血液流变学的特征，除此之外，具有抗炎、抗肿瘤和对细胞的保护作用。目前中医临床大多以水蛭全体入药，水蛭素是否是真正发挥临床疗效的主要成分仍有待深入研究，但水蛭广泛的药理药效使

[1]　张锡纯 . 医学衷中参西录：上册 [M]. 北京：人民卫生出版社，2007.

其在治疗胸痹心痛等心血管疾病方面具有前景广阔。

有学者通过临床实验发现水蛭精粉联合单硝酸异山梨酯片治疗冠心病心绞痛患者的临床疗效优于仅使用单硝酸异山梨制片，对于改善心绞痛的症状、减少发作次数、改善心电图缺血表现有更好的效果，且无明显副作用。有学者通过实验证实中药水蛭可能通过调降血脂，降低 TGF—β1 水平，影响 p38MAPK 信号通路蛋白表达，从而抑制平滑肌细胞的生长，促进其转化，抑制内膜增厚，减少斑块形成等现象，并阻止早期 AS 进展。有学者通过动物实验证明水蛭粉可明显降低肝脏指数、脂肪指数和丙二醛（MDA）水平，使肝脏超氧化物歧化酶（SOD）活性升高，单核细胞趋化蛋白—1（MCP—1）的表达降低，通过调节机体代谢减少体内脂质沉积，抑制氧化损伤和炎症反应等环节干预 AS 的形成。有学者发现重组水蛭素可能通过降低血管平滑肌细胞对血小板生长因子和增殖细胞核抗原的表达，使平滑肌细胞增殖得到抑制。有学者通过动物实验发现水蛭素能改善 $ApoE^{-/-}$ 小鼠的血脂、内皮功能，下调基质交感分子 1（STIM1）、Orai1 蛋白、瞬时受体电位通道 1（TRPC1）的表达，并通过发挥调脂、抗炎、改善内皮功能等途径延缓 AS 的发生与发展。

三、活血化瘀药的药理作用

活血化瘀是中医药学中的一个重要理论和治疗原则。《内经》中的“疏其血气，令其调达”为活血化瘀治则的基础。活血化瘀药的主要药理作用如下：

（一）镇痛

疼痛是血瘀的重要症状。《医林改错》曰：“凡肚腹疼痛总不移动是血瘀。”[1]《血瘀论》亦曰：“瘀血在经络脏腑之间，则周身作痛。”[2] 具有活血止痛功效的中药，如延胡索、乳香、没药等确有较强的镇痛作用。

（二）改善微循环

许多活血化瘀药都具有改善微循环的作用，如川芎、丹参、姜黄、红花、益母草以及以活血化瘀药为主组成的复方。活血化瘀药改善微循环的作用表现在以下几个方面：（1）改善微血流：使流动缓慢的血流加速，改善血液的浓、黏、凝、聚倾向。如丹参活血成分丹参酮能明显改善小鼠耳廓微循环障碍，使细动脉、细

---

[1] 王清任；医林改错 [M]. 李天德，张学文点校 . 北京：人民卫生出版社，1991.

[2] 柴良辉，南东求著 . 血瘀论 [M]. 北京：中医古籍出版社，2013.

静脉管径增加。（2）改善微血管形态：缓解微血管痉挛，减轻微循环内红细胞的淤滞和汇集，使微血管襻顶瘀血减少或消失，微血管轮廓清晰，形态趋向正常。（3）降低毛细血管通透性，减少微血管周围渗血。

（三）改善血流动力学

多种活血化瘀药都可扩张冠状动脉，增加冠脉血流量，还能扩张外周血管，降低外周阻力，增加器官组织血流量，因此具有改善心功能和血流动力学的作用。丹参、川芎、桃仁、益母草、水蛭、莪术、延胡索、穿山甲等均有不同程度的降低下肢血管阻力和增加器官血流量的作用。对不同部位的血管，不同的活血化瘀药选择性作用强度不同，22 种活血化瘀药，除苏木外，均能不同程度地增加犬股动脉血流量和降低血管阻力。

（四）抑制组织异常增生

血瘀证可见于硬皮病、瘢痕组织、肠粘连、盆腔炎、食道狭窄等，出现良性的异常组织增生，活血化瘀药可通过抑制胶原合成，促进增生分解，并使增生变性的结缔组织转化吸收。

（五）对子宫平滑肌的影响

对子宫平滑肌的影响：具有活血调经功能的活血化瘀药常具有加强子宫收缩的作用，如益母草、红花、蒲黄等用于经闭、经行不畅、产后恶露不净等。

（六）改善血液流变学、抗血栓形成

活血化瘀药及其复方一般均能改善血瘀病人血液的浓、黏、凝、聚状态，其中以丹参、赤芍、川芎、益母草、蒲黄等作用更为明显。动物皮下注射盐酸肾上腺素，并于冰水中浸泡 5 分钟、造成“气滞血瘀证”动物模型，经活血化瘀药物治疗后，血液流变学的各项指标均有不同程度改善。

血瘀证常见于心肌梗死、脑血栓、血栓闭塞性脉管炎、视网膜血管阻塞等血栓闭塞性疾病，用活血化瘀药治疗往往有效。大鼠体外颈总动脉－颈外静脉旁路血栓法实验表明，许多活血化瘀药都有抗血栓形成作用。

活血化瘀药抗血栓形成的作用可能通过以下环节完成：（1）抑制血小板聚集：活血化瘀药可改善血液流变学指标，减少血小板的黏着和聚集；可降低血小板的表面活性，抑制血小板聚集。赤芍、鸡血藤、当归、川芎、红花、益母草、水蛭、三棱、莪术及以活血化瘀药为主组成的复方都能非常显著地抑制由 ADP 诱导的

血小板聚集作用，有的还能使已聚集的血小板发生解聚。血小板内 cAMP 含量增高，能抑制花生四烯酸合成血栓烷素 A（TXA），TXA 是一种强烈的血小板聚集促进物。多种活血化瘀药都能提高血小板内 cAMP 的含量，或直接抑制环加氧酶而使 TXA。的合成减少，从而抑制血小板聚集。（2）增强纤溶酶活性：某些活血化瘀药，如益母草、赤芍、丹参、桃仁、红花等，可通过增强纤溶酶活性，促进已形成的纤维蛋白溶解而发挥其抗血栓作用。

第八节　补虚药药理学研究

一、补虚药的概念

凡能补益正气、扶持虚弱、治疗虚证的药物，称为补益药，亦称补养药或补虚药。中医的虚证和虚实夹杂证几乎可以在西医的各种疾病中体现，所以补益药应用范围广泛，但应用较多的则是消化系统疾病（如溃疡病、慢性胃肠炎等），白细胞减少症，贫血，免疫功能低下，各种感染（多见于慢性、后期及有虚证表现者），各脏器功能低下，不育，老年性疾病等。

二、补虚药的种类

根据功效和适应证范围，补益药分为以下四类：

（一）补气药

补气药能补益脾气、肺气、心气等，消除或改善气虚证。脾气虚则饮食不振、脘腹虚胀、体倦神疲、大便溏薄、脏器下垂，或造血功能不足，或血失统摄；肺气虚则少气懒言、声音低微、易出虚汗；心气虚则心悸、脉微或虚弱无力，这些都是补气药的适应证。补气药有人参、党参、五味子、黄芪、红芪、白术、山药、大枣、甘草、刺五加、西洋参、太子参、白扁豆、红景天、沙棘、蜂蜜。

1. 党参

党参作为传统补益药，是药食两用植物药，味甘，性平，归肺、脾经，在 2015 版《中国药典》中记载党参为桔梗科植物党参、素花党参、川党参的干燥根，具有补脾益肺、养血生津的作用。党参之名始见于《本草从新》，谓："按古本草云：参须上党者佳。今真党参久已难得，肆中所卖党参，种类甚多，皆不堪用。惟防风党参，性味和平足贵。根有狮子盘头者真，硬纹者伪也。”此处所说的“真党参”系指产于山西上党（今山西长治）的五加科人参。而在《植物名实图考》中记载：“党参，山西多产。长根至二三尺，蔓生，叶不对，节大如手指，野生者根有白汁，秋开花如沙参，花色青白，土人种为利。”由以上描述可知上党党参即潞党参，广泛分布于长治上党地区，是山西省道地药材之一。已有多项研究表明党参具有神经活性，可以很好地改善脑缺血再灌注损伤带来的损伤。而相关研究中对于道地药材潞党参研究不够丰富与深入，特别是潞党参在脑缺血再灌注损伤方面的研究缺乏，且潞党参的剂型有口服液制剂，它服用剂量小、味道好、吸收快、奏效迅速、质量稳定、便于携带、易于保存，因此以潞党参为研究药物进行研究有一定优势与意义。

2. 五味子

五味子属木兰科的一种药用植物，多以其干燥成熟果实入药。大量研究发现，五味子不仅果实中含有活性成分，而且茎、根中也含有活性成分，包括木脂素类、多糖类、挥发油和有机酸等。其中木脂素类化合物是五味子中主要有效成分。五味子具有肝脏保护、神经保护、心血管保护、血糖和血脂调节、抗癌和现代医学的其他治疗作用，常用于治疗与神经系统和肾脏有关的疾病。

五味子果实、藤茎中多糖、挥发油、木脂素类等活性成分具有抗氧化、抗痴呆、抗衰老等药理作用。研究表明五味子多糖可能通过提高中枢神经系统的稳定性、调节肠道微生物群代谢、加速能量代谢供应和提高机体抗氧化能力等途径发挥治疗阿尔茨海默症的作用。五味子木脂素能增强认知能力，对多种神经元细胞介导的疾病（如：中风、阿尔茨海默氏病、帕金森氏病和其他神经退行性疾病）具有治疗和保护作用。有学者研究发现五味子乙素具有抗脂多糖诱导的炎症和败血症的抗炎特性。五味子乙素通过 TLR4/NF—KB/MyD88 信号通路可以预防 LPS 诱导的脓毒症，并有望成为一种新型的治疗脓毒症的新型抗炎和免疫抑制药物。研究表明五味子提取物可以通过 TrkB/CREB/ERK 和 PI3K/AKT/GSK—3β 途径调节海马中脑源性神经营养因子水平，从而改善小鼠的抑郁样情绪状态和相关的认知缺陷。五味子甲素可以通过 ROSNO 和 AKT/GSK—3β 途径保护斑马鱼中 6—OHDA 诱导的多巴胺能神经元损伤和 SH—SY5Y 细胞的细胞毒性。

3. 白术

白术是菊科植物白术的地下根茎部位，具有健脾益气、燥湿利水等功效，属于补气类中药，可治疗脾虚食少、腹胀泄泻、痰饮眩悸、水肿、自汗、胎动不安等中医病症，被誉为“安脾胃之神品”。临床上常用白术的麸炒品入药用，而古代医药书籍中记载白术的炮制方法还包括清炒、辅料土炒例、蒸煮等方式，有“饭上蒸数次”、“蒸熟”等方法的描述。蒸煮方法简单易。白术饮片的质量优劣影响着临床治疗效果，其相关质量标准一直作为研究热点；白术分离鉴别得到的化学成分众多，主要含有白术内酯类、苍术酮等多种成分。

4. 大枣

大枣，性味甘温，归脾、胃、心经。具有补中益气之功，药力平和，常为调补脾胃的辅药。“温以补脾经不足，甘以缓阴血，和阴阳，调营卫，生津液。”动物实验研究发现，作为大枣中重要的活性物质的大枣多糖可浓度依赖性增加淋巴细胞中IL—2、IL—4等细胞因子的浓度，作用于T细胞、B细胞等免疫细胞，促进免疫细胞增殖，增加细胞因子的分泌量，提高机体免疫功能。大枣与甘草、生姜配伍后果天冬氨酸、苏氨酸、蛋氨酸和亮氨酸等总氨基酸成分含量和人体所需氨基酸总量的增加，研究证实“草姜枣”配伍后补益作用增强。

5. 甘草

甘草药性甘、平，主入心、肺、脾、胃经。有健脾益气，清热解毒，缓急止痛，调和诸药之效。《医学启源》认为其具有“调和诸药相协……性缓，善解诸急。”[1]之效。甘草及其提取物的临床应用较为广泛，有学者通过实验证明，三种不同剂量的甘草甜素均具有抗炎镇痛作用。

（二）补阳药

补阳药能温补人体阳气，消除或改善阳虚证。阳虚证包括心阳虚、脾阳虚、肾阳虚，补阳药主要是补肾阳，至于助心阳、温脾阳药已在温里药等章节里述及。本类药物主要适用于肾阳虚所致的神疲肢冷，腰膝酸软、尿频遗尿、阳痿遗精、宫冷不孕、舌淡脉沉等症，还可用于头晕耳鸣、不孕不育、筋骨不健、手足痿软等精髓不足症。补阳药有鹿茸、补骨脂、蛇床子、巴戟天、淫羊藿、仙茅、海马、海龙、山茱萸、杜仲、肉苁蓉、锁阳、沙苑子、菟丝子、冬虫夏草、蛤蚧、黑芝麻、核桃仁、续断、胡芦巴、海狗肾、蛤蟆油。

1. 山茱萸

山茱萸属植物为山茱萸科乔木或灌木，华山茱萸和山茱萸产自亚洲东部，分布于中国，韩国，日本。产自我国常见的有川鄂山茱萸与山茱萸为同属，均以果实入药。山茱萸又名山萸肉、蜀枣、石枣、肉枣等，常以弃果核的干燥果肉入药，分布在安徽、河南、浙江、山西和陕西等地。山茱萸最早出自《神农本草经》，

[1] 张元素 . 医学启源 [M]. 北京：人民卫生出版社，1978.

称“山茱萸味酸平，主心下邪气，逐寒湿痹，去三虫，久服轻身”[1]。山茱萸化学成分深入探索始于20世纪三十年代，首先从该植物中发现维生素A类物质，截至目前，从山茱萸属植物中分离的化合物多达百余个，通常可分为三萜类、环烯醚萜苷类、有机酸类、鞣制类、黄酮类及衍生化合物。除此之外挥发油、糖类、氨基酸、维生素、矿物质类物质有少量报道。山茱萸的药理作用有降血糖、抗肿瘤、神经系统保护、抗氧化、肝肾保护等作用。

2. 仙茅

仙茅为仙茅属植物中的一种，味辛，性热，有毒，归肾、肝、脾经，最初被记录为治疗痔疮、哮喘、黄疸、腹泻、绞痛和淋病等，现代药理研究表明，仙茅具有诱导巨噬细胞活化、免疫调节、抗骨质疏松、抗氧化、抑菌、神经保护、防止细胞损伤以及雌激素样等作用。化学研究表明，仙茅富含多糖、皂苷、酚类、酚苷、萜类等化合物，其中仅酚苷类物质“仙茅苷”被纳入《中国药典》，作为药材的质量控制指标，被看作是仙茅的主要活性化合物。

药理作用：从仙茅属植物中可以分离得到多种具有生物活性的化合物，包括抗氧化、免疫调节、抗凋亡、抗炎、抗骨质疏松、促血管生成、抗抑郁、补肾壮阳、神经保护等活性。

（1）抗氧化作用。有学者发现，仙茅能通过降低丙二醛的浓度，抑制一氧化氮的降解，增强谷胱甘肽过氧化物酶活性，从而有抗氧化损伤的作用，且抗氧化作用有明显的浓度依赖性，其作用甚至高于抗氧化剂槲皮素；此外还发现，仙茅可以抑制过氧化氢介导的氧化应激效应。有学者研究发现，仙茅可以通过降低细胞内活性氧的产生，达到抗氧化的作用。张振东等报道，仙茅提取物对自由基有较强清除作用，对 Fe^{3+} 有较强还原能力，提示仙茅具有抗氧化活性。

（2）免疫调节作用。巨噬细胞是机体非特异性免疫防御的关键环节，有学者发现，仙茅的水提醇沉部分仙茅多糖呈剂量依赖性增强小鼠巨噬细胞的吞噬功能，且其表面Dectin—1受体可能参与了仙茅多糖结合并激活巨噬细胞的过程。蔡琨等还发现，仙茅多糖可以通过增加活性因子肿瘤坏死因子 α 和一氧化氮的分泌、提高免疫低下小鼠的免疫器官指数、增强脾淋巴细胞的转化能力、调整脾T淋巴细胞亚群和提高自然杀手细胞的杀伤活性，从而提高机体的免疫力，提示了其作为免疫增强剂开发应用的可能性。

（3）抗凋亡作用。p53mRNA可以通过Bax/Bcl2、Fas/Apol、胰岛素样生长

[1] 佚名．神农本草经[M]．长沙：湖南科学技术出版社，2008.

因子结合蛋白 3 等蛋白完成对细胞凋亡的调控，促进细胞的凋亡，有学者在研究中用反转录酶—聚合酶链锁反应分析 p53mRNA 的表达水平，发现仙茅可通过抑制 P53mRNA 的表达，调控细胞凋亡途径的起始阶段而具有抗细胞凋亡的作用。

（4）抗炎作用

炎症介质在炎症的发生发展过程中起着重要的作用。TNF—α、白介素细胞—1β、IL—6、IL—12 和 IL—17A 是炎症反应过程中重要的炎症介质，促进炎症的发生。有学者研究发现，用仙茅治疗Ⅱ型胶原性关节炎时，其在体内外具有显著的抗关节炎作用，仙茅抗炎作用的实现是通过抑制炎性细胞因子的释放，下调 JAK/STAT 信号通路蛋白，以及增加核因子 κB 的表达来介导的。

（5）抗骨质疏松作用。有学者通过地塞米松构建骨质疏松体外成骨细胞培养体系，提出仙茅可保护成骨细胞免受地塞米松诱导的细胞损伤，提高地塞米松抑制的成骨细胞的分化。有学者发现，仙茅通过增加 Osterix、骨钙蛋白、整合素 B1 和骨桥蛋白的表达，促进成骨分化，从而可以抗骨质疏松。

（6）促血管内皮细胞生成的作用。血管生成是一种生理过程，在血管生成的过程中，血管内皮生长因子是最重要的种有丝分裂原。有学者研究发现，仙茅可通过增加血清饥饿细胞的血管细胞黏附分子 1、VEGF 和血管内皮钙粘蛋白的表达，上调血管内皮细胞生长因子受体 2 的表达，以剂量依赖性的方式加快血管内皮细胞的迁移、增殖，从而诱导血管形成。

（三）补血药

补血药：能补养心或补益脾，滋生血液，改善或消除血虚证候。血虚的主要症状为面色萎黄或苍白、唇甲苍白、眩晕耳鸣、心悸怔忡、失眠健忘，以及妇女月经延后，量少、色淡，甚至经闭等，这些都是补血药的适应证。补血药有当归、熟地黄、何首乌、枸杞子、阿胶、桑椹、龙眼肉。

1. 当归

当归为伞形科植物当归的干燥根，性温，味甘辛，归肝、心、脾经。当归始载于《神农本草经》，距今已有 2000 多年的药用历史，具有补血活血、调经止痛、润肠通便的功效，主要用于血虚萎黄、月经不调、经闭痛经、眩晕心悸、跌扑损伤、肠燥便秘、中风挛蜷、咳逆上气、温疟寒热、多种疼痛等病症。当归药用历史悠久，分布地域广泛，素享有“妇科圣药”之称，作为既能补血，又能活血的要药，其在临床上的应用越来越广泛。当归主要含有挥发油、有机酸类、多糖、氨基酸和核苷类等成分。

当归的药理作用有以下几点：

（1）对心脑血管疾病的药理作用

保护心肌缺血损伤。当归挥发油能降低心肌缺血小鼠所致心电图 J 点的上移，减少心肌缺血损伤的面积，显著增强超氧化物歧化酶（SOD）、谷胱甘肽过氧化物酶（GSH—Px）、过氧化氢酶（CAT）等生化指标的活性，从而发挥急性心肌缺血损伤的保护作用，其机制可能是当归挥发油促进了心肌组织中糖的氧化或增强了心肌组织中乳酸脱氢酶（LDH）的活性；当归多糖能够显著增加氧糖剥夺模型组中 H9C2 细胞的心肌指数，降低模型小鼠心肌缺血损伤面积，提示当归挥发油和多糖对小鼠急性心肌缺血损伤具有保护作用。

对局灶性脑缺血的保护作用。有学者研究发现当归水提物能显著减少中脑动脉栓塞（MCAO）小鼠的脑梗死体积，显著增加促血管生成素—1、血管内皮生长因子、磷酸化蛋白激酶 B、磷脂酰肌醇 3—激酶等蛋白表达水平，通过激活 PI3K/Akt 通路促进缺血性脑损伤后血管生成。

降血脂降血压。有学者发现当归挥发油能降低高血脂大鼠动脉粥样硬化指数（AI）、血清中总胆固醇（TC）和低密度脂蛋白胆固醇（LDLC）水平，降低大鼠血浆中内皮素 1（ET—1）和血管性假血友病因子（vWF）的含量，升高血清一氧化氮（NO）水平，进而改善高血脂症引起的血管内皮结构损伤。此外，当归挥发油能明显降低原发性高血压（SHR）大鼠尾动脉收缩压和血清中肾素、血管紧张素Ⅱ（Ang Ⅱ）水平，改善大鼠心肌横纹，其降压机制可能是肾素—血管紧张素系统受到抑制，醛固酮分泌减少，从而血压下降。血压升高会导致血管内皮结构和功能受损，内皮细胞膜微粒（EMPs）是激活或凋亡的血管内皮细胞产生的，能反映血管内皮损伤的状态。当归挥发油能降低血清 vWF、EMPs 的水平，升高 NO 水平，从而维持血压的稳定。

（2）调经止痛的药理作用

当归既能补血，又能活血，有和血之功效，被历代医家推崇为妇科之要药。《名医别录》曰："温中止痛，除客血内塞……补五脏，生肌肉。"[1] 西晋张华《博物志》曰："《神农经》云：下药治病，大黄除实，当归止痛。"[2] 痛经为妇科常见疾病，当归挥发油可以通过松弛子宫平滑肌来缓解痛经时的子宫收缩。

（3）止咳平喘的药理作用

《神农本草经》记载当归主咳逆上气，现代药理研究也表明当归挥发油中的

[1] 陶弘景 . 名医别录 [M]. 北京：人民卫生出版社，1986.

[2] 张华 . 博物志 [M]. 张恩富译 . 重庆：重庆出版社，2007.

藁本内酯具有较强的解痉平喘作用，能缓解组织胺和乙酰胆碱的致喘反应，能对抗组织胺所引起的支气管收缩，有明显解痉作用。有学者给哮喘的模型小鼠灌当归挥发油，发现其具有明显的防治哮喘作用，其机制可能与抑制 Th17 细胞免疫的活性有关。

（4）镇痛抗炎的药理作用。有学者总结发现，当归主要通过抑制机体内炎症因子和趋化因子等致痛性物质的释放，或者阻断疼痛感觉在级联反应中的放大传递而发挥镇痛活性，通过阻断核转录因子—κB，丝裂原活化蛋白激酶和 Janus 激酶 / 信号转导及转录激活因子等炎症信号通路中相关蛋白、基因的表达，抑制 TNF—α，白细胞介素—6，一氧化氮，前列腺素 E2 和 IL—1β 等炎性介质的释放，维持宿主体内免疫细胞对外来刺激的高度敏感性而发挥抗炎作用。

（5）抗氧化的药理作用

有学者研究发现，绿原酸对羟自由基、超氧阴离子自由基和 1，1—二苯基—2—甲基苯并肼基自由基的清除能力强于维生素 C。当归多糖能减轻过氧化氢引起的细胞氧化反应损伤，提高细胞活力，减弱细胞凋亡和活性氧的产生。

（6）其他药理作用

除了上述作用之外，还有保护肝脏、抗肿瘤、增强免疫功能、治疗抑郁等作用。

2. 熟地黄

地黄为玄参科植物地黄的新鲜或干燥块根，主产于河南、山东等地。熟地黄为生地黄的炮制加工品，其味甘，性微温，主要用于血虚萎黄、心悸怔忡、肝肾阴虚等症。现代药理研究表明，熟地黄具有抗氧化、抗衰老、抗焦虑、抗疲劳、增强免疫等方面的作用。

熟地黄中的主要化学成分有环烯醚萜苷类、糖苷类、紫罗兰酮类、氨基酸类和多种微量元素等：（1）环烯醚萜苷类类：益母草苷，密力特苷，梓醇，桃叶珊瑚苷，二氢梓醇，地黄苷 A，地黄素 B，地黄素 C，地黄苷 D，焦地黄素 A、B、C，焦地黄内酯，焦地黄呋喃 A、B、C，焦地黄内酯，地黄苦苷元，美利妥双苷，地黄氯化臭蚁醛苷，等；（2）苯乙醇苷类：毛蕊花糖苷，异麦芽糖苷，松果菊苷，焦地黄苯乙醇苷 A1/A2，等；（3）糖类化合物：水苏糖，甘露三糖，棉子糖，蔗糖，毛蕊花糖，蜜二糖，甘露三糖，果糖，葡萄糖，等；（4）紫罗兰酮类：二羟基—β—紫罗兰酮，仲羟基愈创木酸—2—O—β—D—吡喃葡萄糖苷，弗雷马格鲁丁 A，等；（5）呋喃醛衍生物：5—羟甲基糠醛（5—HMF），5—GGMF，尿嘧啶，尿核苷，5—羟甲基糠酸，5—羟基野菰酸，等；（6）氨基酸类：琥珀酸，5—氧脯氨酸，业油酸，棕榈酸，硬脂酸，花生酸，十五酸，棕榈油酸，肉豆蔻酸，十九碳酸，二十一碳酸，二七碳酸，等；（7）微量元素：Fe，Al，Cu，Zn，Mn，Sr，Cr，Co，Pb，等。其中入血成分有梓醇、地黄苷 D、密力特苷、5—HMF、益母草苷和毛蕊花糖苷等。

3. 何首乌

何首乌为蓼科植物何首乌的干燥块根，具有抗衰老、降血脂、抗癌、抗炎、促进免疫调节、保护神经等作用；但也有相关研究发现，何首乌提取物可能导致肝毒性、肾毒性和胚胎毒性。研究发现，何首乌的主要成分有二苯乙烯苷、蒽醌类（包括大黄素、大黄酸、大黄素甲醚等）、鞣质（包括没食子酸等）和磷脂等，其中大黄素可通过刺激活性氧簇（ROS）的释放，启动外源性和内源性细胞凋亡途径来诱导 HepaRG 细胞凋亡；二苯乙烯苷、大黄素甲醚、大黄素—8—O—β—D—葡萄糖苷、顺式二苯乙烯苷、儿茶素等 5 种成分与何首乌的毒性具有较强的相关性，但具体作用机制尚不明确。

（四）补阴药

补阴药：能补阴、滋液、润燥，改善或消除阴虚证。阴虚证主要包括肺阴虚、胃阴虚、肾阴虚、肝阴虚。肺阴虚可见口燥咽干、干咳痰少、咯血；胃阴虚可见舌红少苔、津少口渴；肾阴虚可见腰膝酸软、耳鸣、遗精、潮热盗汗；肝阴虚可见眼干目昏、眩晕、震颤、少寐多梦，这些都是补阴药的适应证。补阴药有北沙参、南沙参、明党参、麦冬、山麦冬、天冬、百合、玉竹、黄精、石斛、女贞子、墨旱莲、龟甲、银耳、鳖甲。

1. 南、北沙参

南沙参与北沙参在临床使用中较为常见。1963—2020 年各版《中华人民共和国药典》均将南、北沙参作为两种不同的药分别收载。其中南沙参记载为桔梗科植物轮叶沙参或沙参的干燥根，春、秋二季采挖，而北沙参为伞形科植物珊瑚菜的干燥根，夏秋二季采挖。据《中国植物志》记载，南沙参的品种又分为泡参、无柄沙参、昆明沙参 3 个亚种，另据《中药大辞典》《中华本草》和《全国中草药汇编》等记载，南沙参的实际入药品种远不止药典所述两种主流品种，而多达 10 余种。有学者曾于 1990 年代初在全国范围内对沙参类中药的药源进行调查和原植物鉴定，沙参入药品种除去莱阳参之外，都为沙参属植物，多达 37 种。北沙参仅为上述单一品种。关于历代南、北沙参药用品种的认识，分歧较大。主要观点有 3 种。第一种是根据民国张山雷《本草正义》："沙参古无南北之别，石顽

《逢原》始言沙参有南北二种。”[1] 认为在清代《本经逢原》后才分出南、北沙参。持相同或相似观点的如李成森等、王可成、陈双妹、朱冠秀。第二种是《中药鉴别大全》等现代本草认为的“北沙参是清代发现的新品种”“清代以前本草中的沙参是南沙参”[2]，持相同或相似观点的如董圣群、张艳秋。第三种是《中华本草》等认为的“北沙参首见于《本草汇言》(或其中的《卫生易简方》和《林仲先医案》)，明前所用沙参为南沙参”[3]，持相同或相似观点的如王健、高宾等、祝之友。

2. 天冬

《中华人民共和国药典》规定百合科植物天门冬的干燥块根为天冬来源。天冬为常用中药材，但其资源紧缺，主要分布于四川、贵州、广西、云南等地。天冬在《神农本草经》和《本草纲目》等均有记载，常以干燥块根入药，具有养阴生津、清热润燥的功效，多用于肺燥干咳、顿咳痰黏、咽干口渴、肠燥便秘等症状。目前，国内外学者对天冬进行了研究，发现天冬主要含有皂苷类、多糖类、氨基酸类等化学成分；现代药理学研究发现天冬具有抗氧化、抗炎、增强免疫、抗肿瘤、抗抑郁等药理作用。国内外学者对天冬进行了一系列的研究，根据文献报道天冬主要含有皂苷类、多糖类、氨基酸类、木脂素类、黄酮类等化学成分。

天冬药理活性相关研究如下：

（1）抗氧化。有学者发现贵州产天冬醇提液对超氧阴离子自由基具有显著的清除及抑制作用，对羟自由基也有一定的清除作用，清除作用呈现浓度依赖性。有学者采用化学模拟体系对天冬酸性多糖进行体外抗氧化研究，发现其具有一定的还原性和清除羟自由基的能力，具有较好的清除超氧阴离子的能力。

（2）抗肿瘤。有学者采用不同浓度的天冬总皂苷作用于 HL—60 细胞研究其增殖和凋亡，发现随着天冬总皂苷浓度的升高，其对 HL—60 细胞增殖的抑制作用明显增强，呈现剂量依赖趋势；天冬总皂苷组使 HL—60 细胞凋亡率明显增加，并且导致 HL—60 细胞内的 Bcl—2mRNA 表达下降，从而诱导人早幼粒白血病细胞株 HL—60 凋亡。有学者从天冬中分离得到的槲皮素具有很强的抗氧化活性，同时，槲皮素对 HL—60 细胞株表现出强烈的细胞毒性；其次是肺癌细胞株；槲皮素对乳腺癌细胞系具有抗癌活性。

（3）抗抑郁和神经保护。有学者发现天冬提取物具有抗抑郁和神经保护作

[1] 张山雷 . 张山雷医学丛书：本草正义 [M]. 太原：山西科学技术出版社，2013.

[2] 吕侠卿 . 中药鉴别大全 [M]. 长沙：湖南科学技术出版社，2002.

[3] 国家中医药管理局《中华本草》编委会 . 中华本草：第 5 册 [M]. 上海：上海科学技术出版社，1999.

用。此外，在大脑中动脉闭塞后接受天冬提取物梗死大小预处理的动物减少了，体外实验证实其具有神经保护作用。天冬提取物中的总皂苷可以显著抑制 H_2O_2 诱导的皮质神经元细胞死亡。天冬皂苷的存活促进作用可被细胞外信号调节激酶和磷酸肌醇 3 激酶 Akt 级联的抑制剂部分阻断。

（4）抗炎。有学者以洛哌丁胺诱发 SD 大鼠横结肠便秘模型，研究在天冬提取物治疗后炎症反应和毒蕈碱胆碱能调节的变化。发现天冬提取物处理后诱导了炎症细胞因子、炎性介质的恢复，还改善了乙酰胆碱酯酶的活性水平，肌球蛋白轻链的磷酸化以及毒蕈碱型乙酰胆碱受体 M2/M3 及其介体的表达。

（5）过敏性哮喘。有学者研究天冬总皂苷对小鼠卵白蛋白诱发的过敏性哮喘的影响。结果表明，天冬总皂苷通过抑制炎症细胞浸润，显著抑制气道高反应性并减轻肺哮喘反应。此外，还显著降低了 IL—5 和 IL—13 基因的表达，蛋白质水平以及 IgE 水平，这表明天冬总皂苷可以通过抑制 Th2 免疫应答来改善哮喘。有学者利用天冬总皂苷对小鼠卵白蛋白（OVA）诱发的过敏性哮喘模型进行研究，发现与溶媒 +LPS 处理的 RAW264.7 细胞相比，天冬总皂苷 +LPS 处理的 RAW264.7 细胞的 COX—2 和 iNOS/NO、mRNA 水平显著降低。另外，天冬总皂苷实验组没有支气管肺泡灌洗液中的免疫细胞 OVA 特异性 IgE 的变化，炎症细胞的浸润、支气管厚度和炎症介质白介素 4（IL—4）、IL—13 和 COX—2 的水平在 OVA 中显著降低。

（6）阿尔兹海默症。有学者通过采用每天口服给予 Tg2576 小鼠天冬提取物 100mg/kg，而对照组的小鼠接受 dH2O 持续 4 周。结果发现天冬提取物可诱导神经元和小胶质细胞系中 NGF 分泌增强，并降低细胞内 ROS 以及 SOD 水平的提高，在天冬提取物处理的 Tg2576 小鼠中高亲和力 NGF 受体的下游效应子之间的 p—Akt 的表达被显著恢复，并且检测到 Aβ—42 肽水平的显著恢复以及包括 PS—2、APH—1 和 NCT 在内的 γ—分泌酶成员的表达。

（7）其他。有学者用薯蓣皂苷和甲基薯蓣皂苷预处理 NCI—H292 细胞 30 分钟，然后用 EGF 或 PMA 刺激 24 小时，通过 RT—PCR 测量 MUC5AC 粘蛋白基因表达以及利用 ELISA 测量 MUC5AC 粘蛋白的产生。结果发现薯蓣皂苷和甲基薯蓣皂苷抑制了 EGF 或 PMA 诱导的 MUC5AC 黏蛋白基因的表达。有学者发现天冬酸性多糖能够促进鸡新城疫病毒抗体的分泌、T 细胞数量的增加和免疫器官指数的上升，具有一定的免疫增强作用。

三、补益药的药理作用

现代研究表明，补益药具有以下几个方面的药理作用：

（1）对免疫功能的影响，补虚药对非特异性免疫功能及特异性免疫功能或体液免疫功能均有增强作用，这是补虚药扶正培本作用的基础之一。

①影响非特异性免疫功能，升高外周白细胞及白细胞减少患者的白细胞，增强网状内皮系统的吞噬功能，促进白细胞的干扰素诱生能力，抑制细胞 RNA 代谢。

②影响特异性免疫功能，促进、调整细胞免疫功能，诱发淋巴细胞转化率显著上升。

③增强体液免疫的功能。

（2）对机体适应性的影响。补虚药能提高机体的适应性，增强机体对各种有害刺激的非特异性抵抗能力，使紊乱的机能恢复正常。

（3）对内分泌系统的作用通过促进分泌各种激素，改善机体对内外环境的适应能力。

（4）对物质代谢的影响，对糖代谢和脂质代谢均有调节作用，合成促进因子能促进蛋白质、DNA、RNA 的生物合成，增高白蛋白及 γ—球蛋白含量，调节血糖，促进核酸及蛋白质合成和胆固醇在肝脏中的生物合成，能提高、稳定 DNA 和 RNA 的合成率。

（5）对心血管系统的作用，主要是增强心肌收缩力、扩张血管和降压作用，亦有抗心肌缺血及抗心律失常作用。用于治疗心力衰竭、休克、冠心病、血栓闭塞性脉管炎等疾病。

（6）强壮作用减轻疲劳，提高思维活动和体力劳动效率，提高机体的工作能力，改善睡眠和食欲，降低肌肉疲劳程度，增加实验动物体重和增强肌力。

（7）对造血系统的作用骨髓造血功能减退表现为红细胞或白细胞减少、贫血、白细胞减少症等疾病，补益药可促进造血功能，抑制血小板聚集和抗凝血。

（8）对消化系统的作用补益药尤其是补气药能缓解消化道平滑肌痉挛或调节消化道平滑肌运动，有些还有抗溃疡、护肝利胆作用，这些是补气药的药理基础。

补虚药中各类药物的作用有共同之处。补虚药可提高机体免疫能力，提高机体抵抗和祛除病邪的能力；并能调节和促进核酸、糖、蛋白质、脂质等物质代谢和能量代谢；调节内分泌系统及改善机体对内外环境的适应能力；增强机体解毒功能和改善造血系统功能；提高机体工作能力等，这与中医临床用补虚药治疗先天不足、体质虚弱、久病伤正、年老体衰的各种虚证是相符的。

第九节　其他中药药理学研究

一、祛湿药

（一）祛湿药概述

祛湿药是祛除湿邪，治疗湿性病证的药物。这类药物因祛除湿邪的功能形式不同，又分为祛风胜湿药、芳香化湿药、利水渗湿药。

祛风胜湿药能祛除肌表经络的风湿，部分还具有舒筋，通络、止痛、强筋骨等作用。适用于风湿痹证，筋脉拘急，肢体麻木，腰膝酸痛，下肢痿弱，半身不遂等。常用的祛风胜湿药有独活、防己、木瓜、桑寄生、秦艽、威灵仙等。

芳香化湿药辛香温燥，能宣化湿浊，疏畅气机，醒脾健胃。适用于湿邪困脾，运化失职所致之脘闷腹胀，食少便溏，恶心呕吐，体倦乏力，舌苔白腻等。常用的芳香化湿药有藿香，苍术，厚朴、砂仁等。

利水渗湿药能通利小便，增加尿量，使体内湿邪从小便而解，部分还有清利湿热作用。主要适用于水肿，小便不利，痰饮，淋证，黄疸，湿温，湿疮等。常用的利水渗湿药有茯苓、泽泻、萆薢、茵陈、木通，金钱草等。

本类药易于耗伤阴液，对于阴虚血燥者慎用。

（二）常见祛湿药

1. 威灵仙

威灵仙药性辛、咸、温。归膀胱经。有祛风湿，通经络之效。《本草汇言》中记载，“大抵此剂宣行五脏，通利经络……追逐风湿邪气，荡除痰涎冷积……”[1] 威灵仙有较强的祛风除湿、通络止痛之效，为治疗风湿痹证之要药，《药品化义》认为威灵仙之药性走而不守，有“宣通十二经络”之特点，故凡风湿痹痛，筋脉拘挛者皆可应用，单用亦能治疗骨咽喉。威灵仙的化学成分较为复杂，主要由皂苷类、木质素类、酚类及黄酮类等构成，现代药理学认为其具有抗炎镇痛、

[1]　倪朱谟．本草汇言 [M]. 戴慎，陈仁寿，虞舜点校．上海：上海科学技术出版社，2004.

抗肿瘤、免疫抑制、降尿酸及解痉等作用。

2. 藿香

藿香为唇形科刺蕊草属植物广藿香的干燥地上部分，能芳香化浊、和中止呕、发表解暑，用于湿浊中阻、脘痞呕吐、暑湿表证、湿温初起、发热倦怠、胸闷不舒、寒湿闭暑、腹痛吐泻、鼻渊头痛，用量3—10g。现代药理研究表明广藿香有调节胃肠运动、保护肠屏障功能、抗菌、抗疟、抗病毒，抗炎、解热及镇痛作用。有学者研究了小鼠ig广藿香水提物的急性毒性，广藿香的耐受量为45.5g/kg，表明基本无毒。广藿香醇为广藿香挥发油的指标性成分，有学者通过广藿香醇的急性毒性研究表明ig广藿香醇花生油溶液的LD_{50}是4.693g/kg，ip广藿香醇花生油溶液的LD_{50}是3.145g/kg，广藿香醇的安全性较高，属于低毒药物。但阴虚者禁服。

3. 苍术

苍术药性辛，苦，温，主归脾、胃、肝经。有健脾燥湿、祛风散寒、明目之效。《珍珠囊》曰："诸湿肿非此不能除，能健胃安脾。"[1] 苍术可用于治疗脾失健运所致的湿阻中焦之证，其祛风散寒之性可用于治疗风湿痹证及外感风寒表证夹湿者。现代药理学认为，苍术具有抗炎、降低血尿酸等作用，有学者经实验证明，苍术挥发油、苍术水提取液及将以上二者混合后的苍术总提取液均能效降低小鼠血尿酸水平，并以苍术总提取液效果最佳。

4. 厚朴

厚朴为常用的非毒性中药，来源于木兰科木兰属植物厚朴或凹叶厚朴的干燥干皮、根皮及枝皮，历版《中国药典》记载厚朴具有燥湿消痰、下气除满的功效，主治湿滞伤中、脘痞吐泻、食积气滞、腹胀便秘、痰饮喘咳。在许多中医古方中厚朴作为主药应用，如《备急千金要方》中的厚朴汤、《金匮要略》中的厚朴大黄汤和厚朴三物汤、《景岳全书》中的抑扶煎和佐关煎，现代药理研究提示厚朴有抗炎作用。厚朴酚（magnolol）及其同分异构体和厚朴酚（honokiol）在厚朴药材中是含量较高的有效成分，已成为厚朴药材的重要质量标志物。厚朴酚及和厚朴酚是厚朴的主要活性成分，其抗炎作用机制是阻滞PI3K/Akt、ERK/MAPK和TLR/MAPK信号通路，抑制炎性细胞因子表达，还可通过直接抑制iNOS、COX—2、5—LO的酶活性，阻滞一氧化氮、TGs、LTs的合成和释放，以及抑制组织胺释放等，产生广谱的抗炎作用。

[1] 张元素．珍珠囊[M]. 北京：中国中药出版社，2006.

5. 茯苓

中药茯苓（别名：茯苓、云苓、朱茯苓）属于多孔菌科，是真菌茯苓的干燥菌核，河南、河北、四川、安徽、云南等均为其主要的原产地，野生茯苓的生长环境一般是干燥、向阳处的多种松树根上，我国海拔600—1000米高处山区居多。野生茯苓性味甘、平、淡，归心、肺、脾、肾经，利水渗湿、健脾宁心，主治水肿尿少、脾虚食少等。健脾利湿用茯苓，利水消肿用茯苓皮，养血安神用茯神。舌淡胖有齿痕，脉濡滑，属脾虚湿盛者必用该药。《医学衷中参西录》中记载："是以《内经》谓淡气归胃，而《慎柔五书》上述《内经》之旨，亦谓味淡能养脾阴。盖其性能化胃中痰饮为水源，引之输于脾而达于肺，复下循三焦水道以归膀胱，为渗湿利淡之主药"[1]。茯苓的应用范围十分广泛，与一些药物配伍可以治疗寒、湿、温、风，并能发挥其独特的功效。茯苓应用于大量经方中，如猪苓汤、五苓散、苓桂术甘汤等。茯苓中含有多种化学成分，大家耳熟能详的有多糖类、三萜类、甾醇类、挥发油类、蛋白质等，茯苓的主要活性成分有两种，一种是三萜类，另一种是多糖类化合物。茯苓的药理作用主要在于不同化学成分的功效，现代药理研究发现茯苓具有利尿、保肝、镇静、免疫调节等作用，且对中枢神经、免疫系统、消化系统等具有良好的保护作用。据现有研究表明，茯苓不仅抗菌抗溃疡，还具有降血糖的功效，值得一提的是，茯苓在离体肠管的松弛以及钩端螺旋体的杀灭都具有一定功效。

6. 木通

木通为木通科植物木通、三叶木通或白木通的干燥藤茎。本品主要含三萜及其皂苷，此外还含有木脂素苷类、香豆素、氨酸、酚类、油脂、有机酸和多糖类等多种成分。木通性苦寒，归心、小肠、膀胱经。据文献记载《唐本草》以前的本草和《本草纲目》中均无木通之名，均以通草命名之。古之医家多以木通配伍不同中药治疗手足厥逆、淋证、时毒疠气等疾病。《伤寒论》当归四逆汤，木通（二两约27.6g）通经脉，以畅血行，与桂枝、细辛合用，木通得桂枝、细辛之温，则寒而不滞，桂枝、细辛得木通之寒，则温而不燥，共奏通血脉之效，用以治疗手足厥逆，脉细欲绝者。《兰室秘藏》龙胆泻肝汤，木通（五分约2.07g）清热利湿，与车前子合用，泻小肠、膀胱之湿，共奏清热利湿、导邪下行之效，治疗阴部时复热痒及臊臭。《严氏济生方》小蓟饮子，木通（半两约20.7g）清热利尿通淋，与君药小蓟合用，凉血止血同时利尿通淋，治疗下焦结热血淋。《太平惠民和剂

---

[1] 张锡纯．医学衷中参西录：上册[M]. 北京：人民卫生出版社，2007.

局方》八正散，木通（每服剂量约1.04g）清心利小肠，与大黄合用，大黄泻热降火利湿，两者清利和清泻和法，有“疏凿分消”之巧，治疗大人、小儿心经邪热，一切蕴毒，咽干口燥，大渴引饮，心忡面热，烦躁不宁，目赤睛疼，唇焦鼻衄，口舌生疮，咽喉肿痛。又治小便赤涩，或癃闭不通，及热淋、血淋。《医效秘传》甘露消毒丹，木通（每服剂量约5g）清热利湿，与君药滑石合用，既祛已停之湿又导热下行而增强清热，用以治疗时毒疠气。

7. 萆薢

萆薢药性苦、平。归肝、肾、胃经。有利湿去浊、祛风除痹之效。《本草纲目》中记载萆薢主入足阳明胃经及足厥阴肝经，故萆薢可泄阳明之湿，善分清去浊，祛风除痹，舒筋通络，临床多用于治疗风湿痹证及湿浊下注之证，为治疗膏淋之要药。现代药理学认为萆薢总皂苷具有抗炎、降尿酸的作用，可用于急性痛风性关节炎的防治。有学者认为，萆薢总皂苷的抗炎作用与TLR4/NF—κB信号通路有关，其作用机制为萆薢总皂苷可抑制TLR4/NF—κB信号通路活化，从而减少细胞炎症因子的分泌。

二、泻下药

（一）泻下药概述

凡是能够滑利大肠促使排便或引起腹泻的药物，即称泻下药。

泻下药的主要作用是通利大便，以清除肠道积滞及其他有害物质，或清热泻火，使热毒火毒之邪通过泻下而解，或消除胸腹积水使水湿痰饮从小便排出。根据泻下药的性味特点及适用证的不同，可以分为攻下药、润下药和峻下逐水药三类。

攻下药性味多属苦寒，既可通便，又能泻火，具有较强的泻下作用。适用于肠道积滞，大便不通，尤其适用于实热积滞者。在使用时需随证配伍其他药物。本品多攻下力猛，应用时要中病即止，不可过量。主要有大黄、芒硝、番泻叶和芦荟等。

润下药多为植物种子或果仁，含有丰富的油脂，具有润燥滑肠的功效，能缓下通便。适用于老年津亏，产后血虚，病邪伤阴，津液未复及亡血患者的肠燥津枯便秘。主要有火麻仁、郁李仁等。此类药物的应用，应根据不同病症适当配伍其他药物。

峻下逐水药大多味苦性寒有毒，泻下作用峻猛，用药后能引起剧烈腹泻，使体内潴留的水液从大便排出，部分药物还兼有利尿作用。适用于水肿、岁胀，胸胁停饮等正气未衰之证。主要有大戟、牵牛子、甘遂、巴豆等。此类药物非但药性峻烈，且多具毒性，易于损伤正气，临床应用当中病则止，不可久服。体虚者慎用，孕妇忌用。对水肿，膨胀属于邪实而正虚者，在使用本类药物时，根据具体情况，采取先攻后补，或先补后攻，或攻补兼施方法施治。时刻注意邪正的盛衰，及时固护正气。还要注意本类药物的炮制，剂量、用法及禁忌等，以确保用药安全，有效。

（二）常见泻下药

1. 芒硝

芒硝，味咸、苦，性偏寒凉，外观呈无色透明或半透明状。由朴硝提纯而成。在《本草经集注》中记载了："凡使芒硝，先以水飞过，入乳钵研如粉，任用。"[1]《本草经疏》中记录芒硝的功效："消肿毒者，即软坚散结之功化。"[2] 在《中国药典》中记载芒硝外用所治疗的疾病"芒硝外用可治疗乳痈、痔疮肿痛。"[3] 临床中芒硝的使用常用萝卜提净法进行炮制，此种提纯净化方法能够大大降低有害成分含量。同时借用萝卜甘温之性中和朴硝咸寒泻下作用，从而加强芒硝的作用及功效。芒硝的主要成分是硫酸钠水合盐，其中还有少量的氯化钠、硫酸钙、硫酸镁等，以硫酸根离子形式存在而使其周围形成高渗状态。能够很好地吸取外渗的组织液，促进炎性反应吸收，对网状内皮细胞产生刺激作用，加强系统的吞噬能力，具有极好的抑菌消炎作用，加快炎症水肿的吸收与消散速率芒硝产生吸收作用的同时还会对迷走神经产生条件刺激，引起局部小血管扩张，促进局部血液循环、提高淋巴生成率，在高渗及抗菌消炎作用下进一步加速炎性水肿的吸收与消散。药物的外用可使药物的有效成分直接作用于皮肤，其性味可透达皮肤以至肌肉腠理深层，从内传至五脏六腑以及经络之中，通过血液等的代谢、循环、运转而达到治病的效果。芒硝外敷于肿胀部位皮肤。利用其吸水性能够很好地对创口部位渗出的液体进行吸收。抑制网状内皮系统功能而抑制感染，消除局部炎症促进水肿吸收。临床上应用单味芒硝治疗疾病已有上千年的历史，芒硝药物成分单一作用明确，经济易得。外用贴敷对于治疗各种原因引起的炎症类、水肿类疾病具有极好的治疗效果。

---

[1] 陶弘景 . 本草经集注 [M]. 上海：群联出版社，1995.

[2] 缪希雍 . 神农本草经疏 [M]，北京：中国中医药出版社，1997.

[3] 中华人民共和国药典委员会 . 中华人民共和国药典 [M]. 北京：人民卫生出版社，1964.

2. 火麻仁

火麻仁（又名大麻仁、麻子仁），为桑科植物大麻的干燥成熟种子，主产于云南、黑龙江等地。《神农本草经》中记载，火麻仁具有“主补中益气，肥健不老”[1] 的特点。味甘，性平，归脾、胃、大肠经，具有润肠通便、滋阴补血、通淋活血的功效，适用于治疗老年人、妇女产后等由于血虚津亏所致的肠燥便秘。火麻仁丰富的药效成分及营养成分使其具有良好的抗氧化性、降压降脂、保护肝脏、改善记忆力、增强免疫力、抗疲劳等作用，在治疗疾病和保健方面有广泛的应用。火麻仁中含有脂肪酸、火麻仁蛋白、维生素、酚类化合物等化学成分。

火麻仁可与多味中药配伍，在治疗胃肠道疾病、心血管疾病等方面有广泛的应用。火麻仁与大黄、厚朴、杏仁等配伍，可起到滋养补虚、益气生津的作用，能够改善便秘症状；与甘草、生姜、人参、生地黄、阿胶等配伍，可起到复脉通心、降低血压、血脂的作用，用于治疗心血管疾病；与地黄、黄芪等可治疗体虚津血不足之肠燥便秘；火麻仁配伍黄芪、白术，可治疗气虚型便秘；火麻仁配伍决明子，可治疗肠燥有热之便秘；火麻仁配伍杏仁、桔梗，治疗肺气闭郁之便秘；火麻仁配伍麦冬、熟地黄、何首乌，治肝肾津血不足之便秘。有学者用火麻仁配伍太子参、黄芪、五指毛桃治疗便秘型肠易激综合征。有学者对治疗肠易激综合征处方规律进行了总结，通过对 108 例患者用药特点研究发现：火麻仁与治疗肠易激综合征的药对相关度较高，特别是便秘型的肠易激综合征，常用的药对有火麻仁、白术，火麻仁、姜厚朴，火麻仁、白术、姜厚朴。

3. 牵牛子

牵牛子为旋花科，番薯族，牵牛属植物种子。目前，2015 版《中国药典》收载的品种为裂叶牵牛或圆叶牵牛的干燥成熟种子。牵牛子的名称古代叫法有多种，如黑丑、白丑、二丑、草金铃、盆甑草、狗耳草等。最早源于魏晋，宏景云：“此药始出田野人，牵牛谢药，故以名之。”因知此物，“牵牛谢药”[2] 言用功宏，以“象”代名，俗中隐雅，世人多不知此。南北朝《雷公炮炙论》记载：“草金零，牵牛子是也。”[3] 宋朝《本草图经》记载“又名金玲。”[4] 段成式在《酉阳杂俎》中云：“盆甑草，即牵牛子也……盆甑草蔓如薯蓣，结实后断之，状如盆甑是矣。”明代李时珍云：“近人隐其名为黑丑，白者为白丑，盖以丑属牛也。”之后，牵牛子开始

---

[1] 佚名 . 神农本草经 [M]. 长沙：湖南科学技术出版社，2008.

[2] 刘建英 . 牵牛谢药而得名 [J]. 亚太传统医药，2006（12）：51.

[3] 雷敩 . 雷公炮炙论 [M]. 施仲安，校注 . 南京：江苏科学技术出版社，1985.

[4] 苏颂 . 本草图经 [M]. 尚志钧，辑校 . 合肥：安徽科学技术出版社，1994.

有黑丑、白丑、二丑之称。时珍又云“金铃象子形，盆甑、狗耳象叶形。”因此，又名“狗耳草”。清·《本草择要纲目》：“一名草金羚。此药始出田野人牵牛谢药。故以名之”[1]。清代《植物名实图考》称之为“勤娘子、姜花”[2]。综上发现，牵牛子历代就有多名字的现象。现代又称之为裂叶牵牛、牵牛、打碗花、江良种、常春藤叶牵牛、喇叭花、朝颜花。历代本草牵牛子的记载均为有毒，炮制后可降低毒性，缓和药性，免伤正气，易于粉碎和煎出。正如《本草蒙筌》中记载：“味辛之物，皆有宜禁之时，亦犹牵牛，不可一概用之也。”[3] 牵牛子的证候禁忌大约有以下几点，一是脾肾虚弱者禁用；二是脾胃虚弱而痞满者，禁用；三是孕妇禁用，牵牛子有堕胎的功效。从古至今，牵牛子一直作为利水的良药。

4. 巴豆

巴豆为大戟科巴豆属植物，全世界巴豆属植物约有 800 种，包括乔木、灌木和稀亚灌木，广泛分布在热带和亚热带地区，我国有 21 种。巴豆始见于《神农本草经》，在历代本草中皆为下品。《本草纲目》中记载巴豆油“治中风痰厥气厥，喉痹”，巴豆根“治痈疽发背”，巴豆壳“消积滞，治泻痢”[4]。《中国药典》2020 年版仅收录巴豆及其炮制品巴豆霜，并记载巴豆为大戟科植物巴豆干燥成熟果实，味辛，性热，有大毒，归胃、大肠经。生品仅外用蚀疮，制霜后入丸散内服，有峻下积滞，利水消肿，豁痰利咽之效。巴豆含有多种化学成分。脂肪油作为毒效兼具成分，其质量分数约 34%—57%，包括二萜、有机酸及其酯类等。巴豆蛋白质量分数约为 18%，此外，还有生物碱、氨基酸、甾醇类和蛋白质等成分。经相关研究表明，巴豆的药理作用有以下几点：

（1）泻下

巴豆油是巴豆发挥泻下作用的主要成分。巴豆油口服后在肠道内水解产生游离巴豆酸，刺激肠黏膜，增强肠道分泌和蠕动，导致腹泻。

（2）抗炎、镇痛

有学者测定了巴豆及巴豆炮制品的微量元素，结果表明二者含有较多的铁、锌、钙、镁、磷、钾、钠，其中铁是肌红蛋白与血红蛋白的核心部分，能抗菌抗炎，钙可以消炎、消肿，均与巴豆的抗炎作用相对应，认为铁、钙是巴豆抗炎的物质

---

[1] 蒋介繁 . 珍本医书集成（二）：本草择要纲目 [M]. 上海：上海科学技术出版社，1985.

[2] 吴其濬 . 植物名实图考校注 [M]. 郑州：河南科学技术出版社，2015.

[3] 陈嘉谟 . 本草蒙签 [M]. 北京：中医古籍出版社，2009.

[4] 李时珍 . 本草纲目 [M]. 刘山永，编 . 北京：华夏出版社，2008.

基础。适量巴豆油皮下注射可降低感染流行性乙型脑炎小鼠的死亡率；在热板法致痛和压尾致痛实验中，极低剂量的巴豆油经口服、腹腔注射、皮下注射使用均可呈现一定的镇痛作用。

（3）抗病原微生物

有学者研究证明以乙醇热回流法得到的巴豆茎、叶、种子提取物对3种皮肤真菌的抑制作用较冷浸法更强。经GC—MS分析发现，巴豆茎和种子提取物中的主要成分为长链有机酸及其酯类衍生物，其中抗真菌活性最强的茎提取物中的主要成分为棕榈酸、油酸及其酯类，但其活性成分为提取物中的棕榈酸和油酸，而非它们的酯类。

（4）免疫调节

有学者研究了巴豆霜、大黄配伍治疗溃疡性结肠炎的作用机制和药效物质基础，发现巴豆霜配伍大黄可通过抑制肠黏膜的局部免疫紊乱和促进恢复外周炎性因子的网络平衡来发挥治疗作用。

（5）抗肿瘤

有学者通过倒置显微镜观察和流式细胞仪检测技术发现提取物巴豆生物碱能够抑制人胃癌SGC—7901细胞的增殖，将低分化的肿瘤细胞诱导为成熟细胞，促进凋亡，从而减缓肿瘤恶化。有学者将自制纯度为64%的巴豆生物碱浸膏制成注射液，以巴豆苷和木兰花碱为对照品，从药效学和药动学两方面考察巴豆生物碱对接种A549细胞荷瘤裸鼠的影响，结果证明巴豆生物碱具有较好的抗肺癌作用。此外，提取物巴豆生物碱对人骨肉瘤细胞MG63、卵巢癌细胞HO—8910、宫颈癌Hela细胞、肝癌SMMC—7721细胞均表现出抑制增殖和诱导凋亡作用。

（6）其他作用

除了上述药理作用之外，巴豆还有抗神经炎症和神经保护作用；巴豆甲醇提取物具有抗菌、抗氧化活性，还可以显著抑制神经毒性炎症因子；木兰花碱具有抗糖尿病、抗炎、免疫调节、降压以及抗氧化等多种药理作用；植物甾醇具有抗癌、抗炎、调血脂、降血清胆固醇、预防心血管疾病、免疫调节等作用。

三、止血药

（一）止血药概述

凡以制止体内外出血为主要作用的药物称为止血药。

止血药主要适用于出血证，如咯血、衄血、吐血、尿血、便血、崩漏及创伤出血等。

止血药有凉血止血，收敛止血、化瘀止血、温经止血等不同作用。临床应用时，必须根据出血的原因和具体证候，从整体出发，选择上述相应的止血药，并进行必要的配伍，方能收到满意的疗效。如属血热妄行者，应选用凉血止血药与清热凉血药配伍；如属气虚不能摄血者，应选用收敛止血药与补气药配伍；如属瘀血阻滞而出血不止者，应选用化瘀止血药与活血，行气药配伍；如属虚寒性出血，则应选用温经止血药与温里药配伍。常用的止血药有三七、蒲黄、白及、大蓟、小蓟、仙鹤草、侧柏叶、地榆、槐花等等。

在使用凉血止血药物和收敛止血药时，必须注意有无瘀血。若出血兼有瘀血者，应酌加活血祛瘀药，不能单纯止血，以免有留瘀之弊。

（二）常见止血药

1. 三七

中药三七，是我国传统名贵中药，被誉为“伤科之要药”，主产于云南文山，药用部位来源于五加科植物三七的干燥根和根茎，其功效为散瘀止血、消肿定痛。现代研究表明，中药三七中主要含有三七皂苷 R1、人参皂苷 Rb1、人参皂苷 Rg1 以及黄酮、多糖等成分，临床上主要用于防治心脑血管系统疾病。近年来，国内外多名学者进行的大量研究表明中药三七及其活性成分具有减轻氧化应激损伤、改善能量代谢紊乱，抑制炎症反应、抑制细胞凋亡以及保护血脑屏障等作用。

2. 蒲黄

蒲黄为香蒲科植物水烛香蒲、东方香蒲或同属植物的干燥花粉，具有促进体内循环和降低血脂进而阻止高脂血症所致的血管内皮损伤，防止动脉粥样硬化等作用。《本草纲目》中记载，蒲黄有消瘀活血、止痛止血等功效，目前在蒲黄祛瘀止血方面有较多的报道，对止痛效果研究较少。有学者研究证明，蒲黄 95% 乙醇提取物具有很强的镇痛活性，将蒲黄具有镇痛作用的成分先经大孔树脂再经聚酰胺柱分离纯化，发现香蒲新苷为其主要镇痛成分。

3. 白及

白及为兰科植物白及的干燥块茎，气微、味苦，具有收敛止血，消肿生肌的功效，用于咳血、吐血、外伤出血、疮疡肿毒、皮肤皲裂等病症。除药用价值外，白及还广泛应用于食品工业和化工行业中，目前已经列入《可用于保健食品的物品名单》和《化妆品原料目录清单》。白及中含 2—异丁基苹果酸葡萄糖氧基苄酯类、联苄类、菲类、黄酮类、苯丙素类、甾体、三萜等成分。其中 2—异丁基苹果酸葡萄糖氧基苄酯类化合物主要存在于兰科植物，研究表明此类成分具有防治阿尔兹海默症、益智、认知功能障碍修复、血管舒张等多种药理活性。其代表化合物1，4—二[4—（葡萄糖氧）苄基]—2—异丁基苹果酸酯在白及中含量较高且具有一定的专属性，现已作为含量测定的指标性成分收载于2020版《中华人民共和国药典》中。

4. 仙鹤草

仙鹤草又名龙牙草，为蔷薇科多年生草本植物，具有收敛止血，止痢杀虫、强心益气之功效，多用于治疗各种出血和脱力劳伤等。仙鹤草的药理作用主要包括抗肿瘤、抗菌、抗炎、抗氧化、降血糖和免疫增强等。其中，仙鹤草的抗肿瘤作用是其研究热点之一。研究发现，仙鹤草具有较好的抗肿瘤活性，如仙鹤草水提液可显著抑制肺癌细胞A549增殖，诱导细胞凋亡；仙鹤草丙酮提取物正丁醇萃取层可诱导肝癌细胞BEL—7402内活性氧增加，促进细胞凋亡，此外一定浓度的仙鹤草提取物对鼻咽癌有抑制作用。有学者研究发现，仙鹤草乙醇提取物可激活caspase活性，引起细胞周期G1期阻滞，抑制HepG2细胞增殖，诱导细胞凋亡；有学者在研究骨肉瘤U—2OS细胞对仙鹤提取物治疗反应时发现，仙鹤草提取物以浓度依赖性方式抑制细胞活力，通过上调Bax表达增加Bax/Bcl—2比率，引发细胞色素c从线粒体释放到细胞质，诱导U—2OS细胞凋亡；有学者研究发现，仙鹤草提取物在体内外对S180肿瘤细胞也具有抑制作用；此外，仙鹤草和人参等草本提取物联用对延长晚期胰腺癌患者生存时间和提高生活质量具有重要意义。

四、安神药

（一）安神药概述

凡以安定神志为主要功效，用于治疗神志失常类病证的药物，称为安神药。神志失常类病证与心、肝两脏关系密切，而该类药也多人心、肝二经。

安神药多属矿石，贝壳或植物的种子，前两种质地沉重，多具有重镇安神的作用；后者质润滋养，多具有养心安神的作用。安神药主要适用于心神不宁之证，如心悸怔忡，失眠多梦，健忘烦躁，以及癫狂、癫痫等症。

本类药中的矿物类药材易伤胃气，如制成丸、散内服，只宜暂用，不宜久服。个别药物具有毒性，应用时更应慎重。

（二）常见安神药

常见安神药有朱砂、酸枣仁、远志等。

1. 朱砂

朱砂，又称辰砂、丹砂、赤丹、汞沙，是硫化汞的天然矿石，常夹杂雄黄、磷灰石等杂质及多种微量元素，主产于贵州、湖南、广西，以贵州万山特区和湖南新晃、凤凰（包括茶田镇）所产为最佳。朱砂味甘，性寒，有毒，归心经，具有镇惊安神、清热解毒之功效。

朱砂，始载于《神农本草经》，以“辰砂”之名收录，列为上品的第一药，曰“味甘，微寒，无毒。主身体五脏百病……能化为汞”[1]。李时珍《本草纲目》曰：“丹砂以辰、锦者为最……细者为朱砂。色紫不染纸者为旧坑砂，为上品；色鲜染纸者为新坑砂，次之。”[2]《本草纲目》详细论述了朱砂的色、质、形，且以湖南辰州者最佳，故又名辰砂。2015 年版《中华人民共和国药典》描述朱砂为“为硫化物类矿物辰砂族辰砂，主含硫化汞”[3]。硫化汞是朱砂的主要成分，未经处理的朱砂除硫化汞外，还含有碳酸汞、醋酸汞，铁、铅、锌、钡、铜、锰、锑、硅、砷等微量元素。硫化汞存在 β 和 α 两种晶形，红色的 α 型硫化汞微粒粒径约为 6—10μm，性质稳定，是朱砂中硫化汞的主要晶形，在体内可发生酸效应和络合效应。

朱砂药理作用有以下几点：

（1）催眠

朱砂安神丸出自金元医家李东垣的《内外伤辨惑论》，“如心气浮乱，以朱砂安神丸镇固之则愈”[4]，临床多用于治疗惊悸失眠。睡眠受多种神经递质调节，包括兴奋性神经递质如多巴胺（do—pamine，DA）、去甲肾上腺素（norepinephrine，NE）、5—羟色胺（5—hydroxytryptamine，5—HT）及抑制性神经递质如 γ—氨基丁酸（γ—aminobutyric acid，GABA）。朱砂安神丸在增加总睡眠持续时间上优于地西泮；在睡眠时相上，朱砂安神丸水煎剂对慢波睡眠 2 期有明显延长作用，高剂量组还可延长小鼠快动眼睡眠期，这可能与降低下丘脑腹外侧视前区 5—HT 和 NE 含量，升高 GABA 含量有关。

---

[1] 佚名 . 神农本草经 [M]. 长沙：湖南科学技术出版社，2008.

[2] 李时珍 . 本草纲目 [M]. 太原：山西科学技术出版社，2014.

[3] 中华人民共和国药典委员会 . 中华人民共和国药典 [M]. 北京：中国医药科技出版社，2015.

[4] 李东垣 . 内外伤辨惑论 [M]. 北京：中国医药科技出版社，2011.

（2）抗恐惧、抗焦虑与抗惊厥

位于大脑下丘脑和内侧颞叶之间的海马体参与了恐惧记忆的形成、巩固及消退，这一过程依赖于海马的突触可塑性。研究发现，朱砂安神丸具有对创伤后应激障碍（post—traumatic stress disorder，PTSD）大鼠条件性恐惧记忆有拮抗作用。可能与朱砂安神丸能显著拮抗 PTSD 大鼠的条件性恐惧记忆的形成并加速其消退，增强海马 CA1 区突触结构与功能的可塑性，保护神经元细胞作用相关。有学者通过小鼠高架水迷宫试验证实了朱砂有抗焦虑作用。朱砂的抗惊厥作用尚有争议。研究发现，去掉朱砂的安宫牛黄丸、万式牛黄清心丸与原方相比，抗惊厥药效无明显差异。

（3）脑保护作用

朱砂的脑保护作用常在安宫牛黄丸、化风丹中被提及，单药的脑保护作用暂缺乏相关研究。基质金属蛋白酶—9 是一种具有代表性的蛋白水解酶，与其他基质金属蛋白酶共同介导脑缺血期间血脑屏障的高渗状态及脑损伤。对比安宫牛黄丸简化方（仅去掉朱砂、雄黄）与全方的作用发现，只有全方能抑制 MMP—9 表达、增强紧密连接蛋白表达，从而改善大脑中动脉缺血再灌注及脑出血模型大鼠的神经功能缺损评分，缩小梗死面积。同样，只有化风丹全方表现出了神经保护作用。基于此，朱砂与雄黄或同是安宫牛黄丸、化风丹是发挥脑保护作用的必要成分。

（4）其他作用

中医安神包括心血管系统的功能。西医的各种心律失常如心动过速、早搏等以心悸为主要表现。有少数临床报道发现，朱砂安神丸对心律失常患者有效。目前尚缺乏朱砂对不同类型心律失常拮抗作用及对心血管系统作用机制的研究，其抗心律失常作用也可能与朱砂的抗恐惧、抗焦虑有关。朱砂外用具有抑菌、减轻炎症反应、促创面愈合等作用，主要用于治疗疮疡和肿毒。外用多与朱红膏、白降丹、九华膏、一效膏等配伍使用。朱砂也可用于眼科疾患，如磁珠丸用于治疗白内障。有研究基于重金属对病毒蛋白酶具有广泛抑制作用，提出朱砂可能是广谱抗病毒药，但需进一步实验证实。

2. 酸枣仁

酸枣为鼠李科植物，目前临床用药部位是酸枣的干燥成熟种子，即酸枣仁，具有养心补肝、宁心安神、敛汗、生津等功效，常用于虚烦不眠、惊悸多梦、体虚多汗及津伤口渴等。酸枣果肉为酸枣仁加工过程中的副产物，富含可溶性总糖，草酸、苹果酸、柠檬酸等有机酸，钙、磷、铁、镁等无机元素，7 种人体必需氨基酸，维生素 B1、B2、C，β—胡萝卜素等，除少量酸枣果肉作食品应用外，常被当作废弃物丢弃，造成了资源的浪费。对于酸枣的药用部位，历代医家存在诸多的异议，最初从汉代到南北朝文献中一直记载的是“酸枣”而非“酸枣仁”。有研究表明，生酸枣仁、炒酸枣仁及酸枣果肉均对氯苯丙氨酸失眠模型大鼠的学习记忆能力有改善作用，酸枣果肉的作用更优于酸枣仁，具有良好的镇静安眠作用。

3. 远志

中药远志为远志科远志属植物远志或卵叶远志的干燥根，是我国 85 种传统出口药材及国家 42 种重点保护的三级野生品种之一，也是目前临床益智药处方中使用频率名列前 3 位的单味中草药，被视为养命要药。最早记载于《神农本草经》，书中记载其味苦温，主咳逆，伤中，补不足，除邪气，利九窍，益智慧，耳目聪明，不忘，强志倍力。久服，轻身不老，被列为上品。远志具有安神益智，交通心肾，祛痰，消肿等功效，临床上用于心肾不交引起的失眠多梦、健忘惊悸、神志恍惚，咳痰不爽，疮疡肿毒，乳房肿痛等症。远志临床应用广泛，2020 年版《中国药典》收录的含有远志的中成药共 33 个，国家中医药管理局公布的第一批 100 首经典名方中有 3 首用到了远志，分别是开心散、地黄饮子和固阴煎。

远志化学成分研究始于 20 世纪 60 年代，其中含有多种化学成分。1964 年日本学者首次从中分离得到糖酯类成分 N—acetyl—D—glucosamine，1977 年有人从中分离出口山酮类成分，1981—1982 年又有人分离得到 5 种远志皂苷，1993 年，有学者从中分离出 7 个生物碱类化合物，而后远志的成分分离达到高潮直到 2010 年前后。但是，近十年时间，远志成分分离研究日趋减少，其研究热点转向质量控制和作用机制研究。迄今为止，已从远志中分离鉴定了 186 个化合物，包括 62 个三萜皂苷、53 个呲酮、47 个糖酯类和 24 个其他类型化合物。

远志最早载于东汉《神农本草经》，功效为“主咳逆，伤中，补不足，除邪气，利九窍，益智慧，耳目聪明，不忘，强志倍力。久服，轻身不老”[1]。此后医籍基本都和此记述类似，明《本草纲目》记载，此草服之能益智强志，故有远志之称。远志最早收录于 1953 年版《中国药典》，其中只有性状、鉴别、检查项，没有功效记载。1963 年版《中国药典》中描述远志功效为益智安神，散郁豁痰；主治惊悸健忘，疮疡肿毒，咳嗽多痰；1977 年版《中国药典》中远志功能与主治为安神，祛痰。用于心悸易惊，健忘，失眠多梦，咳痰不爽。1985 年版《中国药典》继续完善其功能主治为安神益智，交通心肾，祛痰，消肿。用于心肾、失眠多梦、健

[1] 佚名 . 神农本草经 [M]. 长沙：湖南科学技术出版社，2008.

忘惊悸、神志恍惚，咳痰不爽，疮疡肿毒，乳房肿痛；并一直沿用至今。从经典古籍和历版药典记载可见，远志自古就是安神益智的妙药。《中国药典》收载了35首含远志的中成药，功能主治分三大类，第一类为安神类，包含16个方子；第二类是滋补肾阳益气活血，包含13个方子，第三类是宣肺定喘，止咳化痰类，6个中成药含之。从药智数据库中查到的含有远志的保健品有65个，其中有52个具有改善睡眠的功效，8个具有改善记忆的功效，并伴有改善免疫力的功效。由此可见，现代临床远志主要用于改善睡眠、安神益智。现代药理学研究用到远志提取物，远志各部位及远志单体得益智、镇痰祛咳、镇静催眠的功效和机制。

第四章　现代中药的临床应用研究

本章内容为现代中药的临床应用研究，主要从四个方面进行了介绍，分别为中药在内科疾病的临床应用、中药在外科疾病的临床应用、中药在儿科疾病的临床应用、中药在妇科疾病的临床应用。

第一节　中药在内科疾病的临床应用

一、连花清瘟制剂在肺部疾病中的临床应用

（一）连花清瘟制剂简介

连花清瘟制剂是以中医理论为基础，并结合临床经验研制的现代中药复方制剂，由鱼腥草、广藿香、大黄、红景天、连翘、石膏、板蓝根、甘草、绵马贯众、炙麻黄、炒苦杏仁、薄荷脑、金银花提取加工而成，功能主治清瘟解毒、宣肺泄热，用于治疗流行性感冒属热毒袭肺证，证见发热或高热，恶寒，肌肉酸痛，鼻塞流涕，咳嗽，头痛，咽干咽痛，舌偏红，苔黄或黄腻，目前相关临床剂型有片剂、胶囊、颗粒，主要用于治疗流行性感冒、新型冠状病毒肺炎等。连花清瘟制剂中含有环烯醚萜、木脂素、黄酮、蒽醌、苯乙醇苷、氰苷、酚酸、生物碱等化学成分。具有抗病毒、抗炎、抗菌、抗肿瘤等药理作用。

（二）肺部疾病

1. COVID—19

有学者报道，连花清瘟颗粒联合阿比多尔能下调 COVID—19 患者的 C 反应蛋白和降钙素原表达，有效缓解临床症状，降低临床转重症率，提高疗效。有学者发现，连花清瘟胶囊联合阿比多尔可以更有效地改善 COVID—19 患者症状，加速 SARS—CoV—2 清除。有学者通过回顾性研究表明，连花清瘟颗粒能明显改

善 COVID—19 患者发热、咳嗽、咳痰、气促症状。有学者研究连花清瘟胶囊治疗 COVID—19 的疗效及安全性的过程中，发现连花清瘟胶囊联合阿比多尔治疗 COVID—19 时患者耐受性良好，能缩短患者住院时间及治疗时间。有学者采用多中心、前瞻性、随机对照试验，发现连花清瘟胶囊可显著改善 COVID—19 患者的临床症状，而且未报告严重不良事件。此外，多项临床疗效、网络药理学与系统评价研究也表明，连花清瘟治疗 COVID—19 具有较好的临床疗效。

2. 社区获得性肺炎

有学者发现，连花清瘟胶囊联合注射用头孢呋辛钠时可显著降低社区获得性肺炎患者 TNF—α、超敏 C 反应蛋白、降钙素原等血清标志物水平，有效缓解临床症状，不良反应少。有学者通过 Meta 分析发现，连花清瘟胶囊辅助治疗社区获得性肺炎效果良好，可缩短症状缓解时间、影像转归时间，不良反应少。

3. 上呼吸道感染伴肺炎

有学者观察连花清瘟胶囊在 1000 例外感风热急性上呼吸道感染患者中的疗效及不良反应，发现该制剂疗效显著，安全性较好。王卫红报道，连花清瘟胶囊对上呼吸道感染所致肺炎疗效显著，在改善发热、咳嗽等症状和控制肺部感染方面具有良好的效果。有学者通过 Meta 分析也表明，连花清瘟胶囊治疗上呼吸道感染的临床效果显著，安全性较好。

二、独活寄生汤在骨内科疾病上的临床应用

（一）独活寄生汤简介

独活寄生汤出自《备急千金要方》，由独活 9g，桑寄生、防风、肉桂心、杜仲、牛膝、细辛、秦艽、茯苓、川芎、干地黄、人参、当归、芍药及甘草各 6g，共 15 味药配伍所成，善治腰背腿足痹痛属风寒湿痹证者，原书言“夫腰背痛者……或腰痛挛脚重痹，宜急服此方”[1]。本方素具“痹家金方”之美誉，功可祛风除湿、行痹止痛、补益肝肾、充养气血，主治外感风寒湿邪，肝肾两亏，气血不充证。现代医家多用之治疗膝关节骨性关节炎、类风湿性关节炎、强直性脊柱炎等骨骼系统疾病。由于此类病症易致病程迁延难愈，轻症患者常因未达手术指征而选择保守治疗，而单纯西药治疗往往疗效有限，给广大病患及临床医师带来了许多困扰，相比于传统西医治疗方法，中医药治疗在此方面具有独到优势。

---

[1] 孙思邈 . 备急千金要方 [M]. 北京：人民卫生出版社，1955.

（二）骨内科疾病

1. 膝关节骨性关节炎（KOA）

KOA是以关节软骨的变性、破坏，外周骨质增生为主要特征的慢性关节病，是骨伤科最为常见的疾患之一，归属于祖国医学“膝痹”范畴。中医认为其病因是外感寒湿邪气，而肝肾亏虚、精血不足，《灵枢·周痹》有云：“风寒湿气，客于外分肉之间……聚则排分肉而分裂也，分裂则痛”[1]。根据CNKI及万方数据的文献统计，目前我国KOA病患的最常用临床治疗方法为中药制剂、软骨膜保护剂、关节镜术等。有学者运用独活寄生汤加减联合塞来昔布胶囊防治76例早期KOA患者，治疗组与对照组总有效率分别为97.37%与86.84%，其中治疗组患者的IL—1β、IL—6、TNF—α等观察指标明显优于对照组。有学者运用独活寄生汤联合膝关节松动术治疗肾虚髓亏型KOA患者92例，发现治疗后患者WOMAC骨关节炎指数评分及VAS疼痛评分则较前降低，而下肢神经传导速度较治疗前提高，证明了膝关节松动术基础上联合独活寄生汤可有效减轻KOA患者下肢的疼痛、麻木症状，改善血供及神经卡压。

2. 强直性脊柱炎（AS）

AS是一种以骶髂关节炎和脊柱强直为特点的，主要侵犯中轴关节的自体免疫性疾病，部分患者可伴发关节外表现。有学者认为AS的根本病因为先天肾虚，有医家云“肾气一虚，腰必痛矣……风寒湿热，虽有外邪，多有乘虚相犯”，道出了以肾虚为基础，风寒湿热乘虚入里，阻滞筋节骨脉的基本病机。此病预后不佳，常规西药治疗效果有限，目前中西医结合治疗AS从辨证施治出发，取得了一定的疗效，正逐渐成为本病的主要治疗手段。有学者采用Meta分析，对比独活寄生汤联合化学药组与单用化学药组，共纳入382例患者。在总体有效率方面治疗组显著高于对照组，而炎性活动指标则较对照组降低，倒漏斗图分析显示发表偏倚可能性低，有力论证了独活寄生汤治疗AS的有效性。有学者用独活寄生汤加减与美洛昔康片、磺吡啶肠溶片联合组进行治疗AS疗效比对，结果显示观察组AS在总体他疗效、脊柱功能评分、炎症因子及骨代谢指标水平等观察指标均优于单纯西药联合组。

3. 类风湿关节炎（RA）

RA是一种进行性的自身免疫性疾病，以关节及关节外周无菌性炎症为主要特征，常对称侵犯手足关节，多归属于中医的“历节”、“尪痹”范畴，有学者认为，

---

[1] 佚名.黄帝内经·灵枢[M].太原：山西科学技术出版社，2019.

此病较风寒湿诸痹更为复杂，常因病程迁延日久，致使风、寒、痰、瘀，互相搏结于筋骨关节处，常波及于肝肾致骨损筋挛肉削，给临床治疗带来了诸多困难，并总结出“风湿瘀阻，肝肾不足，筋伤骨损”的基本病机。本病的病因尚不明确，多数临床医师认为与感染、遗传、性激素水平等相关，目前临床治疗以缓解炎症和减轻关节破坏为主。有学者应用 Meta 分析，纳入多方检索平台病例共 2142 例，结果显示联合独活寄生汤组可缩短晨僵时间，改善关节疼痛肿胀，并降低类风湿因子（RF）、CRP 水平，明显提高总体治疗有效率。有学者应用独活寄生汤联合针灸治疗 RA，对比单纯应用针刺进行观察，结果显示联合治疗组的急性时相反应蛋白较对照组显著降低，总有效率达 93.62%。并有研究显示甲氨蝶呤片联合独活寄生汤治疗类风湿关节炎有显著临床疗效，血清中 TNF—α、IL—6、IL—1 及各炎性指标均有所改善。

三、阳和汤在内科疾病上的临床应用

（一）阳和汤简介

阳和汤出自清代王洪绪的《外科证治全生集》，其由熟地黄、鹿角胶、麻黄、白芥子、肉桂、炮姜炭和炙甘草 7 味中药组成，功效为温阳补血、散寒通滞，是用于治疗阴疽的经典方。近几年来，对阳和汤药理作用的研究较少，但阳和汤及其加减配伍的复方在临床上应用报道较多，常用于恶性肿瘤的辅助治疗，如乳腺癌、肺癌、胃癌等。但阳和汤在治疗呼吸系统、神经系统、消化系统疾病等其他疾病方面也取得了一定的进展。

（二）内科疾病

1. 呼吸系统疾病

哮喘是一种常见的慢性疾病，哮喘的发病病机历来有初病在肺，久病及肾之说。阳和汤的功效与哮喘的病因、病理机制相符。近年来，阳和汤的主治范围不断扩大，对治疗哮喘等呼吸系统疾病等均屡见报道。有学者运用阳和汤治疗肾阳虚哮喘 96 例，发现阳和汤治疗肾阳虚哮喘疗效确切。有学者用该方加味治疗支气管哮喘也取得了确切的疗效，临床有效率高达 92.0%。有学者运用阳和汤治疗支气管扩张症状，发现阳和汤可有效改善患者稳定期的症状。

2. 消化系统疾病

阳和汤在消化系统疾病的应用常见于治疗消化性溃疡，如十二指肠球溃疡、胃溃疡等。此类疾病主要与胃酸分泌过多、幽门螺旋杆菌感染和对胃黏膜保护作用减弱等有关。有学者运用加味阳和汤联合泮托拉唑治疗十二指肠球部溃疡，通过观察发现症状上均有所改善，总有效率为96%。有学者运用该方治疗虚寒型慢性胃溃疡55例，得出结论，阳和汤可增强治疗慢性胃溃疡的疗效、改善症状、减轻炎症、提高转阴率。有学者用该方法治疗消化性溃疡疾病，也得到了相同的结论。说明阳和汤加减方治疗消化性溃疡疾病疗效显著，建议临床推广使用。克罗恩病是一种病因不明的消化道慢性非特异性炎性疾病，临床上治愈较难，一般只能用药物延缓病情。有学者运用阳和汤治疗脾肾阳虚型克罗恩病60例，治疗结果提示，阳和汤联合美沙拉嗪治疗脾肾阳虚型克罗恩病优于单用美沙拉嗪的疗效。有学者不但发现阳和汤能够辅助治疗克罗恩病，还发现该方有助于患者黏膜的愈合。

3. 心血管系统疾病

慢性心力衰竭是心血管常见疾病，主要由于心肌结构和功能的改变，导致的心室泵血或充盈功能低下，是各种心脏病的严重阶段。有学者纳入40例慢性心力衰竭的患者，应用加味阳和汤对患者进行治疗，设立加味阳和汤合西药常规治疗组及西药对照组，通过检测治疗前后的两组血、尿、便常规、肝肾功能等指标发现，与治疗前比较，两组的高敏C反应蛋白有显著性差异，组间比较发现，较对照组有下降的趋势，提示加味阳和汤可改善慢性心力衰竭的症状，且无明显不良反应。肺心病，是一种肺动脉血管病变所致肺动脉高压引起的心脏病。有学者运用加味阳和汤治疗肺心病51例，取得了良好的效果，临床有效率高。惰性淋巴瘤是一类恶性程度较低的恶性肿瘤，对放疗和化疗敏感，但不宜完全缓解。近年来，有学者发现运用阳和汤治疗惰性淋巴瘤疗效显著，安全性好。

4. 神经系统疾病

临床上对于肿瘤患者的化疗，常采用经典化疗药如紫杉醇、奥沙利铂等，该类药会产生神经毒性反应。奥沙利铂神经毒性是化疗诱导的周围神经病，是临床常见的不良反应，严重影响了患者的生活质量，甚者会使患者无法完成化疗。有学者通过运用加味阳和汤预防奥沙利铂神经毒性，结果发现，治疗组的神经系统毒性的发病率明显低于对照组，且治疗前后血液动力学指标均有显著改善，说明加味阳和汤能防止奥沙利铂神经毒性，可有效改善患者神经系统毒性发生情况及患者血液动力学指标。有学者则做了更深一步的研究，在探讨加味阳和汤临床疗效的同时又进一步研究了作用机理，结果显示，加味阳和汤、度洛西汀对周围神经毒性均有明显的治疗效果且安全性好。

5. 泌尿系统疾病

有学者运用阳和汤治疗晚期前列腺癌患者 92 例，通过观察治疗后疼痛的缓解情况发现，治疗后疼痛及总体感觉方面的评分要明显高于治疗前；阳和汤组治疗后的各项指标明显优于西药对照组，阳和汤组总有效率明显高于对照组。提示阳和汤可缓解晚期前列腺癌患者的疼痛，提高生活质量，疗效良好。

四、葛根在治疗内科疾病上的临床应用

（一）肩颈疾病

葛根临床上常应用于项背痛，在《伤寒杂病论》中的古方葛根汤，用于治疗“太阳病，项背强几几”，项背强几几在现代医学中解释为项背拘紧不适，活动困难，疼痛难忍，这就符合肩颈疾病的临床症状。葛根汤应用于肩颈疾病由来已久。有学者研究针刺推拿结合葛根汤缓解颈椎病患者疼痛，结果发现：葛根汤治疗组患者一周后、一个月后疼痛评分均低于对照组，治疗组患者疼痛症状消失时间与颈椎病症状改善有效率均低于对照组，治疗组患者疼痛症状改善率为 93.55%，远高于对照组的 70.97%，可以得到，葛根汤联合针灸推拿能够有效缓解颈椎病疼痛症状。有学者发现，在观察葛根汤治疗颈椎病的疗效中，对照组给予口服西药治疗，观察组采用口服葛根汤治疗，一段时间后，比对，患者症状体征及生活工作能力，观察组患者主述症状减轻和活动能力增强，观察组治疗总有效率 95%，显著高于对照组的 80%，说明葛根汤加减治疗颈椎病效果显著，疗效确切。

（二）糖尿病

在中医学中，糖尿病鼠“消渴病”范畴，而葛根用于治疗“消渴病”由来已久。葛根治疗糖尿病是与葛根中所含的异黄酮类成分紧密相关。有研究发现，葛根素可以通过降低血糖、抗氧化应激，从而改善糖尿病。有学者研究葛根芩连汤对糖尿病的治疗，结果发现葛根芩连汤治疗组空腹血糖水平和糖化血红蛋白水平均优于对照组，两组不良反应对比，无统计学差异，这就说明葛根芩连汤可以有效治疗糖尿病及控制血糖水平，并且不良反应小，安全可靠。有学者研究丹参—葛根药对大鼠 2 型糖尿病模型的治疗作用，结果发现，丹参—葛根药对治疗组对比盐酸二甲双胍对照组，可以降低 2 型糖尿病大鼠的空腹血糖以及血清中的总胆固醇、低密度脂蛋白等血脂指标，有效改善大鼠肝肾部位的组织病变。

（三）心脑血管疾病

葛根在保护心肌细胞、降血压和降血脂等疾病的治疗有着良好的疗效。葛根总黄酮能使大脑血流量、冠状血管血流量显著增加，增加心肌收缩力，保护心肌细胞不受损伤，同时可以抑制血小板聚集，降低血压，对抗急性心肌缺血导致的心律失常。有学者研究葛根素注射液和复方丹参注射液合用可以显著增加胺碘酮的临床治疗效果。有学者探讨了葛根素治疗骨质疏松症引起的心脑血管疾病，结果显示，葛根素可以有效改善心脏及血管疾病的病理状态，并且可以调节心脑血管疾病的相关生理指标，有效治疗心脑血管疾病。

五、酸枣仁汤治疗抑郁症的临床应用

（一）抑郁症简介

抑郁症是以情绪低落、睡眠障碍、思维及行为异常为主要临床表现的常见精神疾病，具有高患病率、高疾病负担、高致残率、高死亡率的特点，严重危及抑郁症患者身心健康。中医治疗抑郁症历史悠久，具有安全高、副作用少、低毒性等优点，研究中药及其复方治疗抑郁症的前景广阔。抗抑郁效果显著的方药较多，其中酸枣仁汤作为安神剂，是治失眠的常用方，对于抑郁症的治疗具有显著效果。

（二）现代临床应用

目前，抑郁症发病机制不清。大量研究揭示，抑郁症病理机制与神经递质紊乱、炎症、神经营养因子、神经元损伤与修复以及内分泌失调等有关。酸枣仁汤在临床上广泛用于抑郁症的治疗，无论是单独使用，还是联合西药或其他疗法共同使用，均可有效改善抑郁症患者的症状，疗效显著，其机制可能与单独或协同西药调节神经递质、抑制炎症反应、促进脑源性营养因子保护神经细胞等密切相关。

1. 更年期抑郁症

更年期抑郁症主要因更年期精神焦虑、紧张、抑郁等因素而导致的综合征，是初次发生于更年期的一种精神障碍性疾病。女性患病率是男性的 2 倍，高达 23.80%，更年期抑郁症又被称为围绝经期抑郁症，这与性激素水平的波动、社会心理因素和躯体症状等密切相关。中医认为更年期抑郁症患者主要因处于天癸将竭、冲任虚衰之期，肾气逐渐虚衰，肾精亏损，导致阴血耗损，心肾不交，致使心肝火旺，心神不宁，情绪急躁，肝气郁结。临床将 100 名抑郁症妇女患者随机分为对照组和观察组，对照组使用黛力新，观察组在使用黛力新基础上服用酸枣仁汤，并依据不同证型加减不同的中药，肝郁化火型加栀子、牡丹皮、蔓荆子；心脾两虚型加当归、白术、党参；痰热内扰型加栀子、黄连、瓜蒌；心虚胆怯型加生龙骨、生牡蛎；阴虚火旺型加地黄、百合或旱墨莲、女贞子，结果发现观察组有效率为90%，汉密顿抑郁量表评分和匹兹堡睡眠质量指数量表评分明显减少，疗效显著优于对照组。

2. 产后抑郁症

产后抑郁症是女性最常见的精神障碍类型疾病，多在产后6周内发生，发病率为2.1%—31.6%，有20%—30%产后抑郁患者再次妊娠时出现复发。中医认为产后抑郁症主要机制是产后血气耗损，以致肝血不足，阴虚而生内热，肝藏血而血舍魂，魂不守舍，则心神失养而见心烦意乱等表现，又由产后情志不畅或突受惊吓，致肝郁气滞，气机失调。有学者选择63例产后抑郁症患者随机分为治疗组和对照组，两组分别服用酸枣仁汤加味郁金、当归、柴胡与帕罗西汀治疗4周，治疗组总有效率与对照组接近，但对照组有焦虑不安、恶心伴食欲减退、视力模糊、便秘、眩晕等不良反应，不良反应发生率为58.06%，而治疗组未见不良反应。研究显示，酸枣仁汤加减治疗产后抑郁症虽与西药帕罗西汀疗效接近，但酸枣仁汤加减不良反应更小。提示酸枣仁汤治疗产后抑郁症具有确切疗效，且无明显不良反应，临床优势明显，更适合产后哺乳期患者服用，值得临床推广使用。

3. 维持性血液透析抑郁症

抑郁是维持性血液透析患者最常见的精神疾病，研究表明，维持性血液透析抑郁症的发生率高达22.8%—62.0%，长期的抑郁状态易降低维持性血液透析患者的生活质量，甚至有出现猝死的风险。接受维持性血液透析的患者病程较长，医疗费用昂贵，易出现紧张焦虑、抑郁忧虑等负面情绪，中医认为情志过极致脏腑损伤，肝气郁结，气血失调而发抑郁。有学者选取68例维持性血液透析伴抑郁症患者随机分为研究组和对照组，两组在基础治疗的基础上分别使用酸枣仁汤加味麦冬、五味子、柴胡与口服盐酸马普替林片和艾司唑仑片治疗2个月，研究组中医证候改善情况较为明显，临床总有效率为94.12%，患者血浆5—羟色胺和褪黑素水平显著提高，HAMD和PSQI评分均明显降低，治疗期间不良反应率为2.94%，可见研究组整体疗效显著优于对照组。研究显示，酸枣仁汤加减治疗维持性血液透析抑郁症效果明显优于口服盐酸马普替林片联合艾司唑仑片且无明显不良反应。提示酸枣仁汤加减可有效改善维持性血液透析抑郁症的抑郁状态和睡眠质量，安全性较好，具有推广价值。

六、栀子豉汤在内科疾病上的应用

（一）栀子豉汤简介

栀子豉汤首次记载于《伤寒论》，由栀子、淡豆豉两味药物组成。栀子苦寒，为清热解郁除烦之药；淡豆豉味轻气薄，乃宣透郁热之品。二者相配，清宣相合，治疗热郁胸膈证，临床常用于失眠、抑郁症、焦虑症、胃食管反流等疾病的治疗。栀子豉汤由栀子、淡豆豉两位药物组成，栀子的主要成分是环烯醚萜类，其他还包括二萜类、黄酮类、有机酸酯类等化合物；淡豆豉主要成分是异黄酮类。栀子具有保肝利胆、抗菌消炎、抗氧化、镇静、抗惊厥、抗肿瘤等药理作用。淡豆豉具有调节血脂、抗动脉硬化、降糖、抗肿瘤等药理作用。而栀子豉汤作为二者结合的汤剂，通过药理作用研究，发现栀子豉汤具有镇静催眠，抗抑郁，抗氧化，调节肠道菌群，改善胰岛素抵抗，调节内分泌紊乱等作用。

（二）临床应用

1. 不寐

《伤寒论》第 76 条云:“发汗吐下后，虚烦不得眠，若剧者，必反复颠倒，心中懊恼，栀子豉汤之”[1]，明确指出了栀子豉汤的适应症状之一就是“不得眠”，因此栀子豉汤常用于不寐的证治。有学者选取心肾不交型失眠患者 90 例，治疗组 45 例使用栀子豉汤加减治疗 2 个疗程，对照组 45 例使用舒乐安定 1mg 治疗 2 个疗程。结果发现治疗组有效率为 91.1%，对照组有效率为 77.7%，治疗组治疗效果优于对照组。在栀子豉汤合方的临床研究中，栀子豉汤合酸枣仁汤是治疗失眠效果较佳的合方。有学者使用栀子豉汤合酸枣仁汤治疗阴虚火旺型失眠，对照组予黄连阿胶汤治疗，研究结果显示治疗组匹兹堡睡眠质量评分低于对照组，治疗组的近期有效率、远期有效率明显高于对照组，而治疗组复发率低于对照组，提示该方治疗效果较佳。有学者也研究栀子豉汤合酸枣仁汤的临床疗效，与口服地西泮相比，该合方疗效较优，复发率低，但起效较慢。有学者发现加味酸枣仁汤能够明显降低焦虑性失眠患者的失眠严重指数（ISI），其疗效也高于西药组。除此之外，栀子豉汤合甘麦大枣汤的临床疗效也让人满意，在有学者临床研究中，栀子豉汤合甘麦大枣汤组治疗更年期失眠的优良率为 96.8%，而安定片、谷维素、维生素 B1 组优良率仅为 67.7%。

在栀子豉汤联合西药治疗的研究中，有学者观察栀子豉汤联合帕罗西丁改善

[1]　张仲景 . 伤寒论 [M]. 北京：人民卫生出版社，2005.

抑郁症患者失眠症，结果发现治疗组在睡眠时间、早醒延迟时间、觉醒次数、匹茨堡睡眠质量指数量表（PSQI）和汉密顿抑郁量表评分改善较对照组更明显。有学者使用栀子豉汤联合佐匹克隆治疗原发性失眠，其总有效率为91.7%，明显高于单独使用佐匹克隆治疗的对照组，PSQI评分也有更明显的下降。

综上可见，栀子豉汤对各种类型的失眠都有较好的疗效，在临床使用时，即可单独应用，也可联合其他方剂或西药应用。

2. 心绞痛

《伤寒论》第77条、第78条云："发汗若下之，而烦热胸中窒者，栀子豉汤主之。伤寒五六日，大下之后，身热不去，心中结痛者，未欲解也，栀子豉汤主之"[1]。"胸中窒""心中结痛"作解为心胸憋闷不适、疼痛，因此栀子豉汤也常用于心绞痛的治疗。有学者观察栀子豉汤加减治疗心绞痛，常规西药作为对照，治疗组的总有效率为92%，心电图好转率为83%，而对照组总有效率为67%，心电图好转率为50%，均低于治疗组，说明治疗组效果较对照组更好。

3. 抑郁症

心主神明，为君主之官，统领五脏，因此邪热扰心会引起神明失常，气血津液运行出现障碍，产生抑郁症、焦虑症、精神障碍等精神类疾病。栀子豉汤作为一首清宣心胸郁热的方剂，便经常用于该类疾病的治疗。有学者在临床研究中纳入抑郁症患者49例，研究组采用舍曲林联合加味栀子豉汤，对照组单独使用舍曲林，经过治疗发现，研究组的抑郁评分改善明显优于对照组，说明栀子豉汤能够明显改善抑郁症患者的症状。在中西医结合治疗方面，有学者使用加味栀子豉汤联合盐酸氟西丁治疗抑郁症，对照组单独予盐酸氟西丁，结果显示中药组的总有效率比对照组高20%，效果更为显著；除此之外，有学者发现中药组抑郁及焦虑评分下降比单独对照组更明显。

七、黄芪类方在治疗糖尿病上的临床应用

糖尿病是一种以高血糖为特征的代谢性疾病，具有较高的发病率。糖尿病是目前已知并发症最多的一种疾病，长期高血糖可导致心、脑、肾、眼、足等诸多器官病变，严重影响人们的身心健康与生活质量。近年来，中医药在治疗糖尿病及其并发症方面的优势越发突出。

糖尿病归属于中医学消渴范畴，《素问·评热病论》云："邪之所凑，其气必

[1] 张仲景．伤寒论[M]. 北京：人民卫生出版社，2005.

虚”[1]，可见疾病的发生与气虚关系密切，糖尿病亦是如此。“黄芪体质”即为适合长期服用黄芪及其类方的一种体质类型。黄芪体质之人体型多偏胖，面色黄暗，腹部肌肉松软，按之无抵抗感及胀痛感，易疲乏，出汗较多，易头晕短气，畏风易感，易于浮肿，手足麻木，大便稀溏，舌以胖大、软嫩、湿润、有齿痕为特征，黄芪体质之人易患糖尿病，且糖尿病伤口不易愈合。

黄芪自古以来就被作为补要药，《日华子本草》中记载：“黄芪助气壮筋骨，长肉补血”[2]；李时珍更是在《本草纲目》中称黄芪为“补药之长”。现代研究发现，黄芪中的黄芪多糖能够改善胰岛素抵抗，调节脂质代谢，抑制炎症反应、氧化应激与胰岛 β 细胞凋亡，对于预防和控制糖尿病并发症有良好作用。同样，黄芪类方在临床治疗糖尿病及其并发症方面也有广泛应用且疗效颇佳，对黄芪体质者尤甚。临床常用的黄芪类方有黄芪桂枝五物汤、补阳还五汤、当归补血汤、防己黄芪汤、黄芪建中汤等，

（一）黄芪桂枝五物汤

黄芪桂枝五物汤是治血痹用方的典型代表，《金匮要略》中提到：“血痹阴阳俱微，寸口关上微，尺中小紧，外证身体不仁，如风痹状，黄芪桂枝五物汤主之。”[3] 血痹是糖尿病气虚血瘀日久之重症，气血不足，经脉失养，瘀血阻络，发为血痹。正如叶桂在《临证指南医案》中所言：“三消一证……阴虚燥热，耗气伤阴，津血同源，津亏则血虚，血虚而成瘀，愈瘀愈虚，津血不得调畅，血不荣筋，而发疼痛、不仁”[4]。黄芪桂枝五物汤能够益气血、通经络、止痹痛，临床上对气虚血瘀之血痹有良好疗效。中医将糖尿病周围神经病变归属于血痹的范畴，现代研究发现，黄芪桂枝五物汤能加速周围损伤神经修复、提高神经生长因子水平、促进微循环、增加血液氧气和营养供应，从而缓解肢体麻木等症状。

（二）补阳还五汤

补阳还五汤出自王清任的《医林改错》，可益气、活血、通络，为治疗气虚血瘀之中风的代表方剂。方中黄芪用量极大，取其大补元气、升提中气之意，从而使气旺血行，瘀去络通。补阳还五汤在治疗糖尿病及其多种并发症中疗效显著。高伟通过对照研究发现，补阳还五汤治疗糖尿病肾病能有效降低患者尿微量蛋白。

---

[1] 佚名．黄帝内经·素问 [M]. 北京：中国医药科技出版社，2016.

[2] 日华子．日华子本草 [M]. 合肥：皖南医学院科研处，1983.

[3] 张仲景．金匮要略 [M]. 北京：中国医药科技出版社，2018.

[4] 叶天士．临证指南医案 [M]. 华岫云编订．北京：华夏出版社，1995.

补阳还五汤亦能通利血脉，改善血液流变学，能有效改善脑血管弹性，预防脑组织内皮损伤，提高运动和感觉神经的传导速度，现代研究还发现补阳还五汤具有抗氧化作用，可减轻自由基代谢紊乱，并通过影响人类胰岛素样生长因子（IGF—1）的表达对瘀血气阴两虚型糖尿病周围神经病变患者具有积极的治疗作用。

（三）当归补血汤

当归补血汤源于金元时期李东垣的《内外伤辨惑论·暑伤胃气论》，书中云："治肌热燥热，困渴引饮，目赤面红，昼夜不息。其脉洪大而虚，重按全无。"[1] 该方十分精简，由黄芪与当归两味药组成，是益气补血的代表方剂。"有形之血不能速生，无形之气所当急固"，故方中黄芪用量大，多于当归数倍，以迅补元气。现代研究发现，在糖尿病肾病治疗中当归补血汤独树一帜，能够调节机体免疫功能，改善肾功能，减轻炎症反应，不良反应较少且疗效显著。除此之外，有学者研究发现当归补血汤在治疗糖尿病抑郁症方面也具有一定疗效。

（四）黄芪建中汤

《金匮要略》曰："虚劳里急，诸不足，黄芪建中汤主之。"[2] 黄芪建中汤为张仲景所创名方，此方可调理气血，温养脾胃，为治疗虚寒性胃痛的常用方。糖尿病日久，极易累及脾胃，导致消化功能障碍，出现恶心、呕吐、腹泻等一系列消化道症状。临床研究发现黄芪建中汤在治疗糖尿病消化功能障碍方面具有良好的临床疗效，并能加强血糖控制。方中黄芪为补气要药，主要有三个作用：其一，甘补中焦，培中气，补虚损；其二，温脉祛寒，温运血脉，助脾胃之阳，改善脾胃虚寒状态；其三，使脾土健运，肝气升降有序。动物实验进一步证明此方能改善胃蠕动功能，增强胃动力。

八、红曲在治疗内科疾病上的临床应用

红曲在我国的使用历史已有1000余年之久，广泛用于中药、酿酒、食品着色等方面。红曲味甘，性温，归肝、脾、胃、大肠经，具有消食和胃、活血止痛、健脾燥胃之功效。现代研究表明，其含有的他汀类、脂肪酸、甾醇、色素等成分具有调节血脂、抗炎、抗肿瘤、抗氧化等药理作用。20世纪70年代，日本学者从红曲中分离筛选出了具有调节血脂作用的生理活性物质莫纳可林K，掀起了对

---

[1] 李东垣 . 内外伤辨惑论 [M]. 北京：中国医药科技出版社，2011.

[2] 张仲景 . 金匮要略 [M]. 北京：中国医药科技出版社，2018.

红曲研究的热潮，至今已取得了斐然成果。

（一）在古籍经方中的应用

古代医籍记载，红曲可通过与不同的中药配伍，治疗湿热泻痢、跌打损伤、食积呕逆等疾病。红曲与山楂、神曲、藿香、白头翁等中药配伍可治疗细菌性痢疾、慢性结肠炎等消化系统疾病，与荷叶、绞股蓝、桑叶、泽泻配伍可治疗高脂血症、糖尿病、高血压等代谢性疾病，与大黄、黄连、水蛭等配伍可治疗糖尿病肾病，与丹参、三七、姜黄、山楂、红花等配伍，消膏调脂，可用于治疗冠心病、脑供血不足，且在历代临床应用中以汤剂和散剂为主。宋代紫神汤由红曲、藿香叶、水银、硫黄、滑石、丁香组成，方中红曲配伍藿香，可祛湿化痰，用于治疗小儿阴阳不和、中脘痞闷、涎盛呕逆、惊吐不定。家秘消积散中红曲配伍神曲、山楂、鲜麦芽，用于治疗饮食伤脾，积痢不止。神曲煎由神曲、青皮、葛根、枳实、红曲、芫荽根组成，方中红曲入肝脾，消食化积，青皮、枳实行气导滞止痛，神曲健脾和胃，消食调中，主治瘟疫由食积而发者。黄连红曲汤中黄芩、黄连清热燥湿，红曲燥胃，橘红燥湿理气，共奏行气止痢之效。火腿红曲散以陈火腿骨（煅存性，研末）、红曲、松花各等分，研细末，砂糖调，陈酒送下，用以治疗脾泄。

（二）在现代中成药中的应用

1. 血脂康胶囊（片）

血脂康成分以洛伐他汀为主，另外还含有 13 种他汀同系物、甾醇、异黄酮、氨基酸、不饱和脂肪酸等天然成分，其在药物的转运和消除等方面均优于洛伐他汀。血脂康应用于临床多年，有确切的调脂效果，此外，血脂康还可用于高血压、冠心病、糖尿病、动脉粥样硬化等心脑血管疾病的辅助治疗。血脂康的调脂作用机制与他汀类药物类似，随着的血脂康研究的不断深入，其在临床上的心血管保护作用已远超过调脂作用，主要由于其主要成分为 HMG—CoA 还原酶抑制剂，且其与多成分发挥协同作用。血脂康调脂的作用机制可概括为保护内皮祖细胞、提高内皮活性、改善氧化应激及减轻炎症反应。

高血压是心脑血管疾病的重要危险因素，高血压合并血脂异常可使心血管疾病患病风险增加 3—4 倍，同时死亡风险也显著上升。研究指出，血脂康与降压药物联用可发挥协同作用，做到调脂和保护心血管双管齐下，可有效降低心血管疾病发生风险。糖尿病患者较非糖尿病患者而言更易发生血脂异常，糖尿病合并血脂异常会大大增加患者发生大血管和微血管并发症风险。每粒血脂康胶囊中约含 6mg 他汀同系物，血脂康可以对血脂进行全面调节，显著降低糖尿病合并血脂异常患者心血管事件风险，适于糖尿病患者的调脂治疗。有学者以 80 例高血脂症患者为研究对象，比较氟伐他汀和血脂康胶囊的临床效果和安全性。结果显示，二者治疗有效率、血清血脂下降情况以及 C 反应蛋白检测指标均相似，血脂康胶囊在调节 LDL—C 异常方面作用优于氟伐他汀，同时，血脂康的不良反应发生率明显低于氟伐他汀组；另有文献指出，血脂康减少心血管事件的作用优于普伐他汀。由此可见，血脂康胶囊可作为他汀类药物的替代药物，且有效率高、安全性强、价格经济，值得推广使用。

2. 脂必妥片

1994 年，地奥集团推出了首个红曲天然调脂药脂必妥片，再次掀起了洛伐他汀调脂药及红曲研究的热潮。脂必妥主要组分为茯苓、红曲发酵物，调脂效果好且不易发生不良反应，现已成为临床常用的调脂药物。有学者对 35 个临床随机对照试验进行分析研究得出，脂必妥可有效降低高脂血症患者总胆固醇（total cholesterol，TC）、三酰甘油（triglyceride，TG）、LDL—C 水平，升高高密度脂蛋白胆固醇水平，且治疗效果与他汀类及贝特类药物相似。有学者对比脂必妥和洛伐他丁治疗早发冠心病急性心肌梗死的效果，发现 2 组药物均对血脂水平有较好的调节作用，但脂必妥组的不良反应率明显低于洛伐他汀组，安全性更高。脂必妥对冠心病合并高血脂患者也具有良好的治疗作用。

九、五皮饮在内科疾病上的临床应用

在《华氏中藏经》中首次对五皮饮进行了记载，其中提出“治男子妇人脾胃停滞，头面四肢悉肿；心腹胀满，上气促急，胸膈烦闷，痰涎上壅，饮食不下，行步气奔，状如水病：生姜皮、桑白皮、陈橘皮、大腹皮、茯苓皮各等分。上为粗末。每服三钱，水一盏半，煎至八分，去滓，不计时候，温服”[1]。五皮饮主要药物组成中包含生姜皮、茯苓皮、陈皮、桑白皮以及大腹皮等，主要治疗一身悉肿、腹部胀满、上气喘急、小便不利及妊娠水肿等属于脾虚湿盛的皮水病症，而利水消肿为其主要功效。水肿病因病机主要责之于肺、脾、肾三脏，肺主宣肃，为水之上源，肺失宣发，津液不循常道，上凌心肺，则上气喘急，肺肃降失司，不能通调水道，下输膀胱，则小便不利；脾主运化，湿邪困脾，健运失职，水液运化失常，饮停气滞，则腹部胀满；肾主津液，肾阳不足，阴寒凝聚，津液代谢

[1] 华佗 . 华氏中藏经 [M]. 上海：上海古籍出版社，1996.

失常，泛溢肌肤，则面目四肢浮肿。在五皮饮组方中，陈皮理气健脾，茯苓皮具有良好的利水、渗湿与健脾功效，生姜皮具有辛散水饮的功效，桑白皮可以肃降肺气、通调水道，大腹皮可以理气、除湿。五药配伍，共同发挥利水消肿、健脾祛湿之功效。随着现代医学的发展，五皮饮逐渐拓展应用于临床各科，对疾病的控制与治疗能够产生重要影响临床应用

有学者对100例患者进行研究，所有患者均诊断为肝硬化腹水，其中50例为中医组，50例为西医组，在西医组治疗中应用常规方法，而在中医组治疗中增加防己黄芪汤合五皮饮加味（黄芪60g，党参15g，茯苓皮10g，白术15g，桑白皮10g，鳖甲10g，防己15g，大腹皮10g，泽兰10g，陈皮10g，甘草10g）。临床观察发现在中医组中有37例显效（74.0%）；9例有效（18.0%）；4例无效（8.0%），临床治疗总体有效率为92.0%；在西医组中有22例显效（44.0%）；17例有效（34.0%）；11例无效（22.0%），临床治疗总体有效率为78.0%，中医组的临床治疗有效率高于西医组（$P < 0.05$），2组治疗前后腹围、体质量、症状积分比较，差异具有统计学意义（$P < 0.05$）。有学者对肝硬化顽固性腹水患者在给予内科综合治疗和奥曲肽皮下注射治疗基础上联合五皮饮进行加减治疗，临床治疗总有效率显著提高，2个月后腹水复发率明显降低，奥曲肽联合五皮饮加减治疗肝硬化顽固性腹水疗效显著，具有临床推广应用价值。有学者选取48例患者作为研究对象，所有患者均诊断为糖尿病肾病且出现水肿，根据临床治疗方法的不同分为24例观察组与24例对照组，对照组采取口服托拉塞米片进行治疗，在观察组中增加五苓散合五皮饮加减进行治疗。在经过24h的治疗后，观察组的尿量有所增加，水肿症状得以减轻，观察组患者的临床治疗有效率高于对照组（$P < 0.05$）。有学者在研究中对50例慢性心力衰竭患者进行观察，其中对照组采用西医治疗方法，治疗组增加加味五皮饮中药汤剂口服，疗程为2个星期。对比治疗效果发现在观察组中12例显效，13例有效，3例无效，临床治疗显效率为89.29%；对照组中7例显效，9例有效，6例无效，临床治疗显效率为72.13%，2组比较，观察组的水肿消退更加彻底（$P < 0.05$）。有学者将实脾散合五皮饮应用于肺心病心衰顽固性水肿患者的治疗中，治疗后对2组进行对比，治疗组与对照组的有效率分别为83%与74%；对各项检测指标进行统计学分析可以发现，治疗组的效果优于对照组（$P < 0.01$ 或 $P < 0.05$）。有学者观察80例脾虚气滞型癌性腹水患者，其中对照组采取顺铂腹腔热灌注的治疗方法，在观察组中采用加味五皮饮联合华蟾素腹腔热灌注的治疗方法，疗程为4周。通过对比，观察组的总有效率高于对照组，且卡氏（KPS）评分也得以提升，各项指标均优于对照

组（均 $P < 0.05$），而在观察组中，其 T 淋巴细胞亚群如 CD4+、CD4+/CD8+ 含量均高于对照组（均 $P < 0.05$），而 CD8+ 含量低于对照组（$P < 0.05$），在观察组中不良反应的发生率低于对照组（$P < 0.05$）。有学者将五皮饮加重组人白介素—11 应用于肿瘤放化疗后患者的血小板（PLT）降低治疗中，研究结果显示该方法对于肿瘤患者放化疗后出现的血小板降低不良反应来说效果显著，可以让患者的血小板计数得以提升，且水钠潴留得以改善。有学者将顺铂 80mg 与氯化钠 100ml 应用于恶性肿瘤并发胸腔积液患者胸腔灌注治疗中，而治疗组加用五皮饮，结果发现治疗组的疗效优于对照组。有学者选择脑卒中后肩手综合征患者 80 例，均给予常规治疗，在常规治疗后对照组采取常规康复训练，治疗组采用加味五皮饮冷热交替浸泡手联合常规康复训练，连续治疗 4 个星期，治疗组总有效率达到 87.5%，对照组总有效率为 67.5%，治疗组的治疗效果优于对照组，差异具有统计学意义（$P < 0.05$）。在治疗前后治疗组的简易运动功能（FMA）评分高于对照组，2 组比较，差异具有统计学意义（$P < 0.05$）。有学者采用逍遥散合五皮饮加减治疗特发性水肿患者 30 例，对照组为 30 例，且给予常规的西药治疗，结果显示治疗组与对照组的治愈率分别为 66.67% 与 36.67%，而治疗组与对照组的总有效率分别是 90% 与 66.67%，2 组比较，差异具有统计学意义（$P < 0.05$）。有学者将真武汤联合五皮饮加减应用于脾肾阳虚型的水肿治疗中，发现其治疗有效率超过 96.0%。

十、矿物类中药在腹泻治疗上的临床应用

腹泻是指粪便次数增多、粪质稀薄、水分增加或带有黏液、脓血或未消化的食物，如排液状便，每日 3 次以上，或每天粪便总量大于 200g。其中，粪便含水量 > 80% 则可认为是腹泻，是多病原、多因素引起的肠道疾病。泄泻之名首载于《素问·生气通天论》，以“泄”称之，有“儒泄”“洞泄”“注泄”“飧泄”等[1]。宋代陈无择《三因极一病证方论·泄泻叙论》中记载：“方书所载泻利，与经中所谓洞泄、哈泄、溏泄、濡泄、水谷注下等，其实一也。”[2] 指出本病名称虽多，但都不离“泄泻”。

矿物药是指在中医药理论指导下，可供药用的原矿物（朱砂、炉甘石、自然铜、雄黄、石膏等）、矿物原料的加工品（轻粉、芒硝等）、动物或动物骨骼的化

[1] 佚名 . 黄帝内经·素问 [M]. 北京：中国医药科技出版社，2016.
[2] 陈无择 . 三因极一病证方论 [M]. 北京：中国医药科技出版社，2011.

石（龙骨、龙齿）等。药用矿物资源的利用历史悠久，是中华民族生存过程中实践医疗经验的总结。目前，治疗腹泻的药物有抗生素类、益生菌、口服补液等，以矿物药为主的中成药有“必奇”“思密达”等。

我国最早的药学专著《神农本草经》中收载矿物药44味，按照上、中、下三品分类。其中，上品18味、中品14味、下品12味。《中华人民共和国药典》（以下简称《中国药典》）2020年版一部收录矿物药25味（单列品种），其中具有止泻作用矿物药5味，占收载矿物药的20.0%;《中华本草》收载矿物药114味，其中具有止泻作用的有24味，占21.1%。《中药大辞典》收录的矿物药近100味，其中有止泻作用的矿物药23味，约占23.0%。通过对主要专著的整理、统计，结果记载有止泻作用的矿物药共约24味，具止泻作用的矿物药主要为铁化合物类、铝化合物类。

有学者在痛泻要方（含赤石脂）治疗肠易激综合征35例临床观察中，有患者便稀溏6年余，加重2月，大便5—6次/d，入厕后腹痛缓解。中医诊断为泄泻，证属肝郁脾虚，治宜健脾柔肝、化湿止泻，用痛泻要方治疗45d诸症消失，停药1年未复发，效果满意。有学者用赤石脂禹余粮汤治疗溃疡性结肠炎、原发性胃溃疡造成的胃原性腹泻久泻不止，疗效颇佳。有学者运用中药结肠安方（含煅石膏）治疗慢性非特异性溃疡性结肠炎造成的血性腹泻60例，同时设对照组60例，2组治愈率、总有效率差异有统计学意义，治疗组优于对照组（$P < 0.05$），效果较为满意。有学者以加味赤石脂禹余粮汤联合热敏灸治疗肝硬化腹水合并顽固性腹泻80例，结果观察组患者总有效率（97.5%）显著高于对照组（85.0%）（$P < 0.05$），观察组患者治疗后腹水深度显著小于对照组（$P < 0.05$），该药可有效控制顽固性腹泻，快速消退腹水、恢复患者肝功能、改善预后，具有一定的临床应用价值。有学者用加味赤石脂禹余粮汤治疗艾滋病顽固性腹泻56例，其中临床治愈20例，好转30例，未愈6例，总有效率89.3%，说明艾滋病合并顽固性腹泻患者采用加味赤石脂禹余粮汤加减治疗止泻疗效显著。有学者用固肠汤（含赤石脂）临床治疗某患者：腹泻6年，大便稀溏，第一天腹泻2—3次，以后每天腹泻4—5次/d，腹泻大多发生在后半夜和上午，很少发生在下午和前半夜，并且患者多形体较瘦、气色不佳。1剂/d，止泻效果显著。有学者以赤石脂止泻散治疗了11例长期使用抗生素、降压药、补钾药等药物引起的腹泻，这些患者的大小便常规检查均未找到病原菌，但该方治疗这些药物引起的腹泻效果显著。有学者自拟抗霉止泻汤（含赤石脂、寒水石）治疗霉菌性肠炎57例，全部痊愈，腹泻停止时间最短者1d，最长为6d，腹泻平均停止时间为（3.05 ± 0.24）d，取

得了比较满意的疗效。有学者采取黄土汤为主加减治疗糖尿病性腹泻，收治患者21例，临床治愈15例，显效2例，有效2例，无效（超过2个疗程，腹泻的症状、体征未减轻或加用药物及方法治疗）2例，效果较好。有学者用经方黄土汤治疗糖尿病腹泻32例，治疗总效率达90.6%，取得了较好的临床疗效。有学者用乌梅丸合赤石脂禹余粮汤加减治疗慢性腹泻，有经典案例，患者腹胀、腹泻10余年，3—4次/d，查结肠镜显示为慢性非特异性溃疡性结肠炎，在本地医院服西药半年无效，患者服完上述方药后，饮食正常，大便1次/d，诸症消失，随访半年未复发，效果显著。有学者以附子理中汤合赤石脂禹余粮汤加茯苓治疗1例久治不愈慢性腹泻患者，1剂/d，并嘱患者用清艾条点燃后悬灸神阙穴30min，以穴位皮肤红润为宜，2次/d，饮食忌生冷、辛辣之品效果明显。

十一、补阳还五汤在治疗类风湿关节炎上的临床应用

类风湿关节炎在我国较为常见，属于人体自身免疫性疾病，其临床主要表现为慢性、进展性关节病变，如长期未对类风湿关节炎患者病情加以控制，随病情进展可致类风湿关节炎患者脏器受损，关节发生畸形病变等。西医认为类风湿关节炎多由多种免疫功能异常影响人体机能而形成，治疗主要以非甾体类消炎药、糖皮质激素以及抗风湿类药物为主，通过药物治疗的方式延缓类风湿关节炎患者的病情。但长期接受西药治疗的毒副作用较多，导致病情控制不当，病情突发，体内关节发生畸形病变，最终只能接受外科手术治疗。中医研究类风湿关节炎历史悠久，经验丰富，认为该病内因患者体质虚弱、气血不足，外因寒气、湿气等外邪气入侵关节共同导致，将其归属于“骨痹”“历节”等痹症范畴。经过相关研究表明，补阳还五汤加减治疗对痰瘀痹阻型类风湿关节炎疗效确切，可改善患者临床症状，降低炎性指标，且联合用药不增加不良反应发生风险，应用安全有效。

十二、补中益气汤在内科疾病上的临床应用

补中益气汤最早见于金代李东垣《内外伤辨惑论·饮食劳倦论》，后在《脾胃论》中也有记载，是补气升阳、甘温除热的代表方，本方的临床应用范围甚广，历代医家运用此方治疗各种疑难杂症，现代医生在各领域也有广泛的应用。

（一）治疗精神疾病

精神类疾患，多由情志不舒、肝气郁结、气血失和引起。脾为气血生化之源，

脾胃功能正常才能使气血平衡、气机调达。补中益气汤可补益脾胃、益气生血，方中含黄芪、升麻、柴胡，亦可补益肝气，疏肝解郁。有学者认为此方可调节脏腑功能，方中黄芪、白术、党参等药物可升高白细胞水平、激发细胞活力、提高体内5—羟色胺含量；柴胡有镇静作用，可缓解人体疲劳感、调节神经功能，配合针刺夹脊穴治疗抑郁症，治疗总有效率为94.87%。现代医学证明，补中益气汤可通过对中枢神经递质的调控改善睡眠质量。

（二）治疗神经系统疾病

《素问·痿论篇》曰："脾主身之肌肉"，为中央土，可将水谷精微向内输送至五脏六腑，外养四肢百骸，《素问·太阴阳明论》亦有云："四肢皆禀气于胃，而不得至经，必因于脾，乃得禀也。"[1]可见四肢不用，乃脾病所致，脾失健运，不能为胃行其津液，气血不充，经脉失养，此病乃发。补中益气汤既可滋养胃阴、补气健脾，又可升阳举陷、调和气血，临床中经常用于神经系统疾患所致的肢体功能障碍等疾病的治疗。

（三）治疗呼吸系统疾病

《石室秘录》有云："治肺之法，正治甚难，当转治以脾，脾气有养，则土自生金。"[2]现代医学表明，补中益气汤可降低血清白细胞介素水平，调节机体免疫力，从而达到抗感染及退热作用，并能有效缓解慢性阻塞性肺病合并呼吸衰竭患者的临床症状。有学者运用此方加减治疗急诊重症合并Ⅰ型呼衰，治疗总有效率达96%，治疗组呼吸困难、纳呆乏力症状改善时间，无创呼吸机使用时间，住院天数均少于对照组（$P < 0.05$）。有学者认为脾胃属土，肺属金，五行相生，补脾土以调补中州，使脾气散精上归于肺，寓意培土生金法，即肺病不愈，求治于脾。脾胃得健，肺病得愈，补中益气汤是调补脾胃的有效方药，此方升降相依，开合相济，是升降理论运用的经典方，故在临床中用于治疗韦格氏肉芽肿、淋巴管肌瘤病、肺癌化疗术后等肺系疑难疾患。有学者认为此方补气养血、健脾和胃，方中人参、黄芪等成分有提高人体免疫力、抗肿瘤、改善呼吸功能等作用，联合化疗药物治疗非小细胞肺癌可改善患者生存质量，减轻化疗药物不良反应。

（五）治疗消化系统疾病

现代药理学研究发现补中益气汤可纠正异常的胃肠激素 / 信号通路，影响消

[1] 佚名 . 黄帝内经 · 素问 [M]. 北京：中国医药科技出版社，2016.

[2] 陈士铎 . 石室秘录 [M]. 张灿，等点校 . 北京：中国中医药出版社，1991.

化液的分泌，改善小肠吸收功能，调节肠道菌群，保护胃黏膜，对胃肠动力有双向调节作用。有学者运用此方加减治疗慢性萎缩性胃炎，观察组总有效率高于对照组（$P < 0.05$）。有学者运用此方联合西药治疗老年反流性食管炎，中医证候积分、胃镜分组总积分均有改善（$P < 0.01$），且治疗组疗效优于对照组。

（六）治疗泌尿系统疾病

排尿障碍属中医学中癃闭范畴，多与膀胱、三焦气化不利相关，《素问·经脉别论》曰："饮入于胃，游溢精气，上输于脾，脾气散精，上归于肺，通调水道，下输膀胱，水精四布，五经并行。"[1] 补中益气汤可健运脾胃，调节气机升降，通调水道，助肾中阴阳，使膀胱气化调达，故临床中成为排尿障碍治疗的常用方剂，吴洪磊等运用此方治疗排尿障碍，可减少尿参与量，提升尿流率。

（七）治疗免疫系统疾病

现代诸多研究表明许多免疫系统疾病与脾虚相关，有学者认为自身免疫性疾病的治疗应重视调养脾胃、调节气机升降、调和阴阳平衡，治疗当以益气健脾为根本。有学者认为，补中益气汤中含大量甘温之药，可益气和中，增津液化生之源，脾气散津，加之少量活血、升阳之药，可使五脏六腑得濡养滋润，故用于治疗干燥综合征，疗效显著。

十三、矿物药在治疗神经精神疾病上的临床应用

由于矿物药具质重沉降的中医药特性，其在中医临床的神经精神疾病领域有着较广泛的应用，主要取其镇惊安神之功效。目前，临床通常用相关矿物药配伍其他中药用于治疗神经精神疾病，如癫痫、精神分裂症、抑郁症、失眠等。

（一）癫痫

癫痫是一种反复性、持久性、具有致痫倾向的慢性脑部疾病，其发生与大脑中异常过度或同步的神经活动有关，会带来严重的神经、认知、心理和社会问题，影响着全世界各年龄段 5000 万人的生活。有学者给予 84 例颅脑损伤后继发癫痫患者抗痫合剂（含金礞石）治疗，治愈 70 例，好转 10 例，未愈 4 例，总有效率 95.2%，不良反应发生率 5.9%。结果表明，抗痫合剂（含金礞石）对于颅脑损伤后继发癫痫有显著疗效且无明显不良反应。有学者针对 50 例小儿癫痫患者，选

[1] 佚名 . 黄帝内经·素问 [M]. 北京：中国医药科技出版社，2016.

用《金匮要略》中风引汤进行加减方（含龙骨、寒水石、滑石、赤石脂、白石脂、紫石英、生石膏），显效 18 例，有效 19 例，总有效率达 74%，该方治疗小儿癫痫效果明显。有学者依据青礞石坠痰下气、平肝镇惊的功效自拟癫痫方（含煅赭石、青礞石、紫石英）治疗 1 例 3 年癫痫史患者，根据临床反应及时调整处方，有效控制了其癫痫发作频率、发作时间和发作程度。有学者治疗 3 例小儿癫痫伴不同睡眠障碍患者，对症选用不同组方（均含青礞石），青礞石在方中发挥坠痰的功效，患者服药后癫痫症状均得到有效改善。相关研究选取柴胡加龙骨牡蛎汤加减方治疗癫痫，发挥处方镇惊安神的功效，呈现很好的临床疗效。

（二）失眠

失眠是当今困扰各年龄段人群健康的一大重要问题，病因和病理生理学涉及遗传、环境、行为和生理因素，其症状表现为难以入睡或难以维持睡眠状态。有学者应用桂枝甘草龙骨牡蛎加减汤治疗女性更年期失眠患者 67 例，治愈 23 例，好转 39 例，总有效率达 92.5%，治疗前后睡眠质量评分参照匹兹堡睡眠质量指数，治疗后评分降低，且血清中兴奋性神经递质含量减少、抑制性神经递质含量增加，表明桂枝甘草龙骨牡蛎加减汤能明显提高睡眠质量，改善失眠症状。有学者为 1 例有 10 年失眠史的患者开礞石滚痰丸（含青礞石）加减方进行治疗，患者服用 7 剂后睡眠状况好转，身体状况改善。有学者在 1998—2008 年收治顽固性失眠患者 43 例，给予朱砂安神丸和镇脑宁胶囊共服治疗，治愈 11 例，好转 29 例，总有效率 93.0%，表明对于顽固性失眠有较好疗效。有学者分别给予 90 例慢性失眠心脾两虚证患者西医、中医、中西医结合 3 种治疗方案，结果显示，单用甘麦芪仙磁石汤可以有效改善患者睡眠质量、缩短睡眠潜伏期，与中西医结合治疗结果相当。

（三）抑郁症

逐年增加的抑郁症患者人数使抑郁症这一公共健康威胁得到重视。抑郁症表现为持续的情绪低落和兴趣减退，严重者甚至出现自杀倾向，重度抑郁症造成的残疾已成为严重的医疗负担。有学者自拟礞石滚痰丸加减方治疗痰热郁结型抑郁症，提示中西医结合治疗抑郁症，以西药控制症状，辅以中药调节脏腑、气血，标本兼治。有学者给予 35 例脑卒中后抑郁患者柴胡加龙骨牡蛎汤联合常规西药治疗处理，结果显示，临床控制 12 例，显效 10 例，有效 10 例，总有效率 91.4%，神经功能缺损评分、抑郁评分、炎症因子水平均降低，疗效显著优于单用西药。有学者针对肝火郁滞所致抑郁症，选择清心豁痰汤（含龙齿等）加减方，辅助心理疏导，达到疏肝健脾、清心豁痰的功效，治愈2例较严重抑郁患者。

（四）其他

此外，矿物药对于其他神经精神疾病，如神经痛、脑血管疾病、精神分裂症等的临床应用亦有报道。例如：有学者从中医角度治疗心血管神经症23例，给其中肝气郁结型患者服用柴胡疏肝散加代赭石，总有效率达95.7%，代赭石在此方中发挥平肝降逆的作用。有学者用清心滚痰片（含金礞石）联合利培酮片治疗精神分裂症患者54例，连续治疗8周，治愈50%，好转44.4%，总有效率94.4%，比单用利培酮片疗效佳，表明清心滚痰片联合利培酮片更有利于治疗精神分裂症。有学者选用朱砂安神丸基本方，以珍珠母、生龙齿取代朱砂，全方起重镇宁心功效，治疗心悸不宁、心烦少寐患者，服药1个多月后症状得到明显改善。有学者将70例前庭性偏头痛共病焦虑抑郁患者分两组，对照组给予盐酸氟桂利嗪胶囊口服治疗，治疗组给予天麻钩藤饮合柴胡加龙骨牡蛎汤联合针灸治疗，治疗后患者眩晕症状、发作持续时间均得到明显改善，与西药治疗方案相比，中药联合针灸治疗方案有更好的疗效。

十四、苓桂术甘汤在内科疾病上的临床应用

苓桂术甘汤由茯苓、桂枝、白术、甘草组成，是祛湿剂的经典方剂之一，出自《金匮要略》，具有温阳化饮、健脾利水之效。该方主治中阳不足导致的痰饮水湿证，其证多见胸胁支满、心悸、头晕目眩、舌苔白滑、脉弦滑或沉紧。现代研究表明其在心血管疾病（心力衰竭、冠心病、心律失常、高血压、风湿性心脏病等）、梅尼埃综合征、慢性支气管炎、盆腔炎、眼科疾病等方面具有显著的药理作用，尤其是心力衰竭方面研究报道较多。

苓桂术甘汤现代临床应用大部分以加味为主。而苓桂术甘汤复方制剂的开发，仅由茯苓等4味中药组成，与现代临床以加味为主的应用方式不一致，或许难以满足现代临床需求和应用范围。因此，建议苓桂术甘汤成药与配方颗粒或其他经典名方相配合应用，即“苓桂术甘汤经典名方颗粒剂+配方颗粒”或“苓桂术甘汤经典名方颗粒剂+其他经典名方颗粒剂”的应用形式。

心力衰竭是苓桂术甘汤治疗的优势病种之一心力衰竭尤其慢性心力衰竭是苓桂术甘汤治疗的优势病种之一，这与其现代药理药效文献得出的结论一致。在众多研究中均表明苓桂术甘汤能改善慢性心力衰竭，对机制进行了探索，作用机制

总结有 4 条，分别为：

（1）降低慢性心衰大鼠 B 型尿钠肽、血管内皮素—1、血管紧张素 II 的水平，抑制其肾素—血管紧张素—醛固酮（RASS）系统过度激活，从而抑制心肌重塑，延缓心衰的发展；

（2）可调节 IKK/I κ B/NF—κ B 信号通路相关蛋白表达，干预下游靶分子的转录调控，有效抑制细胞因子的过度激活；

（3）对 TGF—β 1 诱导的大鼠心肌细胞 H9c2 的损伤有显著的保护作用；

（4）可能与升高超氧化物歧化酶（SOD）活性、降低丙二醛（MDA）含量有关，且高剂量组疗效显著优于低剂量组。

因此，结合现代临床和药理药效，心力衰竭可能是经典名方苓桂术甘汤复方制剂开发的主要临床应用方向。

苓桂术甘汤收录于国家中医药管理局 2018 年发布的《古代经典名方目录（第一批）》和《关键信息》中。现代临床剂量除茯苓可能与《关键信息》剂量和换算剂量相类似外，其余均小于关键信息剂量和换算剂量。对于如何将现代临床剂量与已发布或将要发布的《关键信息》结合，制定现代复方制剂临床用法用量，值得经典名方研发人员思考。通过对其现代临床特点分析，即主治病症较多、总有效率超 90%、不良反应低等，表明苓桂术甘汤在现代临床应用仍具魅力，也说明古代经典名方在现代临床应用具有魅力。

十五、薯蓣丸在内科疾病上的临床应用

薯蓣丸是治疗虚劳兼病邪的要方，源自《金匮要略·血痹虚劳病脉证并治》“虚劳诸不足，风气百疾，薯蓣丸主之”[1]，原方组成：“薯蓣（山药）三十分，当归、桂枝、干地黄、麯、豆黄卷各十分，甘草二十八分，川芎、麦门冬、芍药、白术、杏仁各六分，人参七分，柴胡、桔梗、茯苓各五分，阿胶七分，干姜三分，白蔹二分，防风六分，大枣百枚为膏。上二十一味，末之，炼蜜和丸，如弹子大，空腹酒服一丸，一百丸为剂”。该方集补气之四君子汤、补血之四物汤、补脾之理中汤、补肾之肾气丸等数方于一体，且涵盖祛风散邪之桂枝、柴胡、防风，消食化湿之麯、豆黄卷，清热解毒之白蔹，活血之当归、川芎，宣畅气机之杏仁、桔梗等，诸药合用，不寒不热，不腻不燥，补虚而不留邪。

[1]　张仲景 . 金匮要略 [M]. 北京：中国医药科技出版社，2018.

（一）痴呆

薯蓣丸因其良好的抗痴呆作用，在痴呆类疾病的临床应用日益增加，包括阿尔兹海默病（AD）、血管性痴呆（VD）和非痴呆血管性认知功能障碍（VCIND）。有报道，随机将40例AD患者分为对照组和中药组，对照组采用常规治疗，中药组在常规治疗基础上服用加减薯蓣丸，给药12周后中药组各项指标评分均优于对照组，且无明显不良反应，表明薯蓣丸在保证安全性前提下能明显改善AD患者症状，提高其生活质量。进一步研究表明，单用加减薯蓣丸浓缩汤剂治疗AD的治疗组总有效率达69.23%，远高于单用盐酸多奈哌齐片治疗的对照组总有效率（7.69%）。有学者将120例VD患者随机分为服用盐酸多奈哌齐片对照组60例和服用加减薯蓣丸的实验组60例，分别服用药物12周后，实验组的中医症候改善情况总有效率达86.67%，明显优于对照组总有效率45%。此外，相较单用盐酸多奈哌齐片，加用薯蓣丸加减治疗更能增加VCIND患者的脑血流量，改善其预后。

（二）疲劳

薯蓣丸主治虚劳诸不足，对主要临床症状为疲劳的慢性疲劳综合征（CFS）和癌因性疲乏（CRF）有很好疗效。临床观察表明，单用西药治疗CFS的对照组总有效率为60.0%，明显低于单用薯蓣丸治疗的93.3%；另一项研究表明，薯蓣丸治疗CFS不仅效果好，且未发现不良反应，可见薯蓣丸治疗CSF具有明显的有效性和安全性。有学者将86例多种癌症所致CRF患者分成单用基础化疗的对照组43例和加用薯蓣丸的观察组43例，结果观察组总有效率达88.37%，高于对照组总有效率65.12%，且观察组不良反应明显低于对照组。此外，使用薯蓣丸加减方联合常规方法治疗气血两虚型肺癌化疗CRF取得良好效果，表现为治疗组的肺癌中医证候、生活质量、安全性指标等评分均得到明显改善。

（三）Ⅰ型变态反应

薯蓣丸因其较好的抗过敏作用而被广泛用于治疗过敏性鼻炎和支气管哮喘。支气管哮喘多由过敏性鼻炎迁延发展而来，属Ⅰ型变态反应。临床发现，薯蓣丸联合穴位贴敷治疗小儿过敏性鼻炎能有效缓解喷嚏、鼻塞等症状。有学者研究显示，相较辛芩颗粒对照组，薯蓣丸治疗组总有效率达87.5%，显著高于对照组的65.0%，且治疗结束1个月后回访的复发率（20.0%）低于对照组（32.5%），提示薯蓣丸治疗过敏性鼻炎具有疗效高、复发率低的优点。此外，薯蓣丸平补肺、脾、肾三脏，蠲化痰饮，具有明显平喘作用。临床发现，冬令时期给予哮喘缓解期患儿 3 个月的加味薯蓣丸膏方，之后的 1 年内，患儿哮喘发作程度、次数和病程均减轻，且其他呼吸道感染发病次数和病程亦减少。

（四）内分泌系统疾病

薯蓣丸加减可用于内分泌系统疾病，如糖尿病及其并发症、甲状腺功能减退症等。有学者指出，糖尿病具有中医“虚劳”本质，其病机要点切合薯蓣丸主治，其病理机制亦与薯蓣丸的药理作用契合，可作为治疗糖尿病及其并发症的新思路。如治疗气阴两虚型非增殖期糖尿病视网膜病变，相较羟苯磺酸钙胶囊，加减无比薯蓣丸在提高视力、有效降低眼底评分和缓解中医证候方面更具优势。有报道，治疗甲状腺功能减退症患者在左甲状腺素钠片基础上加服薯蓣丸加减方，结果观察组总有效率为 91.38%，显著高于对照组的 70.69%，且观察组的不良反应率为 5.17%，低于对照组 6.90%。说明薯蓣丸加减联合左甲状腺素钠片治疗甲状腺功能减退症疗效满意且安全性高。

十六、五方散在骨内科疾病上的临床应用

五方散是广西中医学院第一附属医院老中医经验方制剂。主要由泽兰、大黄、土鳖虫、红花、骨碎补、生马钱子粉、乳香、没药等十几味中药组成，具有活血祛瘀、消肿止痛、接骨续筋等功效。泽兰祛瘀消痈、利水消肿，为君药；大黄泻热毒、行瘀血、破积滞，为臣药；红花活血通经、祛瘀止痛，乳香、没药为具有活血行气、消肿止痛功效的对药，为佐药；土鳖虫具有活血散瘀、通经止痛、壮筋续骨、抗凝血、抗血栓的作用，为佐使药；骨碎补具有活血及强化骨骼及能改善细胞退化功能；生马钱子粉通络止痛、散结消肿，药含大毒，在外用方面有明显的镇痛作用。上散剂方配合 25℃单酒调成糊状，再加热蒸熟透才能临床应用，临床上用 25° 酒作为引药，联合诸药具有活血化瘀、消肿止痛、续筋接骨等功效。五方散在广西中医药大学第一附属医院骨科临床应用几十年，疗效非常显著。

有学者报道应用五方散外敷预防静脉炎 120 例。采用患者静脉滴注甘露醇结束后，采用蒸熟的五方散沿穿刺部位静脉走向部位外敷 2h，每日 1 次，观察 1—5d，治疗组静脉炎发生率仅为 5.7%，结果说明五方散用于预防甘露醇静脉输液引起的静脉炎效果良好。有学者报道应用蒸熟五方散外敷治疗痛风性关节炎，在内服中药基础上，根据五方散配合酒蒸熟后“透皮吸收”的理论，利用药物相互作用的理化性质，通过外敷穴位达到经络通畅、消肿止痛，使痛风性关节炎疼痛缓解的目的，二十几年来广西中医药大学第一附属医院利用制剂五方散外敷治疗痛

风性关节炎，能有效缓解痛风性关节炎患者的疼痛，取得较好的临床效果。有学者报道采用骨痹方药酒外擦联合五方散贴敷治疗膝骨性关节炎60例。将60例骨性关节炎每天给予骨痹方药酒外擦、五方散贴敷1—2次，7d后进行膝关节疼痛、肿胀、活动度比较。治疗后在膝关节疼痛、肿胀、关节活动度等方面均有明显的减轻，结果显示骨痹方药酒联合五方散贴敷治疗膝骨性关节炎疗效良好。有学者报道膝关节镜下有限清理术联合五方散贴敷治疗老年膝骨性关节炎86例。患者在进行关节镜下有限清理术的基础上联合使用蒸熟的五方散贴敷治疗7d后，结果说明膝关节镜下有限清理术联合五方散贴敷可显著改善老年膝骨性关节炎患者临床症状、体征和关节功能，治疗后总有效率86.7%。有学者报道骨痹方联合五方散治疗膝骨性关节炎250例，该治疗方法不仅能够明显改善膝骨性关节炎患者的关节活动度及减轻疼痛，还能降低烫伤不良反应发生率。有学者报道应用五方散外敷对于过敏体质的患者易引起过敏，通过观察予以加味五方散即五方散加冰片外敷治疗能降低过敏率。具体操作如下。外敷前先将患处清洗干净。取广西中医药大学第一附属医院制剂五方散50g，用广西军区酒厂25℃酒将五方散调成半糊状，用微波炉以高火加热4—5min，使淡黄色散剂变成黑色糊剂，在预先剪好的玻璃纸上将蒸熟的五方散均匀摊开，厚度0.3—0.5cm，然后在其表面均匀撒上冰片（由广西柳州神农中药饮片厂生产）2g，待温度与肤温接近时敷于患处（注意避开皮肤破损处），用3m纸胶布环形固定四周。每日1贴，每贴使用6h后取下，洗净局部，连续用药10d。总有效率95%。

第二节　中药在外科疾病的临床应用

一、苦参治疗恶性肿瘤的临床应用

目前临床常用的苦参制剂为复方苦参注射液和苦参碱注射液。复方苦参注射液主要成分是苦参和白土苓，临床大多用于抑制癌性疼痛和出血。苦参碱注射液的主要成分是苦参碱，主要应用肝炎和肝胆疾病的治疗，也可辅助肿瘤的放化疗治疗。

（一）治疗肺癌

有学者选择100例晚期非小细胞肺癌患者应用复方苦参注射液发现复方苦参

注射对该类患者的生活质量和免疫功能有积极作用，并能够增强其他抗癌药物的疗效。有学者研究 Lewis 肺癌小鼠发现，复方苦参注射液可以显著增强顺铂的抗肿瘤作用，促进肺癌细胞凋亡。

（二）治疗宫颈癌

有学者提出放化疗和复方苦参注射液连用可提高宫颈癌患者的机体细胞免疫功能。有学者研究发现通过加用苦参碱注射液，新辅助化疗治疗下的宫颈癌患者的血清 CA125、CA199 和 CEA 含量下降，化疗毒副作用也有所减弱。

（三）治疗乳腺癌

1. 辅助化疗

有学者经过研究得出了乳腺癌患者通过复方苦参注射液联合新辅助疗法的治疗减轻了化疗导致的不良反应、减少了毒副反应。并且在提高药效的同时提高患者的生活质量。有学者研究 TAC（多西他赛 + 阿霉素 + 环磷酰胺）方案进行新辅助化疗同时加用复方苦参注射液治疗晚期局部乳腺癌患者，经过统计学分析后显示患者的疗效及生存率均得到切实提高，且不良反应较低。

有学者经过 Meta 分析均发现苦参注射液对乳腺癌化疗有积极作用并改善患者生活质量。有学者经过临床实验得出晚期乳腺癌患者同时采用 ET 方案（表柔比星联合多西他赛）辅以复方苦参注射治疗后，生存期有明显延长，相关肿瘤标志物降低，免疫因子水平增加的结论。有学者研究了拉帕替尼与复方苦参注射液同时应用的晚期乳腺癌患者后认为此治疗方式效果良好，不仅减少肿瘤标志物的表达，也减少了乳腺癌的特异性肿瘤标志物表达，使得患者的生活质量及预后大幅提升。

2. 辅助放疗

有学者研究证实了辅以复方苦参注射液治疗放疗的乳腺癌术后患者具有较好的近期疗效，其放疗反应较轻，生活质量得到了一定程度上的提高。有学者研究发现同时接受放疗、复方苦参注射液治疗的乳腺癌患者具有良好的治疗效果，且患者免疫系统的功能和生活品质得到了提升。有大量研究证实了苦参应用于治疗乳腺癌能够在提高放化疗效果、降低不良反应、改善免疫功能、提高患者生活质量等方面有良好疗效。

（四）治疗泌尿系统肿瘤

有研究发现浅表性膀胱癌患者手术治疗联合苦参注射液治疗效果显著。患者并发症的发生率及肿瘤复发率大幅降低，生存质量提高。有学者研究发现苦参碱能辅助损伤前列腺肿瘤相关基因的DNA，从而抑制前列腺肿瘤的生长。

（五）治疗消化道恶性肿瘤

有学者对68例局部晚期胰腺癌患者进行临床实验发现，γ立体定向放疗联合苦参注射液对胰腺癌有明显的疗效，能够对提升生存率和生活质量，减低不良反应有明显效果。有学者通过对晚期结直肠癌的119例患者进行回顾性分析，得出复方苦参注射液结合FOLFOX4（奥沙利铂联合5—氟尿嘧啶/亚叶酸）方案对辅助治疗结直肠癌有积极作用。有学者经过临床实验说明了复方苦参注射液联合洛巴铂介入化疗相比单用洛巴铂介入化疗对原发性肝细胞癌的治疗效果更佳。有学者经过回顾性分析得出结论，中晚期食管癌放化疗联合治疗的患者同时加用复方苦参注射液治疗，相比同期单独应用放化疗联合治疗的患者不良反应低且疗效更佳。相关研究发现复方苦参注射液用于抑制胃肠道恶性肿瘤的疗效尚佳，一定程度上恢复了患者的生活质量。

二、阳和汤在治疗乳腺癌上的临床应用

乳腺疾病为女性常见的疾病，严重威胁女性的健康。临床上常见于治疗浆细胞乳腺炎、乳腺癌等乳腺疾病。浆细胞乳腺炎具有易发作、易感染等特征。近些年，对于阳和汤及其加减的复方治疗乳腺疾病的研究也越来越多。有研究发现，阳和汤治疗多次术后余留乳腺增生小结节疗效良好，可增加术后肉芽肿性乳腺炎的缓解率、降低其复发率。有学者运用加味阳和汤联合三苯氧胺治疗浆细胞乳腺炎48例，治疗结果显示，加味阳和汤联合三苯氧胺能有效降低患者炎症因子水平、减轻炎症反应、有效改善免疫功能。有学者运用阳和汤合透脓散治疗浆细胞性乳腺炎59例，其疗效确切，总有效率达91.5%。近年来乳腺癌作为常见的恶性肿瘤，呈年轻化上升的趋势，而其中三阴性乳腺癌由于具有发病轻、易转移、容易复发、预后差等特点而被广泛关注。目前，现代医学对乳腺癌的治疗则以手术、放疗和化疗及综合治疗为主，但放化疗后易出现多种并发症及不良反应，且容易复发以及费用高昂。中医药治疗已成为全身综合治疗中必不可少的治疗手段，其能够减轻放化疗药的毒副作用，增加疗效，能够提高和改善免疫功能。

中医药在乳腺癌的治疗上积累了丰富的经验，阳和汤是治疗阳虚寒凝痰结证乳腺癌的首选方。临床上采用常规治疗联合阳和汤的治疗乳腺癌取得了一定的进展。临床研究发现，应用阳和汤加减方可有效改善乳腺癌骨转移患者的治疗效果，

且不会增加患者不良反应的发生率。有学者运用唑来膦酸联合加味阳和汤治疗乳腺癌骨转移，结果显示，唑来膦酸治疗观察组、在患者骨转移灶改善情况及患者的血清钙离子、AKP浓度值的有效率与联合用药组无明显的差异性，但通过组间对比实验组患者的活动能力、生活质量的提高率以及患者的疼痛情况优于对照组。有学者运用加味阳和汤治疗乳腺癌骨转移78例，得到了与上述相同的结论。有学者以提高乳腺癌化疗患者的免疫功能为切入点，采用随机对照方法纳入60例乳腺癌的化疗患者，对照组采取多柔比星、环磷酰胺、多西他赛治疗，观察组则在此方案的基础是联合阳和汤治疗，4周后对比两组患者T细胞亚群的变化情况。结果显示，阳和汤联合多西他赛治疗乳腺癌患者有良好的疗效。

以上说明，阳和汤及其加减方能够对乳腺疾病进行辅助治疗，有助于增强疗效，临床上值得推广。

三、桂枝茯苓丸在治疗卵巢癌的临床应用

（一）卵巢癌简介

卵巢癌（OC）是世界上最致命的妇科肿瘤之一。根据流行病学调查显示，尽管OC仅占女性所有恶性肿瘤的2.5%，但该病的死亡率高，占所有癌症死亡的5%。这是由于大部分OC患者早期并没有明显症状，超过70%的女性一旦被诊断为OC，就已经是晚期疾病（Ⅲ和Ⅳ期）。目前，临床上OC治疗手段主要为手术切除和铂类药物化疗，但是肿瘤的复发和远处转移的发生率较高，OC患者的5年生存率并没有得到实质性改善。近年来，中医学在改善OC患者临床症状、降低不良反应、改善生存质量等方面表现出明显的优势，基于“辨证论治”和“整体观念”的特点，应用传统中药调节OC患者机体气血阴阳，具有一定的研究价值，前景广阔。

（二）桂枝茯苓丸简介

作为《金匮要略》经典名方之一的桂枝茯苓丸，在治疗妇科癥瘕方面疗效突出，常用于治疗气滞血瘀、气虚血瘀引起的癥瘕。前期已有许多关于桂枝茯苓丸在妇科癥瘕领域的研究。基于临床研究，桂枝茯苓丸具有控制肌瘤生长，降低血清学指标如癌抗原125（CA125），附睾蛋白4（HE4）等，提高化疗敏感性，增强机体抗肿瘤免疫，减少术后复发率，提高OC患者的生存质量等作用。从基础研究方面，桂枝茯苓丸能通过促进线粒体途径凋亡、增强肿瘤免疫、抑制血管因

子、阻滞细胞周期及逆转多药耐药等多种药理作用，改善动物及细胞模型的病理状态。

（三）临床应用

有学者将 114 例晚期 OC 患者分为对照组及研究组，对照组方案（紫杉醇联合卡铂，间隔 3 周为 1 个周期，共治疗 2 个周期），研究组在西药方案基础上配合以桂枝茯苓丸加减，研究组患者肿瘤控制有效率 54.39%，高于对照组 35.09%；且研究组患者的血清 CA125 水平低于对照组（$P < 0.05$），认为桂枝茯苓丸可强化肿瘤控制效果，并有效纠正 OC 患者血清学指标（CA125）。另一项临床研究证实，桂枝茯苓丸加减配合西药治疗晚期 OC 患者，临床治疗效果确切，改善了患者生活质量指标积分及血清 CA125 指标值。同样，有学者通过观察发现，加味桂枝茯苓丸可以降低卵巢上皮性肿瘤患者血清 CA125。有学者通过研究桂枝茯苓丸加减辅助治疗晚期 OC 的患者，发现其还可以降低血清肿瘤标志物癌胚抗原（CEA），同时提高 OC 患者的生存质量。有学者纳入 60 例 OC 术后患者，随机分成 3 组，分别为治疗组Ⅰ（桂枝茯苓胶囊加地龙联合 TC 方案化疗），治疗组Ⅱ（桂枝茯苓胶囊联合 TC 方案化疗），对照组（单纯 TC 方案化疗），每组 20 例，化疗 2 周期，每 3 周为 1 个化疗周期。桂枝茯苓胶囊加地龙联合 TC 方案可以更好地降低血瘀型 OC 患者血清 CA125 水平，提高血瘀型 OC 化疗患者的生存质量，并且对白细胞及肝肾功能无不良影响。有学者以 56 例 OC 患者为研究对象，随机分为观察组 28 例和对照组 28 例，对照组给予顺铂联合环磷酰胺化疗，观察组在对照组的基础上加服桂枝茯苓丸，在近期疗效，CA125 及不良反应方面，观察组较对照组更为有效。

有学者将晚期初诊 OC 患者 76 例，依据随机分配原则分成对照组和研究组，对照组采用紫杉醇联合卡铂治疗，研究组在此基础上联合桂枝茯苓丸加减治疗，经观察得出结论：研究组不良反应发生率明显低于对照组，且生存率高于对照组。有学者对 36 例晚期 OC 维持治疗患者应用桂枝茯苓丸联合化疗，发现血液流变学参数全血黏度高切、全血黏度中切、全血黏度低切、红细胞聚集指数均有不同程度降低；并且可以降低促血管生成因子（VEGF）水平，提高肿瘤坏死因子（TNF）水平，提示桂枝茯苓丸联合化疗可降低 OC 患者的血液黏度、改善血液循环、促进肿瘤坏死，从而抑制 OC 转移。有学者研究 60 例经手术病理诊断确定的晚期 OC 患者，均给予 PC 方案定期化疗，实验组同时配合口服桂枝茯苓胶囊及肌肉注射生长抑素类似物奥曲肽，发现桂枝茯苓胶囊及肌肉注射生长抑素类似物可增强化疗效果，提高化疗敏感性，增强机体抗肿瘤免疫，减少术后复发率，提高患者的生存质量。综上所述，在临床上，桂枝茯苓丸具有控制瘤体生长、纠正血清学肿瘤标志物指标、提高化疗敏感性、增强机体抗肿瘤免疫、减少术后复发率、提高患者的生存质量等作用。

四、五皮饮在外科疾病上的应用

（一）骨伤科疾病

有学者选择68例胫腓骨骨折术后肢体肿胀患者为研究对象，按照随机数字表法分为对照组34例和分析组34例，在对照组的治疗中应用甘露醇，分析组采用五皮饮联合甘露醇的治疗方法，并结合具体病情增减药物。检查中2组术前、术后3d肢体肿胀程度未见较大差别（$P > 0.05$）；在术后7d、10d，分析组肢体肿胀程度数值均少于对照组，2组差异具有统计学意义（$P < 0.05$）；术后3d、术后5d、术后7d的消肿情况分析组更优（$P < 0.05$）。在胫腓骨骨折术后将五皮饮加减联合甘露醇应用于临床治疗中对于术后发生的肢体肿胀可以发挥较好的治疗效果。有学者对60例下肢骨折术后发生肢体肿胀的患者进行分组，其中常规组与干预组病例数量均为30例，常规组患者给予静滴甘露醇的治疗方法，而在干预组中应用加味桃红四物汤合五皮饮。研究结果显示：在术后第3天，干预组的疼痛评分有所降低，术后的肢体肿胀消失，且消失时间较短，指标优于常规组（$P < 0.05$），干预组患者治疗总有效率与常规组相比明显提高。有学者在治疗组应用五皮饮加减方（由生姜皮、桑白皮、陈橘皮、大腹皮、茯苓皮、桃仁、丹参、川牛膝、当归组成），给药方法为口服，预防跟骨骨折术后切口并发症，对照组采用静脉滴注甘露醇250ml，每日1次，连续用7d。观察发现治疗组在肿胀度、切口并发症发生率方面均优于对照组。有学者按随机数字表法将120例克雷氏（Colles）骨折患者平均分为观察组和对照组，观察组患者口服加味五皮饮（组方为生姜皮、桑白皮、橘皮、大腹皮、茯苓皮、桑枝、桂枝），对照组静脉滴注甘露醇。结果显示：第5天和第7天后观察组疗效优势明显，加味五皮饮的应用可以更好地控制克雷氏骨折患者的肿胀症状，且治疗具有安全性和有效性，临床可根据患者的具体病情合理选择应用。有学者将60例膝骨性关节炎患者纳入研究，在对患者实施膝关节镜手术后进行分组，其中观察组30例，对照组30例，在观察组中采用口服五皮饮的治疗方法，对照组中采用西药甘露醇静脉滴注。研究发现在肿胀度与主动屈曲度两个方面，观察组的情况优于对照组，服用五皮饮可以

让膝关节镜手术后患者的肿胀问题得以解决，并缩短患者的康复时间。有学者对60例因半月板损伤需要施行手术治疗的患者进行观察，其中对照组与治疗组均为30例，2组患者均在关节镜下施行半月板的局部切除术，术后对照组采用七叶皂苷钠静脉滴注治疗，治疗组同时采用加味五皮饮（茯苓皮10g，大腹皮10g，生姜皮10g，陈皮10g，桑白皮10g，当归10g，黄芪10g，白术10g，红花8g，牛膝8g）口服治疗。在手术后的第1天、第3天、第5天与第7天对2组的疼痛评分进行比较，分析2组膝关节的肿胀值，同时对比膝关节的主动屈曲度，并在术后的第7天进行临床效果评估。结果显示：治疗组的有效率为96.67%，对照组为93.10%，治疗组有效率稍高于对照组，差异不具有统计学意义（$P > 0.05$），但在给予加味五皮饮治疗后患者的疼痛感获得减轻。

（二）肛肠科术后疾病

有学者观察80例患者，所有患者均在肛肠疾病手术后出现尿潴留，在对照组中采取肌肉注射新斯的明的治疗方法，而在观察组中增加五苓散联合五皮饮加减的综合治疗，通过研究发现观察组的治疗效果优于对照组，差异具有统计学意义（$P < 0.05$），治疗后观察组的第1次排尿时间得以缩短，2组比较，差异具有统计学意义（$P < 0.05$）。有学者发现应用五苓散合五皮饮加减（茯苓20g，白术15g，桂枝10g，桑白皮12g，泽泻10g，大腹皮10g，乌药10g，香附10g，陈皮10g，车前子6g，甘草6g）治疗肛肠病术后尿潴留患者，可明显改善患者的尿频、尿短、下腹胀闷痛症状，增加每次排尿量，延长排尿间隔时间直至恢复正常排尿，消除尿潴留症状。

五、薯蓣丸在治疗肿瘤上的临床应用

薯蓣在肿瘤临床应用范围广泛，如鼻咽癌、胃癌、乳腺癌、肺癌等。有研究对43例鼻咽癌患者在原有放化疗基础上服用薯蓣丸，治疗总有效率为95.35%，高于放化疗组的总有效率74.42%。对比运用薯蓣丸联合化疗与单用化疗晚期胃癌患者，联合薯蓣丸的治疗组更能减轻患者食少、乏力、腹胀等临床症状，还可减轻化疗所致胃肠道不良反应。有学者通过对比薯蓣丸联合化疗方案治疗和单用化疗方案治疗的晚期乳腺癌患者，发现薯蓣丸联合化疗方案在缓解焦虑、减少不良反应、提高生活质量等更具优势。对比单用营养支持疗法的对照组和服用薯蓣丸加减的治疗组营养状态，治疗组晚期肺癌患者的血清总蛋白、Hb值提升明显，且生活质量评分明显高于对照组。

六、五方散在骨外科疾病上的临床应用

有学者报道腰椎间盘突出症患者在使用骨盆牵引治疗的基础上，采用五方散敷贴治疗。在选择腰椎间盘突出症患者前首先要确认腰部未出现化脓及感染的情况，选出 60 例，均以五方散贴敷疗法，60 例患者均使用单纯的卧床休息加五方散外敷腰部治疗。五方散由十几味药组成。骨科制作要求条件：各药干燥后与上药混合粉碎成细粉，除乳香、没药、桃仁不能高温烘烤，都要经过 100 目筛制成。外敷时，要敷药处皮肤清洁干净，且注意避开伤口，用 25° 酒调制，将蒸熟变黑糊状五方散均匀平摊在塑料纸上，要求厚度 0.4—0.5cm，要求温度与肤温接近时才能将药物覆盖于压痛处，并使用胶布将四周固定好，每日敷贴可 1—2 次，分上、下午各 1 次，每次贴敷时间 4—6h。五方散外敷能直接通过透皮吸收，通过塑料纸保温作用能增加病灶区的给药浓度，延长用药时间。一般治疗时间为 14d，总有效率 87%，效果良好。

有学者报道软组织损伤后表现为剧烈疼痛、肿胀、经脉受损。在软组织损伤 24h 后应用蒸熟透的五方散外敷于损伤软组织部位，要求有软组织挫裂伤的要避开伤口的地方，在软组织疼痛、肿胀部位，采用五方散贴敷每日 1—2 次，在 3—7d 达到肿胀、疼痛明显减轻，使用五方散 14d 后疼痛、肿胀消失，效果满意。有学者报道采用蒸熟的五方散外敷治疗软组织挫伤，前提是患者需经过 X 线检查无骨折。用法：首先将疼痛、肿胀处皮肤清洗干净，敷入准备好蒸熟的五方散，一般 6h 更换 1—2 次，最短使用 3d，最长使用 14d，平均使用 10d。结果：痊愈占 96%，总有效率 100%。

有学者报道采用五方散外敷治疗单纯性肋骨骨折 70 例，按医嘱要求给予患者肋骨带固定后，前提是在发生骨折 24h 后给予蒸熟的五方散外敷后再用肋骨带固定好。敷药前要观察皮肤情况确定皮肤完好，治疗前要询问患者的过敏史情况。使用前将患处皮肤清洗干净，外敷蒸熟透且温度适宜的五方散，将药物贴敷至肋骨骨折处并固定好。治疗组 70 例患者治愈 67 例，占 96%；好转 3 例占 4.3%；2 例皮肤出现潮红、瘙痒轻度过敏反应，占 2.86%，治疗效果满意。有学者报道五方散中药外敷在血瘀型腰椎间盘突出症保守治疗中的效果，治疗组在基础治疗上加用外敷蒸熟的五方散，将 120 例血瘀型腰椎间盘突出症患者通过比较疗效评估干预前后腰腿疼痛，治疗 7d 后，总有效率均为 97%，能显著缓解腰腿疼痛。黄树武等报道加味五方散治疗脑卒中后肩手综合征 I 期 70 例，将 70 例脑卒中肩手综合征的患者给予常规治疗及康复训练基础上给予五方散加冰片局部贴敷治疗。

通过治疗 3 周后，五方散配合治疗上肢及手的运动功能改善程度、手腕部疼痛的视觉模拟评分及水肿评分较治疗前差异有统计学意义；通过应用五方散加冰片治疗脑卒中后肩手综合征的疗效明显优于单纯的康复训练方法，明显效缩短住院时间，效果非常显著。有学者报道五方散外敷联合中药烫熨治疗急性腰扭伤 100 例，连续使用 7d 后观察患者疼痛明显减轻，结果表明五方散外敷联合中药烫熨治疗急性腰扭伤效果显著。

七、西黄丸抗肿瘤临床应用

西黄丸作为中医临床颇为常用的清热剂，在临床上已使用 300 多年，由牛黄、麝香、乳香（醋制）、没药（醋制）粉末加黄米饭以水泛丸而成。中医认为，西黄丸能清热解毒，消肿散结，传统用于热毒壅结所致痈疽疔毒、瘰疬、流注、癌肿等。现代临床应用多有阐释和发挥，主要用于肺癌、乳腺癌、胃癌、肝癌、结直肠癌等多种恶性肿瘤的治疗及辅助治疗，改善中晚期恶性肿瘤患者的临床症状，提高生活质量。

（一）乳腺癌

乳腺癌是中国女性最常见的恶性肿瘤，发病率位居中国女性恶性肿瘤首位。在中医的辨证分型当中，乳腺癌分为三种类型，分别为肝郁痰凝证、任冲失调证以及正虚毒炽证。参照国家中医药管理局颁布的《中医病证诊断疗效标准》，肝郁痰凝证常伴有情志抑郁或性情急躁，胸闷胁胀或伴经前期乳房作胀或少腹作胀，乳房部肿块皮色不变，苔薄，脉弦。冲任失调证则为经事紊，经前期乳房胀痛；或婚后从未生育，或有多次流产史，舌质淡，苔薄，脉弦细。而正虚毒炽证则是肿块扩大，溃后愈坚，渗流血水，不痛或剧痛；精神萎靡，面色晦暗或苍白，饮食少进，心悸失眠；舌紫或有瘀斑，苔黄，脉弱无力。现代治疗乳腺癌除了使用一线抗癌药之外，临床还会使用中药进行治疗，且效果明显。西黄丸作为现代的一种广谱抗癌中成药，对于乳腺癌的临床作用十分有效。西黄丸联合来曲唑治疗晚期乳腺癌，口服来曲唑片，1 片 / 次，1 次 /d，并且口服西黄丸，3g/ 次，2 次 /d，这种治疗方案不仅更能有效稳定病情，抑制体内雌激素雌酮、雌二醇等合成，还可以纠正 T 淋巴细胞亚群（CD4+/CD8+ 比值）平衡，肿瘤标志物癌胚抗原（CEA）、糖类抗原 153（CA153）水平明显降低，还使生存率提高、不良反应降低，改善患者生活质量。西黄丸联合紫杉醇注射液联合注射用顺铂（TP）治疗晚期乳腺癌，第 1 天静脉滴注紫杉醇注射液，150mg · m^{-2}，1 次 /d，第 2—4 天注射用顺铂，

$25mg \cdot m^{-2}$，1 次 /d，3 周为 1 个化疗周期，共完成 4 个化疗周期，在此基础上口服西黄丸。这种治疗方案还可以降低由于 TP 治疗带来的毒副反应增强用药安全性。西黄丸配合紫杉醇、顺铂静滴化疗方案、口服西黄丸联合唑来磷酸注射液静滴方案能够提高晚期乳腺癌患者的临床疗效及生存质量，降低血清肿瘤标志物水平和不良反应发生率。由此可见，西黄丸与抗乳腺癌西药联合使用大多不仅可以提高疗效、降低不良反应发生率，还对提高乳腺癌患者后期生活质量有益处，二者结合使用可在临床当中推广。

（二）肝癌

原发性肝癌主要指的是一种恶性肿瘤发生在肝内胆管上皮或者肝细胞，其临床中所有的恶性肿瘤疾病当中位居第 5，也是我国临床当中十分常见的一种消化系统恶性肿瘤，仅次于胃癌和食道癌，位居第 3。在中医药领域当中，肝癌的辨证分型分为四类，分别为肝郁脾虚型、气血瘀滞型、湿热蕴结型以及肝肾阴虚型，总体上呈依次加重趋势。临床上中晚期肝癌肝肾阴虚型预后最差，其次为湿热蕴结型、气滞血瘀型，肝郁脾虚本型预后最好。甲胎蛋白（AFP）作为肝癌的肿瘤标志物之一，在西黄丸抗原发性肝癌的临床研究中作为一种指标。在口服西黄丸后，改善了肝癌患者临床症状，发热、恶心呕吐、腹痛减少，提高生活质量，并且肝癌相关肿瘤标志物 AFP、丙氨酸氨基转移酶（ALT）及门冬氨酸氨基转移酶（AST）指标均降低。还有临床报道显示，西黄丸联合化疗（TP30mg 局部给药）治疗晚期原发性肝癌可起到增效的作用，且在一定程度上能防止复发和转移。

（三）结直肠癌

结直肠癌是常见的消化系统恶性肿瘤，以癌基因和抑癌基因的发性突变导致的表观遗传学改变为特征，在世界范围内发病率居第 3 位（10.2%），病死率居第 2 位（9.2%）。由于结直肠癌主要证候为脾虚、热毒、气滞、血癖以及痰凝，所以中医辨证分型可分为脾虚气滞型、脾虚湿阻型、脾虚热盛型及脾虚夹瘀型，若使用中医的治疗方案应从患者的内外着手，解毒化浊、破癖消肿、扶正健脾，采取安全、有效的方式改善患者脾肾状况。在现代医学治疗当中，化疗是用于治疗晚期结直肠癌重要方式，可一定程度的延长患者的生存时间，但化疗药物的具有不少副反应，易给患者造成心理负担，影响患者生活质量。有临床研究报道，西黄丸联合 FOLFOX6 化疗方案（静脉滴注奥沙利铂为主，联合使用亚叶酸钙与 5—氟尿嘧啶基础上口服西黄丸 3g/ 次，2 次 /d，治疗 21d 为 1 个疗程，连续治疗 2

个疗程），与单用化疗方案相比有效率增加，患者生活质量改善，白细胞减少、肝肾功能损伤、胃肠道反应、手足麻木等不良反应降低。结直肠癌等恶性肿瘤中纤维蛋白原（Fib）会升高，有学者发现口服西黄丸可以明显降低晚期结肠癌 Fib，降低患者身体受损存在的潜在风险。

第三节　中药在儿科疾病的临床应用

一、连花清瘟制剂在儿科疾病的临床应用

（一）小儿肺炎支原体肺炎

有学者报道，连花清瘟颗粒可快速缓解小儿肺炎支原体肺炎患儿临床症状，降低血清炎症因子水平，而且较为安全。有学者通过 Meta 分析发现，连花清瘟制剂联合西药治疗小儿肺炎支原体肺炎较用西药有一定的优势。

（二）小儿疱疹性咽峡炎

有学者报道，连花清瘟颗粒联合抗病毒西药治疗小儿疱疹性咽峡炎疗效显著，安全性较好。原全利通过临床观察研究也表明，连花清瘟颗粒在治疗疱疹性咽峡炎方面疗效确切。

（三）手足口病

有学者通过临床随机分组观察连花清瘟颗粒治疗 369 例手足口病的临床疗效，发现该制剂可缓解症状，缩短病程，疗效确切。有学者通过临床随机分组观察连花清瘟颗粒治疗 EV71 手足口病疗效，发现该制剂在体温持续时间、进食改善时间、皮疹结痂时间方面均明显优于对照，疗效显著。有学者报道，连花清瘟颗粒联合单磷酸阿糖腺苷后儿童手足口病患儿血清 TNF—α、IL—6、C 反应蛋白水平显著降低，表明该制剂可减轻机体炎症反应，迅速缓解相关症状体征，疗效确切。

二、栀子豉汤在儿科疾病中的临床应用

有学者报道升降散合栀子豉汤加减联合母乳治疗小儿急性化脓性扁桃体炎，纳入患者 110 例，治疗组进行升降散合栀子豉汤加减方联合母乳治疗，对照组仅

进行对症治疗。结果提示，治疗组能够调节免疫系统，减轻炎症反应，总有效率较高，疗效较为可观。另外，有学者使用栀子豉汤加减治疗夜间恶热也均取得了不错的疗效。

三、五皮饮在儿科疾病上的应用

有学者将肾病综合征患儿 30 例作为研究对象，均在服用足量激素以及利尿剂 2 周以上仍然尿少且高度浮肿，加用麻黄连翘赤小豆汤合五皮饮治疗，其中 6 例显效（20.0%），19 例有效（63.3%），5 例好转（16.67%）。有学者通过对脾肾阳虚型肾病综合征患儿的临床观察发现真武汤合五皮饮加减联合激素治疗可减少患儿 24h 尿蛋白，升高患儿血浆白蛋白，治疗组总有效率为 93.3%，高于对照组总有效率 70.0%，差异具有统计学意义（$P < 0.05$）。

四、矿物类中药在儿童腹泻治疗上的临床应用

有学者对小儿止泻片（含白矾）进行病理药理分析发现其可以直接抑制肠管平滑肌收缩，有益气健脾、利水止泻的功能，适用于脾胃虚弱、饮食失调所引起的腹泻、腹痛、小便少等症，使用小儿止泻片对 325 例小儿腹泻患者进行疗效观察，结果总治愈率达到 76.1%，总有效率达到 91.2%，没有发现不良反应。有学者用白矾 1g、茶叶 3g，开水浸泡，3 次 /d 用于治疗婴儿泄泻。对于正气大亏，多方治疗无效者，服药 1—3 次可止泻。水样泄泻，每日 20 多次，共服用该药 2 次后痊愈出院，药效显著。有学者自拟丁姜肉桂赤石脂汤，取赤石脂涩肠止泻，吸收消化道的有害物质，保护消化道黏膜的作用，伍以振奋脾阳、消阴化湿之药共同组成，治疗婴幼儿腹泻 200 例，总有效率 99.0%，痊愈 193 例，占 96.5%，疗效显著。有学者自拟运脾止泻散（含石膏）联合小儿推拿治疗婴幼儿腹泻 70 例，总有效率治疗组 91.4%，对照组 62.9%，差异有统计学意义（$P < 0.05$）。有学者以克痢痧胶囊（含硝石）脐敷联合双歧杆菌活菌治疗 106 例小儿腹泻，观察组的总有效率是 94.6%，远高于对照组 82.0%，且没有明显不良反应，效果显著。有学者对 9 项随机对照试验（1238 名参与者）纳入标准进行 meta 分析，6 项随机对照试验的综合数据显示，蒙脱石显著减少腹泻的持续时间，认为蒙脱石可作为补液疗法在治疗急性小儿胃肠炎中的辅助剂。有学者对 2616 名 1 月龄至 18 岁的急性感染性腹泻患儿进行临床治疗研究，结果显示蒙脱石将腹泻持续时间缩短了近 1d，并可减少粪便量，最常见的不良反应是便秘。

五、小续命汤治疗儿童过敏性鼻炎—哮喘综合征的临床应用

过敏性鼻炎—哮喘综合征（Combined Allergic Rhinitis and Asthma Syndrome，CARAS）是2004年由世界变态反应组织提出的医学诊断术语，属于上下气道同患的变态反应性疾病，主要临床表现为鼻痒、喷嚏频频、流清鼻涕、鼻塞、咳嗽和喘息等。近年来，随着社会环境的变化，CARAS的发病率也呈全球性上升趋势，儿童发病率更高，且中国CARAS患儿的发病率明显高于国外，不仅对儿童的身体健康造成严重危害，还严重影响患儿的生活质量。

目前，对于过敏性鼻炎和支气管哮喘之间的关系已达成共识，即“同一气道，同一疾病”，强调过敏性鼻炎和哮喘是同一病理基础在不同部位的不同表现。CARAS是世界变态反应组织提出的新概念，定义为上、下呼吸道同时出现过敏性症状，以反复发作的鼻塞、流清涕、喷嚏、鼻痒、咳嗽、气急、胸闷、喘息等为主要临床表现，以上症状在临床或亚临床上同时发生，多在接触冷空气、刺激性物质、过敏源或运动后发病。上、下气道症状往往同时存在，突然发作，部分症状可自行缓解，或经过治疗后很快消失。由此可见，只有对上、下气道炎症进行协同管理、协同治疗才能有效控制CARAS，提高患者的生活质量。目前，CARAS的一线治疗药物主要是糖皮质激素，以吸入治疗为主，但尚未被广大患儿及家长接受，导致患者依从性差；即使依从性良好，患儿得到正确诊断与规范治疗，仍存在长期用药带来的副作用增加等问题。

过敏性鼻炎属中医学“鼻鼽”范畴，支气管哮喘属中医学“哮证”或“喘证”范畴。中医药虽然对此两种疾病的治疗均有独特优势本病的病机关键在于本虚和感邪。本虚在于素体阳气不足，肺、脾、肾3脏功能失调。肺为水之上源，肺气不足则津液输布无力化为痰饮，又脾虚清阳不升，肾虚阳运无力，导致痰湿阴邪内伏成宿痰，或聚于鼻，或储于肺，成为鼻鼽、哮病发病之夙根。感邪主要是感受风寒之邪，是CARAS发病的外在条件。患儿素体虚弱，卫外不固，风寒乘虚而入，干于肺鼻，引动伏痰，肺气郁闭，导致清道不利，鼻气不和，津液不能宣化，出现打喷嚏、鼻痒、鼻流清涕、鼻塞等症状，发为鼻鼽；同时，寒痰交阻，壅塞气道，肺之宣发肃降失司，气机升降出入不畅，气道挛急狭窄，导致咳痰喘促、哮鸣如吼，是为哮病。

小续命汤出自孙思邈的《备急千金要方·卷第八·诸风》，书曰：“小续命汤治卒中风欲死，身体缓急，口目不正，舌强不能语，奄奄忽忽，神情闷乱，诸风

服之皆验，不令人虚方。”[1]方中麻黄、桂枝、防风、生姜辛温解表散寒，祛除外袭风寒之邪；杏仁宣通郁闭之气机；人参、附子、桂枝、甘草运脾阳，益肺气，温肾阳，化痰饮；川芎、芍药调气血，扶正气；防己引导伏邪从玄府、州都而出；黄芩苦寒，既能清内生之郁热，又可防辛燥之太过。诸药相合，共奏祛风散寒、温阳化饮、温肾健脾、补益肺气、调畅气机、宣通表里、标本兼治之效。相关临床研究表明，小续命汤联合布地奈德气雾剂治疗儿童CARAS临床疗效确切，能够有效改善患儿哮喘和鼻部症状，提高哮喘控制水平，改善患儿生活质量，值得推广运用。

六、小青龙汤合泻白散在治疗儿童咳嗽变异性哮喘上的临床应用

咳嗽是儿童呼吸系统疾病最常见的症状，在中医儿科门诊中，因咳嗽就诊的患儿占很大比例，可分为急性咳嗽、慢性咳嗽，咳嗽变异性哮喘位居中国儿童慢性咳嗽病因构成比的首位（41.95%），好发于学龄前和学龄期儿童，其咳嗽特点为清晨、夜间咳嗽明显，运动后或遇冷空气容易诱发或加重，多为干咳，无明显喘息。目前现代医学认为本病发病机制与哮喘相似，与遗传、过敏、环境等因素相关，以持续气道炎症及气道高反应性为特征，是一种不典型哮喘，有发展为典型哮喘的可能。咳嗽变异性哮喘在中医古代医籍中没有对应的病名，属于中医学“哮病”“风咳”范畴，与痰饮内伏、风邪犯肺有关。

白三烯是咳嗽变异性哮喘发病过程多种炎症介质之一，在发病过程中发挥重要的作用，如提高气道黏膜血管通透性，导致气道黏膜腺体分泌增加，嗜酸性粒细胞浸润，收缩支气管平滑肌。孟鲁司特钠咀嚼片是一种白三烯受体拮抗剂，可以抑制上述病理炎性反应，改善气道的高反应性，实现治疗效果。白三烯受体拮抗剂治疗咳嗽变异性哮喘有效已得到国内外学者的证实。

本病在中医现代文献中可参考“哮咳”“风咳”，因与典型哮喘发病机制相同，均责之于饮邪内伏，只是程度轻微，微饮内伏是咳嗽变异性哮喘的主要病因，温药化饮是治疗的关键。此外，“风为百病之长”，感受风邪引动内伏之饮邪发为咳嗽，咳嗽变异性哮喘多为刺激性干咳也符合“风性挛急”的特点。小青龙汤出自《伤寒论》，为治疗外感风寒、水饮内停之咳喘证的常用方，炙麻黄辛温善走肌表卫分，蜜炙增强宣肺平喘之功，桂枝辛温解肌合营，化气行水，助麻黄入营分，又随麻黄出血分，两药相伍发汗解表平喘咳；干姜温肺散寒，燥湿化饮，助麻桂

[1] 孙思邈．备急千金要方 [M]．北京：人民卫生出版社，1955.

解表祛邪；半夏辛温燥湿化痰；因细辛有毒，不易久服故减细辛不用；五味子酸涩收敛，止咳平喘，芍药养血敛阴，与辛温药物相伍，一散一收，既加强止咳平喘之功，又制约辛散之弊；甘草益气和中，调和诸药；加蜜款冬花下气止嗽，僵蚕祛风止痉、化痰散结，地龙止咳平喘、活血通络增强本方解痉止咳的作用。但小青龙汤多为温经化寒之剂，性温味辛，加之小儿纯阳之体，即便初期为风寒之邪所致，也易入里化热，形成"寒包火"或转为风热之证，服用时间不宜过长，故佐以泻白散，泻白散出自《小儿药证直诀》，由桑白皮、地骨皮、甘草、粳米组成，具有泻肺平喘止咳之功，取桑白皮清肺热、泻肺气，平喘咳，地骨皮清降肺中伏火佐制辛温之性。根据患儿证候和舌脉分为风寒犯肺证和风热犯肺证，风寒犯肺者主以小青龙汤合泻白散加减，风热犯肺者，去干姜、桂枝之辛温之品，苔黄肺热明显者加黄芩清肺热，痰多、气促者加苏葶丸泻饮降逆。临床研究表明，使用小青龙汤合泻白散加减治疗小儿咳嗽变异性哮喘疗效显著，值得临床推广

七、小儿止泻汤在治疗小儿泄泻上的临床应用

小儿泄泻是婴幼儿常见的消化道疾病之一，临床表现为大便稀溏，排便次数增多，伴食欲不振，神疲乏力，面色萎黄等，若迁延日久，常可引发疳证，影响患儿的身体健康和生长发育。目前，西医临床主要以微生态制剂、肠黏膜保护剂等药物治疗为主，并合理配合抗生素、营养支持及纠正脱水、电解质紊乱、酸碱失衡等对症治疗。中医药治疗小儿泄泻效果良好，越来越凸显其独特的优势。西医学认为，小儿迁延性腹泻与肠道感染、营养不良、药（食）物过敏、免疫缺陷等紧密相关，临床多采用对症治疗，合理补充水分、电解质，同时采用抗菌、抗病毒及肠道菌群调节制剂等进行治疗。

小儿迁延性腹泻归属中医学"泄泻"范畴，病变在脾胃。胃主受纳水谷，脾主运化精微，脾以升为健，胃以降为和。小儿脏腑娇嫩，脾阳不足，如遇乳食内伤或外邪侵袭，致脾胃虚弱，运化传导失司，清浊升降失常，则水反为湿，谷反为滞，清气下陷，并走大肠，而为泄泻。明·万密斋在《育婴家密·发微赋》中提到："血气未充……肠胃脆弱。"指出小儿体质柔弱，脾胃不健运。明·张景岳《景岳全书·泄泻》云："泄泻之本，无不由于脾胃。"[1] 指出泄泻发病的主要原因在于脾胃受损，功能亏虚。因此，治疗应以温运健脾、渗湿止泻为主。小儿止泻汤中炒白术健脾益气，为君药；白扁豆健脾化湿，焦神曲消食和胃，山楂消食化积、

[1] 张介宾．景岳全书 [M]. 上海：上海科学技术出版社，1986.

行气散瘀，茯苓利水消肿、健脾止泻，山药益气养阴、补脾肺肾，共为臣药；姜半夏化湿止呕，陈皮行气止痛、健脾和中，赤芍清热凉血、散瘀止痛，肉豆蔻开胃消食、温中止呕、化湿行气，共为佐药；炙甘草益气补中、调和诸药，为使药。诸药合用，共奏健脾止泻、助运化湿之功效。由此可知，小儿止泻汤辅助治疗小儿泄泻脾虚证，能明显改善患儿临床症状，疗效显著，值得在临床推广应用。

八、中药膏方在治疗儿科疾病上的临床应用

膏方，又名膏剂，是在复方汤剂的基础上，针对个人体质采用的长期调理的处方，多为营养滋补、纠偏祛病、预防综合作用的中成药。药效平和、效力持久、口感较好，适合于小儿服用，并且不分急性病、慢性病，可随意灵活掌握，对证施治。有学者运用膏方（黄芪、山药、鸡内金、黄精各 90g，白术、防风各 60g，枸杞子 45g，当归 120g，党参、炒二芽各 150g，加水及饴糖文火煎收膏）治疗小儿反复呼吸道感染，可明显缓解症状、减少发病次数、缩短病程，独具治疗优势。余瑜等使用扶正健儿膏方（太子参 300g，焦三仙 300g，炙黄芪 200g，茯苓 200g，山药 200g，灵芝 100g，紫河车粉 100g，防风 120g，白术 150g，熟地黄 200g，北沙参 150g，补骨脂 150g，五味子 60g，麦冬 100g，黄精 150g，旋覆花 100g，钩藤 100g，瓜蒌 100g，地龙 80g，丹参 80g，僵蚕 80g，化橘红 120g，陈皮 100g，枳壳 100g，鸡内金 120g，霜桑叶 120g，山茱萸 100g，紫苏 120g，炙甘草 80g）治疗 160 例非急性期小儿反复呼吸道感染患者，总有效率为 94.59%，高于匹多莫德口服溶液组的有效率（78.08%）。有学者使用健脾补肾膏方（黄芪、益智仁、桑螵蛸、焦白术、乌药、肉桂、党参、制附子、茯苓、山药、覆盆子、金樱子、山茱萸）治疗 84 例尿频患儿，有效率为 95.23%，高于谷维素、维生素 B1 治疗组的有效率（70.00%），并且可缩短治疗时间，降低复发率。

九、中药脐疗在治疗儿科疾病上的临床应用

脐疗指的是通过将药物做成合适的剂型，如丸、散、膏、糊等，敷于脐部，或在脐部给予某些物理刺激，如艾灸、针刺、热熨、拔罐等，从而达到治疗疾病的目的。中医称“脐”为“神阙”穴，是任脉的一个重要穴位，刺激此穴可调节五脏六腑，通过脐部给药可以使药物快速到达病灶，发挥祛邪扶正的作用，多用于治疗小儿消化、呼吸、泌尿系统疾病。有学者应用补肾止遗颗粒配合脐疗（使用五倍子、桂枝、麻黄、干姜）治疗 90 例遗尿患儿，总有效率为 95.56%，而仅

服用颗粒的患儿有效率为77.78%。有学者使用脐部给药炒苍术、吴茱萸、公丁香、木香、白胡椒治疗60例病毒性肠炎患儿，总有效率为93.33%，高于蒙脱石散组（73.33%）。有学者以镇惊散脐疗治疗88例夜啼患儿，总有效率为97.7%，高于口服琥珀抱龙胶囊组（74.4%）。有学者采用肉桂、附片、金樱子、五味子贴敷脐部，配合补肾阳汤剂治疗小儿遗尿，疗效稳定。

十、五虎汤加味治疗儿童哮喘上的临床应用

支气管哮喘是由多种细胞包括EOS、肥大细胞（mastcell，MC）、T淋巴细胞、中性粒细胞、平滑肌细胞、气道上皮细胞等及细胞组分参与的慢性气道炎症性疾病。既往研究哮喘的发病机制可能是Th1/Th2的偏移导致哮喘气道炎症发生发展关键因素，T淋巴细胞与B淋巴细胞介导免疫在哮喘发病过程中发挥重要的调节作用。EOS分化和激活在哮喘的发病中起着重要作用，大部分EOS是在骨髓中分化为成熟的EOS后释放入血，正常人外周血的EOS处于静止状态，但EOS在炎性介质刺激后，炎症过程被激活。MC与哮喘的关系极为密切，IgE通过高亲和力的IgE受体结合而激活肥大细胞，释放多种炎性介质和细胞因子，这些介质不仅影响气道固有细胞如上皮细胞、内皮细胞、平滑肌细胞等，也可导致哮喘的速发相反应，如气道的水肿、痉挛、血管扩张及黏液分泌，炎性因子如IL—5、IL—6、IL—8可进一步加重气道炎症及哮喘反应，同时可促进EOS的增殖和活化，IL—5进一步刺激B细胞产生更多的IgE，IL—6又促进T细胞的活化及增殖，可通过IgE活化的肥大细胞在哮喘中起着十分重要的作用。临床急性发作期的哮喘患儿西医以抗炎、平喘、缓解气道痉挛症状为主，有研究中药复方联合西药可以减轻轻中度发作哮喘患儿的临床症状，降低气道阻力，改善肺功能。也有实验研究发现中药复方可以调节哮喘模型小鼠肺组织IL—4、IL—5、IL—13、IL—25表达水平，改善气道炎症，抑制气道重塑。中医药在儿童哮喘急性发作期化痰平喘的治疗中具有重要作用。

五虎汤为中医经典名方，《证治汇补·哮病》描述小儿哮喘急性发作胸高气壅，肺胀喘满，两胁抬动，鼻翼扇动，神气闷乱等咳、痰、喘、满的临床特征，古人称为风喉、暴喘，又称为“马脾风”，为小儿的危重证候，符合小儿哮喘急性发作期症状。五虎汤主要由麻黄、石膏、杏仁、桑白皮、细辛、生姜组成，根据薛凯的《保婴撮要·喘》理论：“喘急之证，多因脾肺气虚，腠理不密，外邪所乘，

真气虚而邪气实者为多”[1]，也认为哮喘急性发作期“外邪为实，真气虚为本”。研究发现，全方炙麻黄为君药；杏仁、石膏、桑白皮、黄芩、细辛、皂角刺为臣药；干姜，白豆蔻为佐药，甘草使药。方中麻黄乃喘家圣药，能宣肺气，平咳喘，其主要含麻黄碱，具有抗炎平喘和抗过敏效应；杏仁味苦性微温，能降肺气，平喘止咳，杏仁助麻黄止咳平喘，疏肺利气，宣降相应，可祛除外邪，畅通气道，从而降低气道反应性，石膏味辛甘，性大寒，功在清泄肺热；细辛，性辛温，归心、肺、肾经，解表散寒，温肺化饮，《内经》云，肾苦燥，急食辛以润之；皂角辛温走窜，刺激性强，可通上下关窍，细辛辛温发散，亦可通窍，两药合用，故名为“通关散”（元·《丹溪心法附余》），主治中恶，客忤及痰厥，突然昏厥，痰涎壅塞等症，细辛、皂角两味药物组成，治疗痰涎壅塞效果显著；桑白皮性寒，味甘，归肺经，泻肺平喘，利水消肿，用治肺热喘咳；黄芩归肺、胆、脾、大肠、小肠经，清热泻肺，平喘止咳，正如《本草纲目》云：治火咳肺痿喉腥等。干姜，归脾、胃、肾、心、肺经，温中散寒，回阳通脉，温肺化饮，又可制约石膏苦寒，少佐白豆蔻行气温中，调和脾胃，与干姜、细辛、白豆蔻共同温补肺脾肾，固护肺脾肾真气虚之本；甘草镇咳平喘，调和诸药；全方清肺化痰止喘，祛实邪，保护肺脾肾本虚根本之功，课题组为五虎汤加味取名为“宝根止喘汤”。全方升降散敛并用，寒温相辅，配伍精当，值得进一步深入研究。

有学者临床研究表明五虎汤加味治疗儿童哮喘急性发作期能显著改善喘息、咳嗽、气促、胸闷临床症状，经统计学分析与西药对照组疗效作用等同。但在主要症状咳嗽及次要症状精神，流涕，口干，舌质，舌苔，大便改善方面明显优于西药组。同时表明五虎汤加味能显著改善哮喘患儿的肺功能，降低 IgE、IL—5、IL—6、IL—8、IL—1β 表达水平和 EOS 计数，总体临床疗效优于或等同西药对照组，这些研究结果与国内学者研究用中医药干预哮喘结果基本一致。

第四节　中药在妇科疾病的临床应用

妇科疾病的种类可分很多种，常见的有：子宫肌瘤、卵巢囊肿、阴道炎、宫颈炎、宫颈糜烂、盆腔炎、附件炎、功能性子宫出血、乳腺疾病、不孕症、月经不调、子宫内膜炎、白带异常等等。

---

[1]　薛铠 . 保婴撮要 [M]. 北京：中国中医药出版社，2016.

一、阳和汤在治疗妇科疾病上的临床应用

已有研究发现，阳和汤可改善卵巢功能，使主症得到有效缓解。有学者运用阳和汤治疗多囊卵巢综合征、外阴湿疣、乳腺结节取得了较好的效果。有学者成功运用阳和汤治疗虚寒性盆腔炎。有学者运用阳和汤治疗痛经，结果显示，运用阳和汤治疗痛经，可有效调节患者月经期的孕酮浓度，减轻患者疼痛症状。

二、栀子豉汤在妇科疾病中的临床应用

有学者使用六味地黄汤合栀子豉汤治疗绝经综合征肝肾阴虚型 36 例，治疗组使用六味地黄汤合栀子豉汤治疗，对照组使用尼尔雌醇片、谷维素治疗。结果显示治疗组总有效率比对照组高 16.6%，疗效较为显著。另外，也有医家使用温经汤合栀子豉汤治疗不孕症，也取得了较好的疗效。

三、五皮饮在妇科疾病上的应用

有学者选取轻中度卵巢过度刺激综合征患者 30 例，采取五皮饮加减的治疗方法，观察患者的胸闷状况与腹胀情况，对 24h 之内的液体出入量进行比较，结果 18 例显效，11 例有效，1 例无效，临床显效率为 60.00%，总有效率达到 96.67%。有学者发现应用加味五皮饮治疗卵巢过度刺激综合征（OHSS）可减少患者的盆腔积液量，改善卵巢过度刺激征症状，较好预防体外受精–胚胎移植过程中发生卵巢过度刺激征倾向，并能有效提高移植周期的妊娠率。有学者对 60 例在妊娠期出现羊水过多的患者进行研究，治疗组在口服吲哚美辛的基础上加用五皮饮，并引进黄芪方，对照组单纯口服吲哚美辛，比较治疗前后的羊水指数，治疗组总有效率明显高于对照组（$P < 0.01$）。有学者将五皮饮加减应用于妊娠期水肿治疗中，共纳入病例 60 例，其中 42 例治愈（70%），15 例好转（25.0%），3 例无效（5.0%），总有效率达到 95%。

四、补中益气汤在治疗妇科疾病上的临床应用

补中益气汤主治脾气虚弱引发的诸多疾患，在妇产科中运用诸多，有学者认为该方中补气药与升提药、补血药、行气药共同配伍，可升阳举陷、补气养血、补而不滞，故在临床中治疗功能性子宫出血、产后压力性尿失禁、带下病等疗效显著。有学者认为方中黄芪、当归、升麻具有抗菌作用，白术、柴胡可增强免疫

力，党参、陈皮可调节胃肠功能，诸药联用可改善慢性宫颈炎（脾虚型）的临床症状，运用该方进行治疗疗效观察，实验组治疗有效率达95.74%，明显优于对照组。有学者运用此方治疗肥胖型多囊卵巢综合征，其认为此方可提高机体能量代谢，通过调节糖类、脂肪代谢，降低肥胖患者体重并调节卵巢局部异常的内分泌状态，恢复正常月经周期。现代药理学研究发现，此方可增强平滑肌功能，对子宫、阴道及其周围组织有选择性兴奋作用，故运用此方加味治疗可促进产后盆底肌功能恢复，疗效显著。

五、小柴胡汤在妇科手术后上的临床应用

妇科手术方式主要包括开腹手术和腹腔镜手术，由于术中对盆腹腔内器官的损伤等情况，患者会出现发热，肠麻痹，胸腹胀痛，恶心呕吐等一系列术后并发症。因妇科手术部位主要在盆腹腔，故手术对盆腹腔内的器官干扰相对较大。在临床上术后一般给予补液治疗，或相关并发症出现后才给予对症治疗，未能及时预防并发症的发生，或缩短治疗时间，而此时患者的身体机能以及精神状态已受到很大的负面影响。中医学认为，人体是一个有机整体，少阳统辖胆和三焦，三焦为决渎之官，是水气、少火、水谷通行的管道，为原气之别使，主司一身上下左右之气化。手术损伤脏腑气机，致气机阻滞，少阳枢机不利故而出现发热，胸腹胀痛，恶心呕吐等症，遵循“但见一症便是，不必悉俱”的小柴胡汤应用原则，本研究选取妇科开腹手术和腹腔镜手术患者，采用小柴胡汤防治妇科术后诸症，使患者术后尽快恢复，效果较好。

女性妇科疾病种类较多，常见的包括阴道、宫颈疾病、盆腔疾病、功能失调性子宫出血、痛经等，部分患者需要接受子宫全切除术、子宫次全切除术、附件切除术、卵巢囊肿剥除术等，以改善临床症状，提高生活质量。患者在手术后，容易发生一些并发症。临床通过西药治疗，有一定的疗效，但容易破坏机体的免疫功能，进而影响预后，还容易增加细菌耐药性，不利于患者的长远健康。现代医学主要通过广谱抗生素治疗，但预后难以令人满意。小柴胡汤出自《伤寒论》，是少阳枢机之剂，和解表里之总方，由柴胡、党参、炙甘草、黄芩、半夏、生姜等组成，本方融辛开苦降、寒温并用、补泻兼施于一方，温而不燥，寒而不凝，和枢机，解郁热，达三焦，使全身气机升降出入有序，从而防治术后发热、胸闷腹胀、恶心呕吐等并发症，并且现代药理研究表明小柴胡汤具有抗炎、抗病毒、保护胃黏膜、提高免疫力和抗高粘血症等作用。

六、妇科千金胶囊在治疗念珠菌性阴道炎上的临床应用

（一）妇科千金胶囊简介

妇科千金胶囊源于妇科千金方，由 8 味药组成，千斤拔、功劳木共为君药，穿心莲、单面针为臣药，鸡血藤、当归、党参、金樱根为佐药，有清热祛湿，益气化瘀之效，主治湿热瘀阻所致的带下病、腹痛，临床上广泛用于治疗慢性盆腔炎、子宫内膜炎、慢性宫颈炎等。妇科千金胶囊由株洲千金药业股份有限公司生产，收载于 2020 年版《中国药典》。

妇科千金胶囊作为成方制剂，具有多成分、多靶点、多途径的治疗特点。已有研究报道，妇科千金方中千斤拔、功劳木、穿心莲、鸡血藤有明确的抗炎活性，且对其抗炎机制亦有一定的研究。妇科千金制剂可通过调控 NF—κ B、PI3K/Akt 等信号通路减少下游炎症因子的分泌从而发挥抗炎作用。环氧合酶—2（COX—2）是炎症反应中的重要酶，为前列腺素家族介导物质，COX—2 抑制剂是理想的抗炎镇痛药物，有着巨大的临床价值。此外，炎症反应的同时发生的氧化应激不容忽视。炎症反应中的巨噬细胞、中性粒细胞等活化以后，细胞耗氧量迅速增加，还原型辅酶Ⅱ（NADPH）氧化酶大量激活，促使活性氧过量产生；炎症因子一氧化氮（NO）作为线粒体电子传输链的抑制剂可引起大量电子泄漏，肿瘤坏死因子（TNF—α）可刺激白细胞产生大量活性氧，从而导致自由基大量产生以致氧化应激。另一方面，氧化应激可引起炎症进一步加重。活性氧（ROS）促进花生四烯酸代谢，增加炎症介质的形成；自由基可促进血浆趋化因子形成，吸引中性粒细胞向炎症灶聚积。炎症与氧化应激相互影响形成恶性循环，甚至引起器官衰竭、休克。

（二）念珠菌性阴道炎

念珠菌性阴道炎是妇科常见的疾病，主要是念珠菌感染引起，在妇科疾病中发病率较高的阴道炎症。念珠菌性阴道炎的临床症状一般表现为白带增多，外阴灼热、瘙痒及排尿疼痛等，一年内有相关症状并证实为念珠菌性阴道炎发作 ≥4 次的患者属于复发性念珠菌性阴道炎。该病复发风险较高，且因不适症状严重影响患者的身体健康。

硝呋太尔制霉素阴道软膏是一种复发制剂，主要成分是硝呋太尔和制霉菌素。硝呋太尔是硝基呋喃衍生物，是一种广谱抗生素，对于妇女生殖系统的滴虫、细菌感染、晚念珠菌等起作用。制霉菌素是多烯类抗真菌药，可以杀灭念珠菌，该

复发制剂中的两种成分无负性相互作用，局部给药可以使阴道内的微生物快速恢复平衡，作用机理为通过体内真菌细胞膜的通透性进行改变，从而起到抗真菌作用。克霉唑阴道膨胀栓的主要成分为克霉唑，系广谱抗真菌药，对晚念珠菌有抗菌作用较强，主要通过抑制真菌细胞膜的合成，从而影响其代谢过程。伊曲康唑分散片是合成的三氮唑衍生物，具广谱抗真菌作用，对念珠菌属等有抑制作用，其机理是抑制真菌细胞膜麦角甾醇的合成，进一步起到杀菌作用。中医学上将念珠菌阴道炎划分为“带下病”“阴痒”范畴，该病因反复发作，正气受损，脾运失调，水湿、湿热蕴阻，郁而化热，湿热蕴于下焦，导致虫邪滋生。因此，临床上应以清热燥湿、止痒杀虫为主。妇科千金胶囊中包含千斤拔、金樱根、穿心莲、功劳木、单面针、当归鸡血藤、党参八味中药组成，具有清热、消炎、抗病、杀病毒等效果。有临床研究证实，妇科千金胶囊与西药联合使用可以增强药效，祛正扶邪，有明显抑制大肠杆菌、金黄色葡萄球菌和白色念珠菌等致病菌，且还可以提高免疫力作用。还有文献报道，在抗菌药物的基础上联合妇科千金胶囊可以缩短复发性念珠菌阴道炎的治疗周期，减少毒副作用，改善临床症状和减低复发率。西药具有起效快的优势，中药疗效较稳固持久，两者结合治疗避免了长期应用抗菌药物的不良反应，标本兼治，减低复发率提高临床疗效。

七、通腑顺气汤治疗妇科手术后疾病的临床应用

随着医疗水平的不断发展，妇科疾病进行手术治疗的需求日益增加。手术治疗具有无可比拟的优势，但部分患者依从性差，手术费用高，手术后患者往往产生应激反应。由于腔镜手术刺激、麻醉反应、术中牵拉肠管、子宫韧带和术后炎症，往往导致胃肠道张力下降，引起胃肠功能紊乱，临床主要表现为腹胀腹痛、恶心呕吐、排气排便消失，使患者术后的正常饮食受到限制。针对术后胃肠道功能紊乱，西医主要给予多巴胺受体阻滞剂，改善食管下括约肌张力，以恢复胃肠功能，但是存在起效较慢、药物过于单一的短板。中医学认为，本病多因手术金刀损伤，血络受损，肠腑不通，故患者术后出现腹胀腹痛、恶心呕吐、排便障碍等症状。患者术前思想压力过大，思虑过度，思伤脾，复因患者禁食导致脾胃虚弱，故出现恶心呕吐。术后机体元气大损，气虚则血行无力，此外手术容易造成血瘀，血瘀则气机不畅，气机升降是胃肠蠕动的动力，出现排气排便障碍。治疗应当益气健脾，和胃降逆。通腑顺气汤方中黄芪补气而利肠道，推动气机，调理血脉，药理学研究表明黄芪中的皂苷能够提高机体的免疫力；党参能够益气生津，

健脾补血，研究表明党参中的多糖成分具有提高机体的抗应激能力的作用，以推动胃肠运动；大腹皮宽中理气；姜厚朴下气除满；麸炒枳壳理气宽中，消痞除满，药理学研究表明枳壳对胃肠平滑肌呈双相调节作用，既兴奋胃肠增强蠕动，又能降低胃肠平滑肌张力以解痉；木香行气止痛，消食导滞，研究表明木香临床的止呕作用较强；莱菔子降气化痰，消食除胀；苍术行气化湿；青皮行气消积化滞；白术益气健脾助运；大黄具有泻热通肠、逐瘀通经的功效，大黄中番泻苷水解为大黄酸蒽酮，能够兴奋平滑肌上的M受体，加速肠蠕动。有学者通过通腑顺气汤治疗妇科手术后患者的胃肠功能紊乱，研究结果显示，通腑顺气汤能促进妇科手术患者术后胃肠功能恢复，有效缩短患者术后肛门排气及排便时间，从而促进术后肠功能的恢复，加速患者的康复，降低各项医疗费用，提高临床疗效。由此可知，通腑顺气汤对于患者术后恢复及其重要，能够及时恢复患者的胃肠功能，使患者缩短术后进食时间，恢复机体正常消化功能，有助于患者早日康复，值得临床进一步推广和使用。

八、当归芍药汤在治疗痛经上的临床应用

痛经是妇科最为常见的疾病之一，表现为女性患者经期前后或行经期间出现不同程度下腹部疼痛、坠胀，严重者可出现恶心、呕吐、晕厥等症状。患者经期因湿寒逆冷、经脉闭塞或崩漏下血而出现不通则痛、不荣则痛，中医学通过辨证内服汤药可有效改善痛经及伴随的不适症状。大量临床研究证实，痛经发病与患者遗传因素、生活压力、环境变化及内分泌等生理病理变化密切相关。原发性痛经是指女性生殖器官无明显器质性病变，因经期前后及行经期间雌激素紊乱，出现子宫周围血管内皮及平滑肌阵发性痉挛，迫使子宫及附件供血、供氧障碍的生理状态。而继发性痛经通常伴随不同程度的器质性病变，如妇科肿瘤、子宫肌瘤、宫腔炎症或宫颈口粘连狭窄等。西医常规治疗以激素调节及对症镇痛为主，虽可有效改善经期紊乱及减轻患者疼痛程度，但长期激素及非甾体类抗炎药应用可对人体产生一定的不良反应，远期疗效不理想。中医学认为本病患者常伴随寒邪侵袭、经络痹阻、崩漏下血等，月经的色、量、质等变化可影响机体气血阴阳平衡。因寒邪痹阻经络，致气血循行受阻，气滞血瘀，素体阳虚内寒，元阳难以下达肾脏及胞宫，而出现“不通则痛”。部分患者气血亏虚，气不摄血，血随经脱，长期崩漏失血而气血无力循行经脉，肝肾阴精难以充盈，无以运养脏腑及机体，冲任二脉失于濡养，出现“不荣则痛”。历代医家通过对疾病辨证拟出当归芍药汤

治疗痛经，妇人腹中诸疾痛病证多因情志不遂而气郁内结，寒邪内侵而血凝气滞，湿热蕴结而带下失常所致，治以疏肝养脾，通调血脉，除湿健运，温经通络，益气养血。当归芍药汤中白芍可内敛养肝，生血缓急止痛，配以当归可辅助芍药滋阴养血调肝之功效。川芎为行血通气之良药，三药合用以增强疏肝调肝之功效。泽泻、白术、茯苓之品可健脾利湿，以增强养血调肝之效。诸药合用共奏通经活血、健脾养肝、滋养气血之功效。患者治疗后可显著提高机体抵抗力，减轻痛经及经期伴随的恶心呕吐、头晕、肢体逆冷等症状，临床疗效显著。

九、药物外治法在治疗不孕症上的临床应用

中医外治法可分为药物和非药物外治法两大类，药物外治法是指在某一特定位置单纯用药物治疗的方法；非药物外治法是包括火罐、刮痧、指压、推拿、针灸等用手法或者机械治病的方法。中医外治法历史悠久，在劳动实践中积攒了珍贵的经验，逐渐形成了独具特色的诊疗技术。因其具有简便价廉、操作方便、起效迅速、适应证广、禁忌证及副作用少等优点，广泛用于内科、妇科、外科、儿科等多个学科。婚后同居 1 年以上，性生活正常而未受孕的，称为不孕症。中医外治法治疗不孕症的历史悠久、效果显著，被越来越多的临床医生和患者所接受。

（一）穴位贴敷

中药穴位贴敷不仅能刺激体表经络穴位发挥治疗作用，而且能促进药物透皮直达病所。有学者用克罗米芬联合穴位贴敷（处方：干姜、王不留行、蒲公英、紫花地丁各 10g，红花、当归各 15g；选穴：双侧子宫穴、中极穴、关元穴、气海穴，月经周期结束后第 1 天开始，每天 1 次，经行停止，连续治疗 3 个月）治疗肾虚血瘀型多囊卵巢综合征不孕患者，并与单纯运用克罗米芬患者比较发现，治疗组可减轻临床症状，改善性激素水平，降低抗缪勒管激素、单核细胞趋化因子—1 的表达，提高预后妊娠率。

（二）脐疗

脐疗作为一种特殊穴位贴敷的类型，穴位上选取神阙穴作为治疗穴位，神阙穴是联系全身十二经络的枢纽，是经气汇集的地方，通过刺激神阙穴可以联络全身经络脏腑，达到调和阴阳，治疗疾病的作用。研究表明，脐疗可调节下丘脑—垂体—卵巢轴，改善患者血清性激素水平，从而提高临床妊娠率。有学者通过隔药灸脐（川花椒、白芷、五灵脂、熟附子、食盐、冰片等）联合西药安慰剂治疗

肾虚血瘀型排卵障碍性不孕症患者发现，较单纯隔模拟剂灸脐联合克罗米芬组，患者最大卵泡直径的改善情况前者优于后者，且妊娠率较高、流产率较低（$P < 0.05$）。有学者采用双盲双模拟的随机对照方法治疗不孕症，研究发现，对于排卵障碍性不孕症患者，运用五灵脂、川花椒、白芷、熟附等药物灸脐可获得与克罗米芬相当的排卵率，且在增加子宫内膜厚度和最大卵泡直径方面优于克罗米分组。有学者选用川花椒 50g，艾叶 30g，细辛 25g，红花 25g 粉碎后行脐部艾灸，连用 3 个月经周期发现，隔药灸脐组可增加有效率、输卵管通畅率及宫内妊娠率（$P < 0.05$）。综上所述，中药灸脐可用于不孕症治疗的各个阶段，不仅可以促进卵泡生长，而且在疏通输卵管及提高妊娠率方面具有较好疗效。

（三）宫腔注药

宫腔注药是将中药制剂注入宫腔或者输卵管腔内，此疗法可使局部保持较高的药物浓度。有学者对 50 例输卵管不通的不孕症患者予盆炎方（组成：皂角刺、王不留行、三棱、当归、川芎、川牛膝、陈皮各 9g，赤芍、香附、延胡索各 12g，丹参、金银花各 18g，连翘 15g，甘草 6g，穿山甲 3g）联合宫腔注药（9ng/L 氯化钠注射液 + 喜炎平注射液 20mL）治疗，有效率为 94%。有学者将 93 例输卵管性不孕患者随机分为 3 组，中药组在辨证分型后采用丹参注射液或红花注射液行宫腔注药；西药组将庆大霉素、地塞米松、生理盐水混合之后行宫腔注药；中西医药组则是首先宫腔注入庆大霉素、地塞米松、生理盐水混合液，再根据辨证选择丹参或者红花注射液，结果发现，中西药组较其他两组宫内妊娠率更高，且中医证候改善情况优于其他两组。

（四）中药灌肠

研究表明，中药保留灌肠使药物留在直肠内，药物通过直肠黏膜吸收，大部分不经肝脏，以获得较高的药物浓度，使有效成分得以更好吸收。同时，中药保留灌肠可以促进局部血液循环，促进输卵管壁修复，从而获得较高的妊娠率。有学者认为，西医联合中药灌肠（紫地花丁、红花、桃仁、川芎、牡丹皮、当归、黄柏、苦参、益母草、黄芪等）治疗不孕症可显著提高患者的妊娠率。有学者对治疗组 31 例输卵管阻塞性不孕症患者采用输卵管通液术和中药灌肠（药物：红藤 30g，败酱草 30g，皂角刺 15g，蒲公英 30g，三棱 15g，莪术 15g，紫花地丁 30g，露蜂房 9g，大黄 5g）治疗发现，其有效率和妊娠率均高于单纯采用输卵管通液的患者。

第五章　现代中药临床药学服务研究

本章内容讲述了现代中药临床药学服务研究，主要从三个方面进行了具体介绍，分别为中药药物警戒理论、中药安全性影响因素以及中药安全性评价。

第一节　中药药物警戒理论

一、药物警戒基本理论

（一）药物警戒的定义

药物警戒（Pharmacovigilance，PV）概念由法国科学家于1974年首次提出，并将其解释为“监视、守卫，时刻准备应付可能来自药物的危害”。药物警戒一次由构词成分“Pharmaco”（希腊语：意为“药、药学”）和名词“Vigilance”（拉丁语：意为“警戒、警惕”）组合而成。2002年，世界卫生组织（WHO）在《药物警戒的重要性：药物安全性监测》中将药物警戒的定义做了进一步的完善，明确指出药物警戒是“与发现、评价、理解和预防不良反应或其他任何可能与药物有关问题的科学研究与活动”。从WHO对于药物警戒的定义可以看出，国际上对有关药物安全监管的重点有了质的转变。

药物在上市前一般会经历几个阶段：临床前动物试验、Ⅰ期临床试验、Ⅱ期临床试验、Ⅲ期临床试验。此时，大多数药物只会在数量有限且经过精心挑选的个体上进行短期安全性和有效性测试。有时只有500名、并且很少有超过5000名受试者，可以在产品上市前使用该产品。药物一旦获批上市进入市场，就会离开安全和受保护的临床试验科学环境，合法地提供普通人群消费。因此，药物在上市后的现实条件下，有充分的理由证明了继续监测新的和医学上仍在发展的治疗方法的有效性和安全性至关重要。一般需要更多关于特定人群使用的信息，特别是儿童，孕妇和老年人，以及长期使用的有效性和安全性，特别是与其他药物联合使用。经验表明，许多不良反应、相互作用（即与食物或其他药物）和风险因素只能在药物上市后的几年后才会发现。当今药物警戒经过40多年的发展，已经成为一个涵盖药物整个生命周期的全方位药物安全监管体系。药物警戒除关注狭义上的药物不良反应外，还关注药物误用、滥用、过量使用、药物相互作用、缺乏疗效等其他与药物有关的安全问题。药物警戒核心理念是通过借助风险管理理念和方法以实现最佳风险获益比，从而达到保障患者用药安全和维护公共卫生安全的目的。

现如今，受药物警戒的启发，医疗器械、化妆品等领域也纷纷开始推出与药物警戒理念相类似的概念，通过与药物警戒相类似的手段来监测产品的安全，保障患者/消费者的安全。

（二）药物警戒体系

药物警戒体系包括2个层面的活动，即管理层面和技术层面的活动。

1. 药物警戒管理层面

药物警戒管理层面包括药物警戒文件的审评、药物警戒监察、药物警戒检查。根据ICH和欧盟的药物警戒指南，药物警戒文件主要是提交给药品监管机构的定期风险获益评估报告（或者定期安全性更新报告，简称PBRER）以及风险管理计划（或者药物警戒计划文件），这些文件需要经过监管部门中负责药物警戒的部门审评，通常作为药品上市许可或者维持上市许可的条件。药物警戒监察是指第三方对药品上市许可持有人的药物警戒体系及活动开展的审查，通常审查的依据是药物警戒质量管理规范（guideline on good pharmacovigilance practices，简称GVP）。药物警戒检查是药品监管机构对药品上市许可持有人依据法律法规和GVP开展的检查。

2. 药物警戒制度技术层面

药物警戒制度技术层面包括监测不良事件、识别风险信号、评估风险获益和控制不合理危险。

（1）药品不良事件监测

药品不良事件监测指患者使用药品出现的任何不利医学事件，且不一定与此治疗存在因果关系。不良事件可以是与使用药品有时间关联、任何不利的且与用药目的无关的体征（如异常实验室结果）、症状或疾病，无论其是否与该药品有因果关系。药品不良反应是指合格药品在正常用法用量下出现的与用药目的无关的有害反应，药品不良反应报告和监测是指药品不良反应的发现、报告、评价和控制的过程。我国目前采用国家不良反应监测系统，从药品上市许可持有人和医疗机构收集与药品、医疗器械和化妆品相关的不良反应报告。

（2）风险信号识别

识别风险信号的方法在不断开发中，有些方法的有效性还需要进行进一步评价。国际医学科学组织委员会第8工作组（CIOMS Ⅷ）提出了目前国际上公认的药物警戒信号定义，即信号是指1个或多个来源（包括观察性和实验性）的报告信息提示某些干预措施与某个或某类、不良或有利事件之间存在新的潜在因果关系，或某已知关联事件的新信息，该信息被认为有必要进行进一步验证。药物警戒信号的来源非常广泛。ICH《上市后安全数据管理指南》（E2D）认为，较为重要的药物警戒信号来源包括如下4种：

①非主动来源，包括自发性报告、文献、互联网、其他来源（如大众出版物、其他媒体）。

②主动来源，即有组织的数据收集系统，包括临床试验、登记研究、患者援助和疾病管理项目、对患者或医疗保健专业人员的调研、疗效或患者依从性等信息的采集等。

③合同协议，即不同药品企业间药物安全性信息的交换。

④监管机构。目前欧盟、美国和日本的药品上市后安全性监测仍要依靠自发报告系统，且均已开展基于自发报告系统的信号检测。其中欧盟以比例报告比值比法为主，美国以多项伽马泊松分布缩减法为主，日本以报告比值比法为主。

（3）风险获益评估

风险获益评估的主要目的是对药品风险和批准适应证的获益中新的或新出现的信息进行全面、简明和重点分析，以便对该药品的整体获益—风险情况进行评估，主要关注点是评估现有数据来源的新的安全性信息，应包括对药品的累积认知，同时保持对新信息的关注，即总体安全性评估和获益—风险综合评估将考虑累积信息。由于在药品批准上市之后通常会继续进行临床研发，上市后研究、未批准适应证或使用人群的临床试验的相关信息也应包含在PBRER中。同样，由于对药品安全性的认知可能来源于批准适应证以外应用的数据的评估，如相关或适用，这些认知应在风险评估中进行描述。当一个药品批准上市时，得出的结论为当按照批准的产品信息使用时，其获益大于风险。在上市用药经验中出现了关于药品的新信息，应进行获益—风险评估，以确定获益是否持续大于风险，并考虑是否需要采取措施，通过风险最小化措施来改善获益—风险平衡，例如说明书修订、与医生沟通或其他方式。

（三）国际药物警戒体系

1. 欧盟药物警戒体系

欧盟从 2012 年 7 月开始实施新的药物警戒法规。同时，欧盟药品管理局进一步制定了《药物警戒实践指南》（GVP），以便于更好地推动药物警戒新法规的具体实施。GVP 共包括 16 个模块，药物警戒的覆盖范围全面，主要涵盖了上市前检查、通知和未通知的检查、上市后检查、重新检查和远程检查、常规和“有因”药物警戒检查等。

（1）GVP 非常重视药物上市后的非临床安全性研究

主要研究药物的毒性、一般药理学、药物相互作用和其他与毒性相关的信息、数据等，主要关注点在于上市后药物的毒性、药物使用后与人体有关的结果、育龄妇女用药后的生殖和 / 或发育的毒性数据及与活性物质 / 杂质有关的重要安全性信息等。

（2）药品上市后的安全性研究

GVP 还鼓励开展大型简单试验、非干预性研究和药物利用研究，通过分析广大患群（包括儿童、老年患者、肝肾功能不全者或妊娠期妇女等）在临床中的常用药品处方和药物使用情况，确定 ADR 的发生率。

（3）欧盟药物警戒体系的主要信息来源是 Eudra Vigilance 数据库

该数据库涵盖了信号检测方法、数据和信息的来源、信号管理过程、质量追踪与质量体系文件。

（4）GVP 明确了欧盟药品管理局在整个药物警戒体系中的核心作用

GVP 阐明了欧盟药品管理局在体系中的监管和协调作用，有利于整个体系运行的规范化、流程化。

2. ICH 药物警戒体系

ICH 是 1990 年由美国、欧盟和日本三方的药品及其生产企业的监管部门共同成立的国际组织。ICH 的成立是为了对三方之间不一致的相关规定进行沟通和协调，进而制定统一的关于药品研发和审批上市的国际指导标准，从而避免重复和更好地利用社会资源；此外，ICH 还采用了统一的规范化标准来确保新药的稳定性、有效性、安全性和质量，保障公众的卫生健康。2015 年 ICH 正式发生组织变更，变成瑞士法律下的法律实体。2017 年 6 月，中国正式加入 ICH，从国家的药品管理体系和制度层面逐渐引入了药物警戒的相关理念和技术方法。

ICH 的四大指导原则具体如下：

（1）质量

包括稳定性、分析方法验证、杂质、药典、生物技术产品质量、规格、GMP、药物研发、质量风险管理、药物质量体系、化学药品的研发与生存、药品生命周期管理的技术和监管考虑。从药物本身到药物的研发、药物的质控等多个方面阐述质量指导原则。本原则主要从化学工艺方面对药物的原料、制剂工艺、生产流程、药品保存等各方面进行全方位的质量把控，以此来保障药物的稳定性、有效性、安全性。

（2）安全性

包括致癌性研究、基因毒性研究、毒代动力学和药代动力学、毒性试验、生殖毒性、生物技术产品、药理学研究、免疫毒理学研究、抗癌药物的非临床评价、光安全性评价 10 个方面。不仅包含了药物的体内、体外研究，还涉及生物技术以及外界环境对药物警戒的影响。本原则通过多个科学技术研究明确药物在体内（包含特殊人群用药）代谢的安全性及多种毒性作用。此部分仅是临床前的实验研究，更确切的临床安全性还需在大样本的临床研究中进一步进行监测，并逐步完善，以建立此药物的安全警戒线。

（3）有效性

包括长期使用的药物的临床安全性、药物警戒性、临床研究报告、剂量反应研究、种族因素、药物临床试验管理规范、药物临床试验管理规范、老人中开展的临床试验、临床试验的一般性考虑、临床试验的统计原则、试验中对照组的选择、儿童人群临床研究、根据治疗类别进行临床评价、QT 临床评价、药物基因组学以及遗传药理学相关定义、基因组生物标志物的合格条件、多地区临床试验、基因组取样。这一原则考虑到了药物在特殊人群中的使用、临床试验和基因层面等多个方面。本原则是通过临床试验来分析药物的疗效，并根据不同人群的疾病特点，制定更为精准的用药策略。

（4）多学科

包括监管活动医学词典、电子标准、非临床研究、通用技术文件、药物词典的数据要素和标准、基因治疗、遗传毒性杂质、电子通用技术文件、基于生物药剂学分类系统的生物豁免、生物样品分析的方法验证，这部分指导原则主要是关于一些交叉学科和文书标准的内容。

（四）药物警戒的工作内容和目标

说到药物警戒，就必须要说到几个基础概念，不良事件、药物不良反应，严重不良事件、严重药物不良反应等。不良事件：用药后出现的任何不利的医学事件，此事件与用药不一定有因果关系。不良事件可以是任何不利的或非预期的体征（如实验室检查异常）、症状（如皮疹、头晕、恶心、疼痛、发热等）、疾病（如糖尿病、感染、败血症等）或与用药有时间关联的死亡结局，无论是否与使用该治疗药物有因果关系。药物不良反应：根据地方法规、指导原则和实践确定，涉及药物的有害和意外的反应。“药物的反应”是指药物与不良事件之间至少存在合理的因果关系。严重不良事件 / 药物不良反应：是指在任何剂量下发生的任何不利的医学事件，产生了以下结果：导致死亡、危及生命、导致住院或住院时间延长、先天异常 / 出生缺陷、其他重要医学事件。

如图 5-1-1 所示，药物警戒工作主要是围绕收集报告、处理报告、评价报告、递交报告 / 文件和对已识别的风险进行管控的过程，这里所说的报告包括但不仅仅是不良事件报告，还包括职业暴露、药物过量、缺乏疗效、超说明书用药、滥用、用药 / 配药错误、传染性病原体传播、怀孕或哺乳期用药等，我们把除了不良事件之外的其他事件称为其他可报告事件。这些单个报告一般会被统称为 ICSR（Individual Case Safety Report，个例安全性报告）。

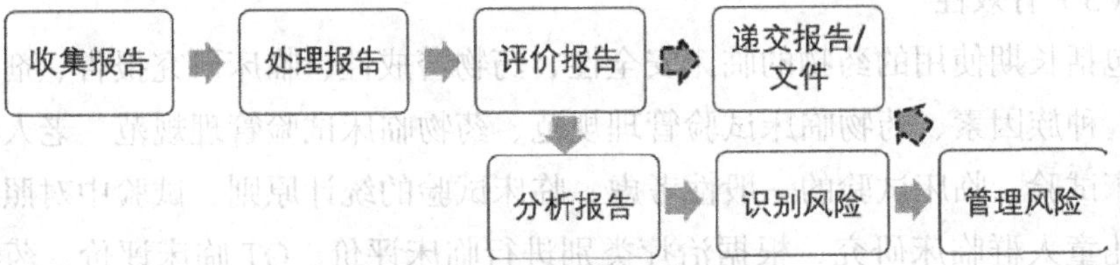

图 5-1-1　药物警戒主要工作过程

总的来说，药物警戒是为了发现、评估和防止药物不良反应，其主要任务是：

（1）早期发现未知药物的不良反应及其相互作用。

（2）发现已知药物的不良反应的增长趋势。

（3）分析药物不良反应的风险因素和可能的机制。

（4）对风险 / 获益评价进行定量分析，发布相关信息，促进药物监督管理和指导临床用药。

对于制药企业而言，开展药物警戒的目标在于：

（5）符合有关药物警戒的法规要求。

（6）帮助定义产品的安全特征，通过向患者、专业医护人员和公众及时传递业务的安全性信息，以指导安全有效地使用药物。

（7）评估药物对患者的获益与风险，并对其加以有效地管理，对可以加以管理的风险进行管理和预防。

（8）监测产品的安全性及其在不同人群中的作用，保护患者和公众的健康。

（五）我国药物警戒资源配置状况

建立药物警戒制度，既是国家药品监管部门要求 MAH 和获准开展药物临床试验的药品注册申请人临床前合规管理的责任落实，也是企业生产经营合规管理的体现。2018 年，《国家药品监督管理局关于药品上市许可持有人直接报告不良反应事宜的公告》要求 MAH 落实上报 ADR/ 药物警戒的主体责任，将企业监测责任与其产品上市绑定；2019 年，国家药品监管部门建成 MAH 的 ADR 直报系统，由 MAH 直接报送 ADR/ 药物警戒信息；但是，当前仍存在药品审评机构的药物安全性数据与药品安全评价机构的 ADR 数据不对接，医疗机构上报数据与 ADR 直报系统不对接，以及追溯管理制度设计中没有确立生产环节的警戒溯源等问题。近年来，国家和部分地方药品监管部门以及相关机构，针对药物警戒制度的实施进程，探索了组织机构方面的设置，多家医药企业也相应设置了药物警戒部门。2019 年 12 月，原山东省临沂市 ADR 监测中心更名为临沂市药物警戒中心并挂牌，成为新修订《药品管理法》实施后成立的全国首家地市级药物警戒中心。

二、中药药物警戒

（一）中药药物警戒背景

作为我国瑰宝的中医药自古以来一直保障着人民的健康，中国古代虽然没有“中药药物警戒”相关名词词项，但历代医籍均有体现中药传统安全用药思想。如《本草害利》指出“凡药有利必有害”[1]。同时，古人对于中药的毒性大小分级也有详实记载。如《景岳全书》提到“本草所云某有毒、某无毒，余则甚不然之，而不知无药无毒也”[2];《本草经集注》根据毒性大小将药物分为大毒、有毒、小毒三级;《本草纲目》则分为大毒、有毒、小毒和微毒 4 级。这些均是中药特有而药物警戒不曾涵盖的范畴，我国传统药物警戒理论对于现代药物警戒体系的构建而言是有益补充。但我国现代中药药物警戒制度尚未系统建立，这在一定程度上也阻碍了中医药的发展。

---

[1]　吴兴凌，奂晓五 . 本草害利 [M]. 北京：中医古籍出版社，1982.

[2]　张景岳 . 景岳全书 [M]. 北京：人民卫生出版社，2012.

（二）中药药物警戒理论内涵

2004 年药物警戒概念引入中国，并随着近年来中药注射剂的安全性问题凸显受到医药界和公众的重视。随之而来，对中药药物警戒的研究也逐渐受到重视并广泛开展。

中药在我国的应用历史已经有几千年，形成了完备的理论体系，在中华民族繁衍生息的过程中发挥了巨大的作用。那它是如何认识药物毒性并保障中药使用安全的？中药是否具有自己的药物警戒体系呢？基于对这一问题的探索，很多学者对中药药物警戒的概念和内涵进行了深入研究。

其中最具代表性的是张冰团队，十几年来他们围绕中药药物警戒理论进行了系统而深入的挖掘，首次系统梳理、凝练中药药物警戒理论的特色和内涵，阐释中药安全用药理论和应用体系。他们认为，虽然古代没有药物警戒这一概念，但是传统安全用药思想自古有之，主要由中药毒性分级思想、用药警戒思想和中毒解救思想三部分组成。中药药物警戒思想以“毒”为核心，与传统的安全用药思想一脉相承，并具有强调“预防”的突出特色，承袭了中医“治未病”思想。在传统中医药理论中“毒”具有四方面含义：一是药物的总称，二是药物的偏性，三是造成人体伤害的物质，导致不良反应，四是指药物烈性程度。中药药物警戒实践是围绕着“识毒、防毒、用毒、解毒”的过程展开，是与中药安全性相关的一切科学和活动。通过对大量古代文献的研究，已经充分证明“识毒、防毒、用毒、解毒”的理论框架可以全面、准确地阐释传统中药药物警戒的内涵。张冰团队将十余年的研究进行汇总，创新性地编纂了我国首部中药药物警戒为主题的学术专著《中药药物警戒》，填补了中药药物警戒研究与应用的空白。

（三）国际药物警戒体系对中药药物警戒体系构建的启示

1. 欧盟药物警戒体系对中药药物警戒体系构建的启示

虽然，中药上市前有很多的质量控制和警戒程序，但上市后不良反应报告的结果有限，主要原因有以下几个方面：（1）临床上使用的多是复方，即使出现不良反应，单味中药的不良反应难以被发现；（2）单味中药在不同方剂中的使用剂量不同，难以发现“剂量——不良反应”的关系；（3）中药的剂型、种类多样，汤药类的药效、毒性和中药的炮制、煎煮方法密切相关，成药类与其制剂工艺密切相关，目前很难做到统一，所以难以明确中药不良反应的原因。

首先，可以学习 GVP 的体系构建一个类似于 Eudra Vigilance 的数据库，登记每个药物的具体信息，从药物的来源、炮制、储藏、煎煮方法等多个方面进行记录；当发生中药不良反应时，进行针对性的数据分析，明确引起相应不良反应/事件的中药。

其次，中成药的生产厂家作为药物生产的最重要环节，但其中大多数对药物警戒的意识淡薄，未主动开展药物警戒的相关研究（如中药上市后再评价临床安全性研究）。因此，建议我国相关的监管部门应制定规章制度来要求中药、中成药厂家重点关注药物警戒这一环节，以明确某个中药或中成药的安全性，并形成高效的反馈机制。

最后，中药的警戒体系还应学习欧盟药物警戒体系开展大量的非干预性研究、大型简单试验和药物利用研究等，从临床和非临床多个方面来明确药物的不良反应和/或药物与药物之间的作用关系等，来指导临床安全用药。

2. ICH 药物警戒体系对中药药物警戒体系构建的启示

首先，从质量原则来看，除了化学药品的研发与生存外，其他条目都可以借鉴用到中药药物警戒体系的建设中；ICH 安全性原则的全部内容都值得中药警戒体系参考；在有效性原则方面，除了临床试验的一般性考虑和实验组中对照组的选择，其余条目都可以借鉴。

其次，中药的预警有着自身的特点，中药的来源多样，产地、采集、炮制和贮存均有差别，且剂型也多，质控不稳。因此，基于中药的自身特色，中药药物警戒的工作应该更加前移，可以从中药种子、土壤环境、大气环境、种植年限、采收、批次、炮制、剂型、储存、配伍、煎煮方法、用药途径等多个环节、多个层次、多个角度进行考虑，分析其潜在的安全隐患。

另外，应借鉴 ICH 指导原则的理念，高度关注特殊人群的中药药物代谢过程及潜在的用药安全，例如对于妊娠期妇女、老人、儿童等的治疗原则和方法。应谨慎中药炮制、配伍应用、剂量疗程、联合用药（包括中药与中药、中药与化学药、中药与生物制品等的联合使用），并密切关注特殊用药人群的肝肾毒性，建立有效的中药药物警戒反馈制度，分析其临床用药风险，提出安全警戒措施，构建系统、成熟的特殊人群药物警戒体系等。对于中成药，应在说明书中规范中药物警戒相关项的表述等。

三、中药药物警戒应用现状

“中药药物警戒”是在现有化药物警戒体系基础上融合我国中医药特色的新概念。国家药品监督管理局最新发布的国家 ADR 监测年度报告（2019 年）显示，中药在临床发生 ADR 的药品中仅占比 12.7%，连续 4 年下降。从整体来看，中药各类 ADR/AE 的上报总量在 2019 年呈现下降趋势，这也是长久以来中药药物警戒思想渗透与实施取得的成果。但中药的用药安全是应该全程都重视的问题，因此，中药药物警戒尚有大量工作需要开展。例如，中成药说明书“不良反应”项在内容方面仍有需要完善的情况，存在标注信息滞后、内容不易理解、撰写规范性不足等情况。在现代中药安全性问题背景下，与化学药物相比，中药具有复杂性、人群特殊易感性、增效减毒可调性丰富、风险收益比较化药而言不清晰等特点；同时，由于中药为天然药物，且临床大多采用复方制剂，产业链长，质量控制难，风险环节多，使中药药物警戒工作更具难点与特点。因此中药的药物警戒需要科学适用的药物警戒体系做支撑。党和国家始终关心着中医药事业的发展，强调“人民安全是国家安全的基石”，中医药同样具有安全性和有效性两大药品的属性，因此，应加快建立符合中药特点的药物警戒体系，丰富与完善人类卫生健康共同体。

四、中药药物警戒相关研究

（一）基于中药饮片的药物警戒研究

中药饮片是临床中药使用中最常见的种类，各级医院以及大量的药店和中医诊所都能够开具和出售中药饮片，造成中药饮片的取得十分容易。与此同时，长期以来人们对中药形成了绿色天然、安全无毒的印象，所以在使用中药饮片时缺乏了对药物应有的戒备心理，这也是造成众多中药不良反应发生的原因。因而对于中药饮片的药物警戒研究就显得尤为重要。

有学者对中药饮片用药安全进行了分析，指出中药饮片使用中造成不良反应发生的原因有药物本身和药物的使用两方面因素。确保使用安全需要从种植、加工、临床应用和不良反应监测四个环节加以重视。有学者通过对常用 465 味中药材、饮片的不良反应文献进行分析，总结中药饮片不良反应报道的特点、不良反应的临床表现以及不良反应发生的原因，提出对于明确存在毒性的中药饮片大家的警惕性较高，相应的不良反应报道较少，反而是对毒性认识不清的药物，由于长时间超剂量使用导致了很多不良反应的发生。还有一类研究是对某一种中药进行药物警戒的研究。

最为深入的研究是按照中药饮片功能章节进行的药物警戒的研究。如张冰团队，对补虚类、化痰类、解表类、开窍类、理气类、祛风湿类、收涩类、消食类、涌吐类等22类中药饮片进行了安全问题分析和用药警戒的研究。通过对近30年来特定类别饮片不良反应的文献报道进行检索和梳理，总结每个类别饮片发生ADR/ADE的特点、原因，并形成该类饮片合理用药的提示和警戒示例，作为用药须知写入药典，对中药饮片的临床安全用药应用起到强有力的指导作用。

（二）基于现代中药制剂的药物警戒研究

现代中药制剂导致的不良反应事件在全部中药不良反应记录中占有相当可观的比例。根据《国家不良反应信息通报》2001年11月—2016年10月的数据可知，在8906例ADR中，由注射剂引起的最多，共6625例，占74.4%。其次是口服中成药，共2281例，占25.6%。因而基于现代中药制剂的药物警戒研究日益受到广大学者的关注。

有学者开展了基于文献数据库和传统药物警戒思想的中药注射剂安全性研究，搜集了5424例中药注射剂不良反应信息和164种中药注射剂的组方药物信息，构建了《中药注射剂安全性文献数据库》，并从传统药物用药安全的角度初步梳理了中药药物警戒的理论内涵。有学者开展了中药注射剂实施药物警戒的对策研究，着重从制药企业、药监部门和医疗机构的各自角度出发，提出中药注射剂实施药物警戒的对策。有学者从说明书的角度分析了中药注射剂中药物警戒表述存在缺陷和不足，应予以规范和完善。有学者通过对2009—2013年解放军药品不良反应监测中心收集的3695例中药注射剂不良反应报告进行分析，提出加强中药注射剂药物警戒的建议。有学者探讨了对含毒性成分的中成药在临床应用中的风险监控方法及对加强中药药物警戒的意义。相关的研究报道还有很多，在此不再一一列举。

（三）基于文献的中药药物警戒研究

中药药物警戒的思想孕育在中药基本理论之中，早在古代医家的诸多论著中已有丰富的论述和记载。正是认识到这一点，很多学者开展了基于文献的中药药物警戒研究。

有学者对《伤寒论》之中的药物警戒思想进行挖掘，重点总结张仲景在《伤寒论》中有关“误吐”、“吐法禁忌症”等相关条文，分析其所致不良反应的临床表现并进行系统归类，同时整理了书中所提出的相应解救措施。认为《伤寒论》中已经具有了中药药物警戒思想的和监测ADR的意识。

有学者对中药药物警戒的相关研究内容包括：对药物毒性的认识、对药物毒性的分级、对中药使用禁忌、加工炮制及中毒解救等。通过从传统文献中寻找相关来源和有关论述，证明了历代医药学家对中药安全性高度重视，并提出中药药物警戒的研究要重视从文献中挖掘和整理。

有学者对中药外治的历代医学及本草文献进行整理，系统梳理了中药外治法萌芽、形成、发展和成熟的过程，总结历代医家对中药外治法发展做出的贡献，归纳中药外治法中所体现的中药安全用药内容，丰富了中药药物警戒思想内涵。

第二节 中药安全性影响因素

一、中药本身因素

每一种中药饮片和中成药的临床应用都经过了大量的测试和实验。然而，在药品生产企业自身利益的驱使下，为了推广药物，往往没有针对不同群体进行完善的测试和试验。这导致了通常遵医嘱或按说明书用药的患者出现不良反应。中药厂饮片加工不规范也会使中药饮片的加工成品存在缺陷，不仅浪费资源，还会危及患者的生命健康。

二、用药不合理因素

（一）用药剂量过大、疗程过长

如果临床医生给患者使用的药物剂量过大，或患者违反药物治疗疗程持续服用，或患者自行超量服用，将会导致上述不良反应。

（二）中药配伍因素

中药和西药有很大的区别。用药时除了中药中的十八反、十九畏、妊娠用药禁忌以及七情中相反等配伍禁忌外，如果不认真考虑多药联合用药，一味追求联合用药的疗效，就会出现未知的不良反应。这些反应的产生与药物之间的相互作用密切相关。

（三）人为因素

医生的误诊；处方书写不清楚、药师抓错药；中药饮片保管不当；以及每位患者自身情况不同，如年龄、性别、体质、病史等，在服用相同的中药时仍会导致部分患者用药安全，而部分患者出现明显不良反应。

三、中药管理因素

（一）中药采购渠道不规范

在目前的中药市场上，为了追求最大的利益，中药生产企业往往忽视中药的生长环境和采收时间，从而降低了植物本身的有效成分而影响中药的疗效。此外，不排除医院管理人员为了降低医院采购成本，对中药材的性质了解不足，采购了不合格中药材。因此，医院采购和中药材供应商对中药的质量控制不到位，导致医院采购的中药所含有效物质不充分，给中药房的中药管理和应用带来不便。

（二）中药的储存和保养不规范

中药饮片的储存与保养是中药师需要认真学习的一门知识，中药饮片的保存环境除了与温度及湿度等外部因素有直接关系外，还与中药的自身性质有关，一旦中药存在发霉、虫蛀、受潮等问题，会影响中药的使用，消耗医院资源。其主要原因是管理人员对中药保存认识不足，储存方法不正确，中药质量定期检查不到位。这些问题导致了中药有效成分的流失，影响了中药的质量。

（三）中药流通管理不到位

中药的流通环节是：医院采购计划、供应商给药、医院验货、收货入库、临床医生给患者用药。如果对供应商资质和对中药种植采摘的了解不足，医院的中药材记录仅为采购，没有有效的验收、入库、保管记录，同时也缺乏用药跟踪记录，那么是医院本身缺少对中药流通环节的管理制度，极有可能引起中药不良反应。

（四）中药师素质参差不齐

中药师是直接接触中药的人。因此，中药师的资质是非常重要的。中药师的年龄、学历不合理，职业素质低，专业知识掌握不牢，医院管理者的漠视，都将直接危及中药的安全应用，难以满足临床医生会诊和患者对中药配药的需求。

第三节 中药安全性评价

一、影响中药安全性评价的因素

为了对中药预警进行安全性评价，首先应考虑影响中药安全性的因素。中药应用于人体，用于治疗的中药和接受中药治疗的人体这两方面是影响中药安全性的主要相关因素。

（一）人体因素

中药预警安全性评价的人体影响因素又分为内在影响因素和外在影响因素。

内在影响因素是个人体质和个人身体内在状态的表现，包括个人的身高、体重、年龄、种族、过敏史、家族过敏史、遗传、生理、病理、既往疾病、基础疾病、精神状态。

外在影响因素是人体生存的外在环境和其他与外界相关的行为表现，包括地理环境、气候、饮食、生活、起居习惯、家庭环境、职业、社会与经济状况。

（二）药品因素

中药安全性的影响因素除了与人体相关的因素外，另一个重要影响因素为中药本身。中药药品由于来源于天然，由植物、动物、矿物质组成，受中药药品来源、炮制、制剂、贮藏、运输、使用等影响。

二、中药安全性评价现状

中药安全性评价分析一直是临床安全用药的难点，一方面中药在自身使用时成分复杂，较难明确毒性物质基础，另一方面中药联合西药用药的情况十分普遍，发生不良反应时更难以对复杂的成分进行分析、鉴别。

（一）中药安全性评价研究模式

有学者将中药安全性评价的研究总结为3个逐层递进的研究层面，分别为描述性研究、阐释性研究和应用管理性研究。描述性研究的目的在于发现毒性相关的物质基础，科学描述的有毒中药的药效—毒效特征；阐释性研究是在描述性研究对中药毒性物质已经描述完成的基础上，进一步阐述研究毒性作用的靶点，分析毒性成分的体内代谢过程及毒代动力学特征；最后构建包含中药的科学制备、应用的有毒中药风险/效益分级评估的模型。有学者建议中药联合用药的安全性评价需要从研发早期开始，贯穿临床试验至上市后评价的药品全生命周期；重视研究设计和风险—获益评估，搭建研究设计—监测评价—分析预测—风险管理的动态研究模式，建立多学科的综合评估体系。有学者提出中药病证毒理学的新理念，其主要内涵包括两个部分：一是动物实验，将疾病模型动物与正常动物对比阐明药物的"证（病）—量—毒—效"关系，发现其适宜的病证和可能的"治疗窗"范围，主要适用于有毒或药性峻猛的中药；二是临床试验，评价药物应用于不同特异质患者的安全性风险，揭示易感因素、机制和生物标志物，为临床筛查易感人群和精准用药提供参考，主要适用于传统无毒中药。

（二）中药药源性毒性的监测

中药药源性肝毒性的监测在传统上依赖动物实验模型，肝细胞系、亚细胞、三维培养、模式动物等体内体外模型在中药肝毒性的筛选中发挥着重要作用，随着理念的更新进步，基因组学、蛋白质组学、代谢组学以及网络毒理学等新方法开始逐步应用于中药肝毒性标志物挖掘和肝毒性预警。中药肾毒性的筛选办法包括体外肾细胞模型、探针技术、建立数学模型对中药成分肾毒性进行预测、生物芯片技术筛查中药的肾毒性物质等方法。中药药源性心脏毒性尚缺乏特异性评价指标，目前大多参考化学性药物致心脏结构与功能损伤的相关评价方法来进行监测，主要包括心电图、超声心电图等无创及心肌酶、心肌损伤生物标志物、心内膜心肌活检等有创检查。

三、中成药安全性评价

（一）中成药安全性评价概述

药品安全性一般是指临床使用过程中或使用后引起的不良反应或严重不良反应情况。但仅从已知风险（已知的不良反应或严重不良反应）的大小评价安全性是有局限性的，因为药品的不良反应从不同类型研究所得到不良反应的实际发生情况是有差异的，药品的不良反应强调多源证据证明。因此，安全性评价不仅要评价已知风险的大小，而且还要评价安全性研究证据充分性。对于已知风险的评价，应考虑中成药近 3—5 年的严重不良反应发生率，严重不良反应损伤机体的程度以及是否发生与药品相关的死亡病例。可根据 CIOM 定义的不良反应发生率分级标准、常见严重药品不良反应技术规范及评价标准对已知风险大小进行评价。

安全性研究证据充分性可根据开展的安全性研究的证据类别的组合评价。安全性评价综合已知风险和研究证据充分性评价结果，可采用风险矩阵分析的方法，对所涉及变量赋值，运用数据模型计算安全性效用分数，按照预设的评分规则和标准，对安全性等级做出评价。

（二）中成药上市后临床安全性再评价

1. 中药注射剂上市后临床安全性再评价

研究中药上市后再评价研究开展较晚，2001 年《中华人民共和国药品管理法》规定对已经批准生产的药品进行再评价。2002 年，开始有中药上市后再评价的相关学术论文发表。此后，在科技部系列重大项目的支撑下，国内学者对中药注射剂开展上市后安全性再评价研究。有学者采用大样本、多中心医院集中监测法纳入了 30888 例丹红注射液住院患者的有效病例，对丹红注射液使用中的不良反应发生率和不良反应类型进行统计。有学者采用巢式病例对照法研究了丹红注射液不良反应的主要影响因素。有学者采用病例对照、医院集中监测等方法初步明确了一系列中药注射剂大品种（参芪扶正注射液、参麦注射液、喜炎平注射液、灯盏细辛注射液、苦碟子注射液）临床使用中的不良反应发生情况、影响因素、人群特征等，并在此基础上发布了《中药注射剂临床安全性评价技术指南》《中成药上市后安全性医院集中监测技术规范》和《中药注射剂临床安全性集中监测研究设计与实施专家共识》。

2. 口服中成药上市后安全性再评价

目前，我国针对口服中成药的研究方式以文献分析为主，如有学者通过检索国内主要医学数据库，收集 38 例云南白药致不良反应 / 事件病例，对云南白药临床安全性进行分析。有学者汇总了 164 篇不良反应文献的 237 例不良反应案例，分析了骨科中成药的临床使用安全性问题。有学者通过检索不良反应报道对含何首乌中成药材临床安全性进行研究。

此外，极个别口服中成药大品种借鉴中药注射剂安全性集中监测方法开展研究。2016 年有报道称云南白药胶囊通过临床安全性集中监测收集了来自全国 29 个省的 31556 例病例，共监测到 181 例一般的疑似不良反应。香雪制药在 5 家医院收集 10089 例病例，开展香雪抗病毒口服液不良反应 / 事件监测。2018 年启动的藿香正气口服液安全性监测项目，采用前瞻性研究方法，初步得出安全性结论。

（三）大数据技术在中成药安全性评价中的应用

中成药上市后临床安全性评价是一套系统的工程，需要完整、科学可行的方法技术体系作为支撑。随着医疗大数据的快速发展，以其作为载体的真实世界研究越来越多，如医院信息系统具备数据量大、变量多、可评价维度丰富等特点，其研究符合医疗大数据的特点，在中成药临床安全性评价中应用潜力巨大。

处方序列分析方法在安全性研究中适用于医院信息系统数据库中的电子病历信息，其方法的使用基于完整医疗记录数据库。当某中成药发生药物不良反应时，需使用针对药物不良反应治疗的其他药物时，可以采用处方序列分析方法。此外，在处方序列分析基础上演化来的处方序列对称分析，可以通过评价指示药与标签药分布的对称性，来评价研究药物是否与药物不良反应等不良事件相关。

基于真实世界中的医院信息系统数据库等医疗大数据评价中成药上市后临床安全性是未来发展趋势，在处方序列分析、处方序列对称分析方法技术基础上，将控制混杂因素的倾向性评分匹配法和巢式病例对照研究结合使用进行设计，或可为未来我国中成药上市后临床安全性评价提供方法技术体系的参考规范。

1. 医院信息系统在中成药安全性评价中的应用

医疗机构的医院信息系统数据来源广泛，内容真实客观，数据结构丰富多样，包括患者的一般信息、诊疗信息、用药信息、费用信息等，反映了患者日常诊疗的真实情况，将医疗信息与大数据系统融合，可为进一步研究提供海量医疗数据，具备医疗大数据的特征。美国 FDA 在 2007 年利用电子医疗信息建立了主动监测系统以实现药物警戒，并于次年启动了“哨兵行动”，主要利用医院、医学研究部分、医药企业等医疗机构产出的电子医疗信息数据，将以上机构信息连接融合，可实现互联互通连、实时可持续的监测药品的安全性。欧洲多个国家共同合作推进方法学创新，不断加强对欧洲药物使用后的获益与安全性评估与监测，大量研究积累了海量患者用药信息数据，对进一步开展上市后药物警戒研究打下了坚实的基础。

我国利用医院电子病历信息系统在不同的医疗卫生机构、研究机构等不良反应监测机构开展了大量的药品安全性真实世界研究，主要包括药物不良反应监测和评价、药物警戒，以及相关的药物流行病学研究。在中医药行业中，也涌现了一大批科研学者利用医院信息系统数据库开展中成药上市后临床安全性研究，取得了丰富的成果。其中，以中国中医科学院中医临床基础医学研究所建立的大型医院电子病历医院信息系统数据库最具代表性，研究主要基于全国 60 余家大型三甲医院形成的数据仓库，融合了医疗大数据的特点与优势，进行中成药安全性评价分析，为药品临床使用的安全性提供预警；此外，建立的中成药上市后安全性自发呈报系统也为安全性分析提供了大量的研究证据。

2. 处方序列分析法在中成药安全性评价中的应用

处方序列分析法是一种依据药品处方记录来评价药品安全性的有效方法。使用处方序列分析法的基本原理在于，患者使用的指示药与针对用药后出现药物不良反应治疗的标签药，在特定的时间内呈现出明显的使用先后顺序特征，在处方数据库中表现出特定的频率分布。医院信息系统数据库中记录了大量来源于真实世界的临床诊疗数据，完整记录了患者住院期间的所有用药信息，为使用处方序列分析相关安全性信息提供了重要条件。

处方序列分析法在中成药上市后临床安全性评价中的应用已有先例，2015 年中国中医科学院研究团队进行了一项“医院信息系统真实世界某中药注射剂可疑过敏因素处方序列分析”来研究使用某中成药患者疑似过敏的影响因素。此外，基于真实世界中医院信息系统数据库的参麦注射液处方序列分析，得出某中成药过敏反应发生的可能影响因素患者包括过敏史、溶媒、单次给药剂量偏高、联合用药等。

3. 处方序列对称分析法在中成药安全性评价中的应用

处方序列对称分析法在中成药临床安全性评价中的应用亦有先例。一项研究发现，喜炎平注射液和过敏反应之间可能存在关联，处方序列对称分析法可以通过对标签药的选择以及纳入同一天处方指示药和标签药的患者，增加对过敏反应的探测能力。处方序列对称分析法是一种基于大数据和电子处方数据库快速挖掘中成药药物不良反应信号的方法。处方序列对称分析研究仅需要患者编号、中成药名称和药品处方日期 3 个变量，尤其适合在真实世界医院信息系统数据库中开展药物不良反应信号的快速挖掘，达到中成药上市后临床安全性评价的目的。

四、间接毒性在中药安全性评价中的应用

间接毒性可引申为由药物的药理作用本身引起，而不是因药物的固有毒性或免疫原性而导致，通常发生在有基础疾病或易感性的特殊人群中，表现为药物作用改变机体状态，从而诱发损伤或使某种基础疾病加重，其影响因素与固有毒性（主要是药物本身）和特异质毒性（主要是机体因素）组成相似但主导因素不同，主要为机体因素以及协同其发生的环境因素等。间接毒性提出是对药物毒性分类的一种扩展，且与固有毒性和特异质毒性相比较，其发生率中等，一般无剂量相关性，部分可预测，通常不可在动物模型中复制，具有独特的临床表现，临床上通常可以预防或治疗。

中药安全性事件发生原因及机制的找寻和确定十分困难，（1）因中药安全性本身具有毒性发生隐匿、物质基础复杂、安全剂量范围模糊、毒效机制多样等特点；（2）随着人类疾病谱、体质谱和生活方式的改变，以及对传统药物使用目的、使用方式等的改变，导致影响中药安全性事件发生的因素逐渐增多。间接毒性的发生从影响因素来看，有的是由机体因素介导，有的是由药物因素介导，有的是由机体和药物因素等共同介导。结合已报道的间接肝损伤常涉及的药物及相关机制，分析间接毒性的作用机制可能包括：（1）机体本身基础疾病尤其合并有肝脏疾病时会干扰药物或其代谢产物而导致损伤；（2）药物之间的联合使用，尤其合并有中药时，会因含成分复杂、作用靶点多、生物活性广等易引起未知或不可控成分的“脱靶”效应，影响药物的摄取或转运等，进而造成损伤；（3）由于药物阻碍细胞代谢的某个关键环节，与胆管细胞中的转运蛋白结合，影响胆管细胞内胆汁酸的正常分泌，导致胆汁排出受阻，胆汁淤积，大量的胆汁酸盐造成肝损伤；（4）“免疫调节异常”，即在机体免疫功能不全进展状态下，给予药物治疗一定时间后可致患者出现免疫相关损伤样的病症，甚至会诱发既往一些免疫相关性疾病的复发或恶化加重，如异烟肼在治疗乙肝病毒健康携带者的原发疾病过程中可能引起急性肝损伤，同时伴随乙肝病毒复制活跃。

第六章　现代中药应用创新发展

本章内容讲述了现代中药应用创新发展，主要从三个方面进行了介绍，分别为中药养生与健康管理、互联网与中药的结合以及中药临床应用的新探索。

第一节　中药养生与健康管理

一、养生的相关概念界定

（一）养生的概念

养生，在文献中出现的术语涉及保养，摄生、摄养、卫生、调养、调摄、摄卫、颐养、养性、保生等意思。它与现代西方所提出的摄生法的概念截然不同，后者系指特定人群饮食中讲究营养成分搭配的均衡和作息制度的系统安排，例如运动员在运动时需按照规定的饮食和训练时间进行。相比之下，中国传统养生的含义要显得深邃，深刻得多。所谓“养”，许慎在《说文解字》曰：“养，供养也，从食。”[1]因此，根据其字面的意思可理解为：供给或者满足生活所需的基本要求，使生命得以延续。“生”可理解为生存、生命之意。养生可进一步理解为对于生命的养护，以及围绕这个主题展开的相关理论知识和具体的实践方法。“养生”一词最早见于《庄子·养生主》篇，文惠君说：“吾闻庖丁之言，得养生焉。”[2]文惠君所得养生的道理即如庖丁解牛所遵循的“依乎天理”、“因固自然”，顺应自然之理，避免使自己受到伤害，运用自然的养生法则，可以保全身体，调养身心。经过时间的洗礼，历史的升华，赋予养生的内涵和概念趋近完善。现代《中医大辞典》将“养生”一词定义为“以中医理论为基础，以强健体魄和防治疾病为目的，达

[1]　许慎 . 说文解字 [M]. 天津：天津古籍出版社，1991.

[2]　庄周 . 庄子 [M]. 长春：时代文艺出版社，2008.

到延长寿命的理论和方法"[1]；在王玉川主编下的高等中医药大学试用的教材《中医养生学》一书中将"养生"定义为"根据人的生理和心理发展顺序，采取措施颐养身体，预防疾病，延长寿命，增强体质，并进行相关的保健活动保持身体健康"[2]；在郭海英主编下的高等院校规划教材《中医养生学》一书中认为："养生简单理解为采取能够养护生命，提高生命质量，延长寿命的行为"[3]。

根据以上论述，现代中医学上将养生简单的定义为一种理论和方法，或者是活动和行为。根据上述内容，我们可以认为养生是根据人的身体运动规律，以自我调节为主要方式，减少疾病，调养身心，延年益寿，注重自身的保健方法和各种养生活动的总称，通过身体内部运动，达到增进健康，推迟衰老，延长寿命，增强体质的养生目的。

（二）中医养生的概念

中医理论在我有着悠长且深邃的历史，在中医养生的发展过程中提供了强大的理论支持。中医养生蕴含了博大精深的中医文化。有学者在对中医养生文献的整理中提出中医养生是涉及多种学科理论知识的养生思想，由于人们的社会背景、生活习惯和生活地区等有显著差异，采用的养生方法是不同的，但其主要的养生思想是一致。中医养生植根于中国传统文化中，其是在文化的传承中逐渐发展起来的养生方法，因此中国传统文化在中医养生思想和方法的发展中有着指导思想的作用，指导着中医养生的实践。中医养生将人与社会、与自然界融为一体，强调人在整个生命活动过程中，需重视心灵和精神，进一步为中医养生增加了博大精深的内涵。有学者在对中医养生的历史渊源、现代研究、发展前景等方面进行了研究，分析认为中医养生的关键和目的是治未病预防观即"未病先防、已病防变"；中医养生的重点和方法是天人相应整体观即"顺乎自然、燮理阴阳"；中医养生的要领和归宿是形神合一生命观即"固守精微、摄养精神"。有学者在探讨中庸的思想与中医养生的关系研究中，认为在养生过程中，因保持和谐、节制、平衡的中庸理论，倡导遵循四季，阴阳平衡，一张一弛，膳食均衡，运动适度，调节身体的阴阳平衡，追求人与自然的协调统一。运用中医养生，不仅仅使人体自身体质增强，更重要的是对精神状态的调节。社会经济的快速发展，工作压力、竞争压力、心理压力等各方面的问题接踵而来，由此专家学者在解决人们心理问

[1] 李经纬，余瀛鳌，蔡景峰，等．中医大辞典 [M]. 北京：人民卫生出版社，2005.
[2] 王玉川．中医养生学 [M]. 上海：上海科学技术出版社，1992.
[3] 郭海英．中医养生学 [M]. 北京：中国中医药出版社，2009.

题上运用了中医养生的思想和方法。有学者在中医养生对调节人们心理压力作用研究过程中，分析认为在中医思想指导下的养生方法，只有适应自然环境，采用中庸观念，使身体与自然和谐相处，才能达到身心和谐的状态；掌握“适度”、“少欲”的原则，保持积极健康的心态，学会在不良的情绪状态下自我调节，不要过度悲伤过度快乐过度愤怒；适度用脑，避免过度熬夜，以使精力充沛，思想集中，提高自己的应对能力；保持良好的饮食习惯，适当的体育锻炼，形神统一，达到形神兼养的状态。

综上论述，中医养生蕴含丰富的中庸思想，在预防疾病、纾解压力、强身健体等方面发挥重大作用。中医养生主要是运用中医理论思想作为指导，探索和研究人类身体发展的规律，以防治疾病、强健体魄、调节身心为目的，研究出符合人们身心发展的理论和方法，从而指导人们进行体育锻炼。中医养生在充分吸取儒道佛思想精华的基础上，提出了形神兼养、遵循自然、起居有常，调和五脏、协调阴阳、疏通经络、保养正气，膳食均衡等等，使人们在养生的活动中有据可查有章可循。

二、唐代中药养生

唐代中医均以食物作为饮食养生的首选，正如孙思邈所言：“安身之本，必资于食”，“不知食宜者，不足以存生也”。食物同药物一样，均有四气、五味、归经等自然属性，因其偏性较药物小，在充养人体的同时能够对疾病产生一定的预防及治疗效用，“五谷、五畜、五果、五菜，用之充饥，则谓之食，以其疗病，则谓之药”。人体自然平和，须以食物将养，“气味之正者，谷食之属是也，所以养人之正气”。食物不仅毒副作用小，而且平价易得，能够于日常生活中温和调补，防病于未然，疗疾于初发。

“食疗不愈，然后命药”，药物养生可作为饮食养生的有效补充，具有防治疾病的重要作用。《食医心鉴》用药首选红曲，红曲为粳米发酵而成，气味甘温，“禀天春和之木气，入足厥阴肝经；味甘无毒，得地中正之土味，入足太阴脾经”[1]，饮食入胃，化生精气，肝散其精，脾消其精。红曲入肝、脾经，肝气舒畅，则脾气健运，有理气消食之功；肝藏血，脾统血，红曲疏肝气、健脾气，有气血相生之效。《食医心鉴》用药以红曲为主平衡人体气血阴阳，从而达到防病疗疾的重要目的。孙思邈提倡以食物治病，但也指出“年迈，气力稍微，非药不救”，

[1] 昝殷．食医心鉴 [M]. 上海：上海三联书店，1990.

在必要之时，须用药物治病疗疾。《千金翼方·养老食疗》使用频次最高的药物为杜仲、肉苁蓉、石斛、荜茇，均使用3次，共占药物总频次的23.08%。杜仲，性味甘温，归肾经而壮肾阳，专温养下焦，“凡下焦之虚，非杜仲不补”；肉苁蓉，性味甘咸温，甘温以助阳，咸味以入肾，主温补肾阳；荜茇，性味辛热，温阳散寒；石斛，性寒味甘，归胃、肾经，“生肾水，强阴益精”。荜茇、肉苁蓉、杜仲温补肾阳，石斛滋养肾阴，可见《千金翼方·养老食疗》温补肾阳并非使用纯阳之药，温阳药中少量使用滋阴之药，“善补阳者，必于阴中求阳”，以得阴阳相济之妙。但须合理使用药物，“药性刚烈，犹若御兵”，药物在祛除人体病邪的同时，也会因其偏性对人体气血阴阳产生一定的影响，“药以治病，因毒为能，所谓毒者，以气味之有偏也”[1]。

因此，唐代中医饮食养生常在使用食物同时，也常将食物配伍药物一同使用，以食养为主，兼以药养，使机体脏腑安泰、阴阳平和、气充血旺，自然达到康健延年的目的。

三、药食同源与养生

（一）药食同源

人们都听说过“药食同源”，严格来说，这一说法与养生有关。在最早的中药学经典《神农本草经》中就说明了这一点。

《神农本草经》之所以用“神农”来命名，来自一个人们耳熟能详的“神农尝百草”故事。《淮南子·务训》中说：神农“尝百草之滋味，水泉之甘苦，令民知所避就。当此之时，一日而遇七十毒”[2]。这里提到了神农之所以“尝百草”原因。“令民知所避就”，“避”是避开，有毒的要避开；“就”是靠近，无毒有益的就可以靠近去采摘。可见他本来是为了给人们寻找安全的食物而去尝百草的。而在品尝后记录下野菜、野果、种子或者植物根茎的酸、辛、苦、甘、咸各种味道，还记载食用后的各种身体感觉与反应。例如有些植物吃了以后，人体反应很强烈，引起呕吐、腹泻，甚至昏迷、死亡，但有的植物吃了以后，身上原有的病痛得以减轻甚至痊愈，这样，就积累起“药”的知识。这就是中医所说的“药食同源”。

[1] 孙思邈．千金翼方 [M]. 太原：山西科学技术出版社，2010.
[2] 刘向．淮南子 [M]. 胡亚军译注．南昌：二十一世纪出版社，2015.

（二）药物与食物的界限

《神农本草经》共收植物性药物252种，动物性药物67种，基本包括了现代中医的常用药物，书中不但记述了药物的名称、性味、药效和主治，而且也记载其异名和产地。这本书最突出的一个特点是采用三品分类法。

三品即上、中、下三品。其分类原则为："上药一百二十种为君，主养命以应天，无毒，多服久服不伤人。欲轻身益气，不老延年者本上经。中药一百二十种为臣，主养性以应人，无毒有毒，斟酌其宜。欲遏病补虚羸者本中经。下药一百二十五种为佐使，主治病以应地，多毒，不可久服。欲除寒热邪气，破积聚疾者本下经。"（《神农本草经》）

由此可见三品分类法主要以对人体的作用强弱来区分。其中，上品"主养命以应天"。所说的"轻身益气""不老延年"等，显然属于养生防病的内容，亦即提示上品药大多可作为保健养生、延年益寿之用，大多具有补益强身、抗老防衰之功。如人参、黄芪、茯苓、地黄、杜仲、枸杞等，可以久服，对养生有很大作用。不过，由于此书明显受到当时道家炼丹服食思想的影响，上品药中有不少矿物药，从后世实践来看并非有助于养生，甚至可能伤生，应当注意甄别。中品"主养性以应人"，可以"遏病补虚羸"，说明其中的药物也可有选择性地作为补益及食疗之用，同样也是养生所常用。如百合、当归、龙眼、鹿茸、黄连、麻黄、白芷等。下品"主治病以应地"，有毒者多，能祛邪破积，如大黄、乌头、甘遂、巴豆等，通常无病时不作食疗服用。

可见，食物和药物是有其界限的。理论上，"上品"的药可以兼作食物使用，而且比一般的五谷具有更好的强身价值。"中品"的药因人而异，需要区分不同的体质。对于有的人来说相当于吃滋补营养品，对有的人来说就不适用。"下品"的药原则上只用于治病，不应作为食物使用。《神农本草经》的这一分类原则非常有意义。它指出了养生来源于生活，但其目标又高于一般生活，是更有目的性地维护健康生命的活动。在《神农本草经》中，与养生相关的功效术语有轻身，延年（或耐老、增年、长年等），肥健（或长肌肉），耐饥（或不饥等），不老，聪耳，明目，安神（或安魄、强魂、安心），益智（或聪慧、增智慧、聪明、强志、不忘），好颜色（或面生光华）等。另外还有"神仙"之效，这属于道家观念的影响，也可理解为身形轻快的健康状态。

如今，国家出台了《可用于保健食品的物品名单》《既是食品又是药品的物品名单》《保健食品禁用物品名单》，某种意义上是当代针对养生保健而言的上品、中品和下品药。可见药食同源的理念从古到今都在实践中得到贯彻。

（三）药膳养生

1. 药膳介绍

养生药膳是在祖国传统中医理论的指导下，将烹饪原料学、烹饪营养学、烹饪卫生学和烹饪工艺学等相关知识紧密结合，根据“药食同源，医养相助”的规律和要求，中药材与烹饪原料巧妙配伍，经过专门的烹饪加工技法和现代科学方法进行炮制或烹制，使之成为色香味俱佳的、同时兼具防病治病、康复养生、滋补强身、调理脾脏、延年益寿等功能的一类特殊肴馔。

药膳既具有食物的营养价值，又可以达到防病治病、强身健体、延年益寿的目的，从这个方面来说，药膳既不同于一般的药物方剂，又有不同于普通的饮食，是一种同时兼具药物功效和美味肴馔的特殊膳食。可以使人们在得到美食享受的同时，达到滋补身体，治疗疾病的目的，使“良药苦口”变为“美味可口”，满足人们“厌于药，喜于食”的天性，因此说药膳不仅是一门科学，更是一项技术。

2. 制作养生药膳的方法

（1）阴阳平衡法

中医认为，宇宙间的一切事物都由“阴”和“阳”构成，阴和阳既相互对立又相互统一，是矛盾的统一体。人体与自然界规律一样，在正常情况下，阴和阳是平衡的，表现为健康状态。随着季节的变换，阴和阳也会发生相应的变化。一旦阴阳失去平衡，人体就会出现各种病症。阳盛则表现为“热”，一般表现为发热、口渴、烦躁、小便赤黄、舌红苔黄，夜间多梦、脉相偏快；阴盛则表现为“寒”，一般表现为不发热、不口渴、手足冷、易咳嗽，脉相迟慢。

针对热症，制作药膳时应该以清热养阴、润燥止咳为主，抑制阳气，助长阴气，实现阴阳平衡；针对寒症，制作药膳时则应以温中补血、温中养血、调经散寒，祛寒止痛为主，抑制阴气活力，助长阳气之功，逐步实现阴阳平衡。

（2）藏象协调法

脏腑是人体内脏器官的总称，主要由五脏（心、肝，脾、肺、肾）和六腑（胆、胃，小肠、大肠、膀胱、三焦）组成。五脏主要负责贮藏精气，六腑主要负责消化食物，吸取食物之精华，去除食物之糟粕，除此以外，脏腑还是肌体排毒的主要器官之一。

五脏和六腑以及其他组织器官的功能并不是孤立的，而是一个有机的整体，在生理活动过程中互相协调，互相配合；在病理活动中又互相影响，互相转变。按照阴阳学说来讲，五脏属于“阴”，六腑属于“阳”，五脏主里，六腑主表；一脏一腑，一阴一阳，一表一里，相互配合。

正常情况下，五脏和六腑是协调运作的，一旦脏腑运作失调，人体就会出现病症。中医认为，五脏与五行是一一对应的，肾脏属水，水与木和金相生，与火和土相克；肝脏属木，木与水和火相生，与土和金相克；肺脏属金，金与土和水相生，与木和火相克；心脏属火，火与木和土相生，与金和水相克；脾脏属土，土与火和金相生，与水和木相克。制作药膳时需遵循这些规律，如心属火，脾属土，火与土相生，制作药膳应该可以采用益火补土法；再如脾属土，肺属金，土和金相生，在制作药膳时可以采用“培土生金”法；肺属金，肝属木，金和木相克，在制作药膳时可以采用“佐金平木”法。

（3）扶正祛邪法

中医认为，人体内有“正气”和“邪气”两种。正常状态下，二者处于一种平衡状态，一旦平衡被打破，人体则处于生病状态或亚健康状态。当正气战胜邪气时，人体则处于健康状况；当邪气战胜正气时，人体就会处于生病状态。人体的健康与否即看正气和邪气斗争的结果。

在制作药膳时，主要是利用中药本身或者采用中药和食物配伍的方式来调节人体阴阳，引导人体扶正气，使正气战胜邪气，帮助人体恢复生理机能，使肌体处于健康状态。如针对脏腑气血不足或者因邪气侵袭而导致脏腑阴阳失调的症状，制作药膳应该以“扶正祛邪”为主要方法；针对脏腑虚症则应采用“补益气血阴阳”为主要方法；针对脏腑实证应采用“祛除病邪”为主要方法。

（4）性味相生法

中医学具有寒、热、温、凉和辛、酸、甘、苦、咸的特点。一种药物只有一味和一性，味与味之间存在相生和相克现象，制作药膳时需结合具体的病症，选择一些性味相生的药物来配合使用，方能体现良好的疗效，否则就会形成相克现象，而且食用以后对健康还存在一定的害处。

五味和五行也是相对应的，咸味与水对应，咸味与辛味和酸味相生，与甘味和苦味相克；酸味与木对应，酸味与咸味和苦味相生，与甘味和辛味相克；辛味与金对应，辛味与咸味和甘味相生，与苦味和酸味相克；苦味与火对应，苦味与酸味和甘味相生，与咸味和辛味相克；甘味与土对应，甘味与辛味和苦味相生，与咸味和酸味相克，在制作药膳的时候一定要遵循性味相生规律，避免出现相克现象。

3. 药膳在涉核人员养生保健中的应用

涉核人员是指工作中接触核材料、核放射、核污染的特勤人员。为了保证涉核人员安全，我们在特勤人员饮食中遵循药食同源的食补原则及四季养生特点，推出安全合理药膳，使其既达到美味可口、保存营养，又发挥保健养生，防辐射促排等作用，受到涉核人员的普遍支持。

（1）涉核人员药膳饮食的必要性

涉核人员上班时任务繁重，岗位环境特殊，工作人员易产生身体不适，低剂量对机体的辐射在体内形成自由基，诱发过氧化反应，对细胞不利。为确保中药优势，从中医体质辨识理论和体质调理疗法入手，针对性地选择药材与食材结合的药膳，对涉核人员进行保健调养，可改善其体质状态，恢复机体气血阴阳平衡，达到维护机体内环境稳定，提高其免疫力，增强体质健康。

（2）涉核人员药膳调制原则

全面收集涉核人员相关资料：包括身体诊断、饮食医嘱、物理体检结果、实验室检查结果、中医体质辨识、涉核作训、执行任务过程中各种环境理化因素对营养物质代谢影响、饮食习惯等进行详细了解。涉核人员药膳应用掌握以下原则：（1）因证用膳：涉核人员药膳的应用应在辨证的基础上选料配伍，才能发挥药膳的保健作用。（2）因时而定：涉核人员的脏腑气血的运行，和所处环境气候变化密切相关。祈祷保温。

四、药茶养生

（一）药茶概念

不同的工具书对“药茶”、“茶疗”与“茶剂”有不同的解释。2015 版的《中国药典》指“茶剂”为饮片或提取物（液）与茶叶或其他辅料混合制成的内服制剂，可分为块状茶剂、袋装茶剂和煎煮茶剂。《方剂学》教材中指出“茶剂”是有茶叶或无茶叶的粉碎制品，使用时加入沸水泡汁或煎汁当茶，不定时服用或与其他药物配合应用。

在《中医大辞典》中指出，“药茶”就是茶剂；那么在此书中“茶剂”的定义又指为其中一种药物剂型，是由药物粗粉或配少量茶叶与黏合剂混合而成的。作为“茶剂”的药物混合物通常制成小方块或长方块，亦有制成饼状剂型。欲使用时将药块打碎，放置于有盖的茶杯中，加入沸水后泡汁代茶服用。此书的编撰者认为“药茶”与“茶剂”两者意义相同。

在《中国茶叶词典》中，“药茶”的定义如下：是用于治疗疾病的茶剂，由数味中草药与茶叶（或不用茶叶）配方，共碾制成粗末，或酌加黏合剂，制成块状，以沸水冲泡或煎汤，取其汁代茶服用；“茶疗”的定义是以茶为主、辅原料，加入适量中草药配制成茶方用来防治疾病。从此书中可以看出“药茶”与“茶疗”的用法中皆用有含茶组成的茶剂。

（二）药茶形成及发展

药茶最早的含义是指含茶的药方，其发展主要经历了“以茶为药”“以茶入药”和“以药代茶”3个时期

1. 以茶为药

“以茶为药”主要在汉魏唐时期形成及发展：“至于神农，以为行重走兽难以养民，乃求可食之物，尝百草之食，察酸苦之味，教人食五谷”证明茶最开始作为药材为人类所利用。在《凡将篇》中，司马相如正式将“荈诧”即茶列为药材。“苦荼久食，益意思”“苦荼久食，羽化[1]。与韭同食，令人体重”“荼治便脓血，甚效”等三则记载进一步说明了茶的具体药效。“疗小儿无故惊厥，以苦荼、葱须煮，服之”“疗积年瘘，苦荼、蜈蚣并炙，令香熟，等分，捣筛，煮干草汤洗，以敷之。”这两则记载则证实茶作为药用方剂的使用。此外，产后便秘，以葱白捣汁，调“茶末为丸，服之自通”说明药茶的使用出现了药丸形式

2. 以茶入药

“以茶入药”的发展主要从宋朝开始。药茶的概念在宋朝时被正式提出确立。宋朝医官王怀隐在《太平圣惠方》中定义药茶就是方剂中含有茶成分或者使用了造茶方法的方剂。同时，《太平圣惠方》中记载药茶方剂八方，包括葱豉茶方、薄荷茶方、皂荚芽茶方等。此外，宋朝的著名药茶方剂，就是利用福建名茶“石亭绿”以及数十味中草药制得。在《本草纲目》中，李时珍对“以茶入药”有相关记载，并对药茶功效有一个全面论述，同时并附录茅根茶等十余药方。

3. 以药代茶

“以药代茶”主要在唐宋萌芽，在明清后大力发展。“茶为食物，无异米盐”说明了唐朝时饮茶风气盛行。此时，也顺势出现许多类似茶的植物饮剂。如在《千金要方》中，有十首代茶药饮剂茶方，如“竹茹芦根茶”。北宋陈直《奉亲养老书》《和剂局方》均记载数十方药茶方剂，原料多为药食同源药材，如苍耳茶方和槐茶方。从明清开始，“以药代茶”的使用更加普遍，服用形式也更加多样化，包括丸剂、散剂、冲剂等多种形式。在清朝，药茶甚至成为宫廷医学的一部分，在《慈禧光绪医方选议》中记载了包括生津代茶饮、清热化湿代茶饮、安神代茶饮、

[1] 司马相如．凡将篇 [M]. 武汉：崇文书局，1875-1908.

利咽代茶饮等大量相关代茶药剂。在现代其用途也逐渐由药用转变为日常保健。

（三）茶的药用功效

有学者考证了首次收载“茶”的本草书籍不应该是汉代《神农本草经》，而是唐政府颁布的官修本草药典《新修本草》。随着唐代茶文化萌芽，将茶叶引入医药领域。

有学者通过查阅历代本草书籍对茶叶的药用记载指出，历代医家具有以茶治病的经验，将茶叶用作“茶疗”，以充分发挥茶的药性及疗效，认为茶叶具有令人少睡、清利头目、消暑解渴、益气、生津、清热解毒、消食祛腻、醒酒、下气通便等功效。

有学者概括古代茶叶的疗效和饮茶须知，指出茶具有解毒疗疾、解腻消食、解渴除乏、醒神、祛病延年等功效，然而要避免饮假劣质茶，在空腹、临睡前不应饮茶对于虚弱体质的人也应忌饮茶。

有学者通过考证茶在唐代至清代有被作为药用记载指出，除唐代《新修本草》外，宋代《本草图经》、元代《汤液本草》、明代《本草纲目》与清代《本草纲目拾遗》等著名本草书籍，均有收录茶，是补泻兼施的良药，证明了茶的药用价值。

有学者通过梳理《本草纲目》对茶叶药用功效指出，《本草纲目》一书提及了茶叶具有清心明目、兴奋少睡、生津止渴、润喉固齿、醒酒解毒之效。

有学者对茶书、本草书籍、医书等500多种文献进行查阅，对茶的传统治疗功效系统梳理，总结了24个茶功效，如醒睡、醒酒、解毒、解暑、下气、消食、清热、祛痰、祛风解表、治心痛、安神、固齿、清利头目等。

有学者综合分析历代医书认为，书中所记载的茶叶以绿茶居多，绿茶以外的其他茶类则出现于清代本草文献中，在传统中医学领域没有“服药不饮茶”之说，没有视之为绝对禁忌，这很可能是医家给喝茶过量的人找托辞。

有学者主张只用山茶科山茶属的茶的嫩叶及嫩芽，配合以中国传统茶学理论为基础，以中医药学理论为指导，专门研究茶叶防治疾病功效的一种新茶疗法。这种茶疗法，有助检验古代本草书籍所记载的功效，甚至有可能通过中医临床实践发掘茶的新疗效。

有学者通过梳理清代医者及养生学者对茶的四气归经与药用功能，指出清代医者认为茶性寒，主降，味甘苦，有清热解毒、祛眠醒睡、清利头目、祛火明目、下气消食、解酒等17种功效。

有学者通过研究茶叶具有升清降浊作用的理论指出，升清可以治疗头痛感冒、目赤肿痛、止渴除烦，降浊则治疗疮疡疖肿、腹泻痢疾、小便不利、食积纳少、痰热咳喘等症。有学者在研究 50 部本草文献中茶叶药性、疗效和《中医方剂大词典》中 1468 首含茶方剂，对茶叶的性味、功效和配伍规律进行分析，指出茶叶性寒凉、味辛甘苦为主，可归肺经、胃经、脾经、心经、肾经、心包经和肝经这 7 条经脉，主要具有清热解毒、祛风明目、祛风止痛等功效，常被用于治疗疮疡疖肿、痢疾、头痛、肢体疼痛等，茶叶入方则有“茶组成”和“茶为引”2 类的方剂。

（四）药茶的养生保健作用

1. 减肥

研究表明三术减肥汤可显著改善肥胖大鼠体质量增长情况，其机制为三术减肥汤可通过促进脂肪细胞分解、减少脂肪合成以及抑制脂肪细胞增大等途径抑制体质量增长。有学者研究发现复合平肥茶可调节食源性诱导的单纯性肥胖大鼠的糖脂代谢，进而抑制其体质量增长。有学者发现给营养性肥胖大鼠喂食决明子茶，大鼠的血清胆固醇水平有明显下降，且主动脉粥样硬化斑点形成也显著减轻。

2. 调理脂肪肝

有学者研究发现普益药茶能促进患者肝脏功能恢复，显著改善非酒精性脂肪肝患者的临床症状，对非酒精性脂肪肝损伤有较好治疗效果。有学者发现中药茶饮对非酒精性脂肪肝肝郁脾虚、湿热蕴结证患者有较好的临床疗效，能明显改善肝功能。有学者研究发现降脂茶疗方结合中药外敷对酒精性脂肪肝有良好治疗效果，治疗前后，多种参数包括丙氨酸氨基转移酶、三酰甘油以及肝脏脂肪变受控衰减参数均明显降低。

3. 调理偏颇体质

对《中医治未病实践指南》中推荐的 21 种药茶进行实践测评，有学者发现患者症状及体质都得到显著改善，这 21 种药茶均有较好调理体质效果。此外，以气虚体质作为病例，与对照组相比，治疗组在治疗后其体质有了更明显改善。

4. 调理血压、血脂、血糖水平

有学者通过观察畲药食凉茶对高血压的治疗效果，发现治疗组有效率明显高于对照组。有学者发现利用温针灸配伍中药茶饮治疗高脂血症后，相较于对照组，治疗组患者血脂水平下降幅度更明显。有学者发现酸浆叶茶可明显降低糖尿病小鼠的空腹血糖水平，恢复小鼠血清胰岛素水平，改善小鼠体质量降低情况。

第二节 互联网与中药的结合

一、人工智能与中药的结合

我国幅员辽阔、地大物博，天然药材资源丰富，为中草药的发展提供了得天独厚的条件，与中药相关的文献典籍更是车载斗量。自先秦时期古籍所载“神农尝百草”，到明代李时珍编撰《本草纲目》，今日的中药学理论已然自成一体，并且细化出如中药鉴定学、中药化学及中药药理学等多种分支学科，这些学科的发展都与现代科学的进步密切相关。

（一）中药炮制方面

中药防治疾病的基本作用为祛邪扶正、固本培元，使机体恢复阴平阳秘的正常状态。炮制是中草药必经的加工处理过程，如山羊角预处理的关键步骤——水解，然而，水解样品的物理化学复杂性是水解过程中分析和监测的挑战。有学者首次报告了利用 CNN 开发基于在线拉曼光谱的定量校准模型，用于监测山羊角水解过程，并与偏最小二乘校准模型比较，结果显示前者性能优于后者。

（二）中药性能方面

中药性能是中药学理论的核心，包括四气五味、归经、升降沉浮与毒性等。将 AI 技术应用于中药药性现代化研究领域可以进一步从科学角度阐释中药的作用机制，为中医药走向世界添柴加薪。有学者为探索中草药特性理论内涵，对 88 种清热药与 45 种活血化瘀药进行研究，检测了两类草药的性味归经，采用传统机器学习与深度学习等 4 种方法，并分别评估以确保其鲁棒性。结果显示深度学习在灵敏度、精密度、准确度、特异性方面均达到 100%，表明深度学习在预测中草药药性时具有较好的泛化能力和准确性。有学者也对中药归经原理表现出兴趣，在对草药活性成分标记后，分别采用机器学习和 CNN 模型进行预测，结果均证明 AI 算法可以解释草药与经络之间的关系。中药归经与疾病归经紧密相关，归经以脏腑经络理论为基础，以所治病证为依据，掌握归经，有助于提高临床用药的准确性。有学者进行了两项中药有效成分与疾病相关性的研究。在已知特异性酶与阿尔茨海默病、恶性肿瘤相关性的情况下，通过深度学习方法构建预测模型，最终获知有效成分与之相配最为稳定的中草药。中药的副作用是指在常规剂量下出现的与治疗无关的不适反应。有学者为预知处方是否会导致药物副作用而开发了一种基于本体的AI辅助药物副作用的预测模型，由药物、治疗、AI辅助检测三部分组成。建立人工神经网络并用方剂作为训练集。结果表明该模型在AI辅助的药物副作用预测中表现出良好的潜力，继续扩大相关数据库可进行更加深入的探索以提高预测的准确性。

（三）中药评价方面

中药本身的质量与种类也关系着临床疗效的基础。有学者提出合理智能的质量标记来制定中药质量评估策略。利用中药材的独特差异，筛选其中的化学标记物，依照AI算法进行基于质量标记的系统分析测定，建立起整体质量控制和可追溯性系统。有学者提出使用CNN对花椒种类进行识别的新思路。基于多种深度学习方法，同时评估CNN模型性能，最高识别精度达到99.35%。除此之外，AI在核查用药禁忌，高通量筛选药物资源以及评估新药有效性与安全性等方面均有助力。

二、互联网中药代煎服务

（一）互联网中药代煎服务概述

随着现代社会人群对中医中药治病热情的升高及对快捷、高效就医取药医疗服务的不断追求，"互联网+"中药代煎服务应运而生，成为解决患者"看病难、取药难、煎药难"问题的重要措施。它是将互联网作为基础设施和工具充分应用到中药代煎服务环节，发挥互联网信息集成、共享及在社会资源配置中的优化作用，促进传统中药代煎服务工作效率和质量的提升，从而提供数字化、信息化中药服务，实现中药汤剂处方开具、调配、煎煮、配送及质量管控一体化，解决传统型中药房多年来的难题，重构并简化患者的取药模式。

（二）中药服务质量影响因素

将可能影响"互联网+"中药代煎服务质量的因素有：饮片质量、调剂准确性、煎煮过程和处方审核、配送过程、咨询服务，其中饮片质量是影响"互联网+"中药代煎服务质量的重要因素。作为提供中药饮片供应商，其资质是中药饮片质量的重要保障，是"互联网+"中药代煎服务质量源头影响因素，具有根基性决定作用，这与饮片质量是最重要环节的认知一致。说明关注中药饮片质量，注重其用药安全仍是从业者首要关注点。

（三）中药服务质量提升措施

1. 明确监管主体和政策法规

“互联网 +”中药代煎服务是顺应时代发展的一体化服务模式，目前政府层面缺少专门针对该机构监管主体和责任的划分。由于其涉及多个方面，因此其监管主体已不再局限于卫生机构或药监机构某一个部门，而应是由政府牵头，卫生、药监、行业协会、互联网、物联网等多个部门协同合作、各有侧重、责权清晰的综合管理模式，应明确各部门侧重点和责任区，落实每个监管机构的职责。卫生主管部门主要负责机构质量控制，行业协会负责核发机构建设许可，质控中心负责协助监管。同时，对于随着“互联网 +”中药代煎服务发展逐渐衍生出的新问题（如网络安全问题），目前并无相应政策法规，故应建立针对该服务的政策法规，明确哪些行为可以执行，哪些行为应明文禁止，从法律层面为患者利益提供有力的政策保障。

2. 出台操作规范指南及建立质量保证体系

当务之急，建议制订一套有利于提升质量、加强监管操作规范的指南。可分别从“互联网 +”中药代煎服务支付、饮片采购、入库在库、调剂、煎煮、配送、咨询等环节进行规范，包括每个部分的工作制度、岗位职责、各项工作环节标准化操作规程，通过规范化和标准化“互联网 +”中药代煎服务每个工作环节，最大限度地杜绝人为差错，确保中药煎药质量和患者的良好服务体验。

根据《医疗机构中药煎药室管理规范》第 27 条规定，“药剂科负责人应当定期如每季度至少 1 次对煎药工作质量进行评估、检查，征求医护人员和住院患者的意见，并建立质量控制、监测档案”[1]，建议建立第三方监管中心和评价机制确保“互联网 +”中药代煎服务质控体系顺利运行。第三方监管中心制订检查项目和要点，从中药饮片“处方审核、调剂、煎煮操作规程”到“中药服务质量日常检查”及“各类记录表”，并定期将检查结果反馈至各机构。受反馈机构根据第三方监管中心反馈信息，掌握其在此周期内的中药服务质量，并根据检查情况及时进行改进。检查可通过定期检查和飞行检查 2 种方式实现，其中定期检查有利于机构例行发现问题并促使其及时纠正，飞行检查可避免机构在日常工作中执行各种操作规范和标准时流于形式、敷衍了事，确保数据的完整性和内容的真实性。监管中对于机构暴露出的问题和临床用药安全隐患，第三方监管中心有义务督促其整改，并提出是否能继续开展“互联网 +”中药代煎服务业务的建议。

[1] 卫生部 国家中医药管理局 . 医疗机构中药煎药室管理规范 .2009.

3. 建立机构准入及动态评估机制

为从源头上确保机构代煎药品的质量，建议建立“互联网+”中药代煎服务机构准入制，促进机构持续加强自身软硬件建设。区域质控中心根据有关建设规范及实施细则制订准入条件；业内专家对申报建设“互联网+”中药代煎服务的机构进行审核，并现场评估及考核；综合以上两方面结果，只有取得“互联网+”中药代煎服务资质并评估合格的机构才能开展建设。此外，设定审核评估周期，杜绝首次评估通过的机构存在一劳永逸想法，增强其持续改进质量的意识。

三、智能化药诊店

从业态上看，“门诊+药房”的经营模式是医药市场的一大特色。药诊店一般是连锁药店的中心店，凭借门诊的医疗资源，赋能周边几公里的卫星店，为其提供医疗方面的会员增值服务。门诊部多是中西医结合，设立特色科室，并由多名医师轮流看诊，具体的门诊科室会根据周边的情况进行配置，比如妇科、牙科、理疗服务等。同时还会开设特色的服务项目，如儿童乐园、健康体验中心、执业药师远程审方室、器械体验中心，为消费者开展免费的检测服务。

同时，数字化、互联网的发展也使得日渐成熟的药诊店模式愈加智能。比如，九洲大药房突破传统的医药零售模式，增设24小时自动售药机，提供O2O一站式购物服务；同时将通过一系列黑科技技术实现刷脸开门、魔镜营销、云货架、一站式跨境购、自助结算等功能。此外，九洲还将依托先进的云技术、物联网、大数据、人工智能等信息技术，对接互联网医院，汇聚国内顶级医护专家团队，组成社区医师、专科医师、中医师、营养师、临床药师、康复师、心理咨询师、专科护理师、个案管理师等九师团队，通过可穿戴健康监测设备将用户的生理监测数据上传至健康管理平台，平台实时监测相关数据，针对数据异常患者预警自动进行健康宣教、短信、电话等干预措施。据了解，目前杭州地区对接的互联网医院多是三方互联网医院即医生进驻的模式，包括微医、乌镇互联网医院、平安好医生等等。疫情使得网上诊疗人数激增，互联网医疗发展迅速，以英特怡年为代表的企业与浙江省多家公立医院建立起互联网医疗处方流转平台，承接来自医院的处方。相关人士表示，平台已打通，但外流的处方量不大，也就疫情防控期间患者订单量比较多，最近处方量又回落至最低点。

四、智能中医

（一）智能中医的发展对理论研究的推动作用

近年来，随着人工智能及深度神经网络技术的大力发展，基于神经网络的深度学习技术在医学领域得到了且有效的应用，无论是对于患者咨询问答，患者病历及住院日志等文本数据的挖掘，还是针对患者身体检查的各类医学影像的图像数据分析与挖掘，深度学习技术在众多关键的问题上均表现出了几近甚至优于人类的性能。然而，深度神经网络技术在医学领域的应用还有很大的潜力，更多技术等待着我们去探索。在智能中医技术的发展过程中，许多辅助诊疗技术实际落地阶段遇到的挑战性问题，在本文的相关研究中，反过来对神经网络及深度学习技术的理论也起到了非常积极的推动作用，这样一来，形成了：（1）基于神经网络的深度学习技术实现智能中医应用；（2）智能中医在处理实际棘手问题时推动深度学习及神经网络设计理论向更优秀的方向发展，这样相辅相成的良性循环。

我们从“望、闻、问、切”四个方面阐述在构建强壮的智能中医应用时，通过解决实际面临的问题所推动开展的理论研究。

首先，不同的中医诊断方法代表着智能中医的研究将面临不同类型的数据，智能望诊将主要处理患者的舌像、面部等图片数据；智能闻诊将处理患者在与医生对话，以及自述症状过程中的音频数据，并主要以短音频为主；智能问诊主要处理的是患者在门诊过程中的对话录音转置文本信息，或者是在线中文医疗咨询的问题文本记录；脉诊主要处理从传感器得来的脉象序列信号。可以看到，智能中医本身就需要研究多种数据的处理，分析及建模方法。

（二）人工智能技术应用于中医的必要性

1. 时代发展需要

人工智能技术逐渐成为新一轮科技革命和产业变革中的重要驱动力量，为社会各领域的发展带来新的动力。当前，社会各领域如银行、保险、交通运输、通讯、教育等都在积极对接新一代人工智能技术，期望借此发展浪潮抢占行业制高点。新时代背景下，人工智能是引领这一轮科技革命和产业变革的战略性技术，具有溢出带动性很强的“头雁”效应。

随着我国人口老龄化问题的日益加剧，人们对于优化医疗技术、增强健康的需求变得更为迫切，中医现代化的发展瓶颈亟待突破。中医只有借助新一轮科技的力量才能焕发新的活力，与新一代人工智能的先进技术结合是时代需要与必然趋势，而如何将两者更好地有机结合是值得探讨的重要命题。

研究表明中医理论体系中的精气、阴阳、五行等学说蕴含较多数学符号、系统论要素，这与人工智能领域中的符号主义、联接主义等存在共通之处。即是说，中医与人工智能两个领域在数学和系统思维框架下是相通的，可借助数学建模及系统分析等途径进行有机结合，由数学符号构成的计算机语言或成为沟通两者的桥梁。

2. 技术革新需要

随着计算机科学、认知科学、脑科学等现代科学的不断发展进步，深化了人们对于人类智力的认知，促进了计算机技术的不断革新。在中医领域，借助人工智能等先进计算机算法技术构建中医辅助诊疗系统，已经成为中医药现代化研究的重要课题。

早在 20 世纪 70 年代，中医便尝试对接计算机技术以寻求中医发展模式的突破，由于受到当时技术和设备条件的限制，并未做到两者的有机结合。如 20 世纪 70—80 年代主要基于规则的知识表示构建专家系统，如中医关幼波肝炎诊断治疗程序、（TCMs）中医诊断治疗系统等，20 世纪 90 年代至今则是基于人工神经网络、贝叶斯网络、本体语言、支持向量机、粗糙集等更为先进的人工智能方法构建诊疗系统，如（MACD）中医计算机辅助诊疗系统、（WF—II）中医辅助诊疗系统、BP 神经网络中医辨证模型等。然而，由于所构建的诊疗模型缺乏与临床实践兼顾的理论模型以及缺乏设计完善、病证结合的临床大样本数据的支撑，与临床实际诊疗过程不符等因素，使得大多系统可用来解决中医诊疗中的部分问题，但远未满足临床应用需求。

研究表明研制一个可靠好用的智能化诊疗系统的关键与难点在于所拟定的诊疗模型能否体现出中医思维和现代逻辑，是否运用了较为先进的计算机算法技术予以赋能助力。

（三）智能中医的应用意义

中国人口众多，幅员辽阔，优质医疗资源分布不均的情况一直是民众日益增长的健康生活需求与当前医疗状况的主要矛盾，随着技术的发展，移动的智能化的医疗辅助技术将优质的医疗资源及知识进行整合，为广大民众，尤其是边远地区以及行动不便人民提供了快捷，方便的且优质的医疗服务，使得很多民众得以足不出户就能享受便利的医疗咨询等服务，同时也为医院分流了大量非急、重病情的病例，减轻了医院的压力。另一方面，对于经验不足的青年医生，智能化的辅助诊疗系统将帮助他们更准确地了解患者的病情，给出有效的诊疗提示。

随着人民生活水平的不断提高，优质的医疗需求以及实现人工智能中国，并将两者相结合，真真切切利用人工智能技术提高人民的医疗及健康水平已经成为中国人民实现五位一体中国梦的重要一环。

中医是历史最悠久的医学体系，经过数千年长期医疗实践，它逐步形成和发展了一套理论体系，在亚洲人民的健康维护中发挥了重要作用。目前国家已出台系列政策，包括中医药立法、中医药“十三五”规划，一带一路倡议，支持社会力量办中医诊所（只需备案）等。中医在2018年10月被世界卫生组织纳入其具有全球影响力的医学纲要，并在2020年抗战2019新型冠状病毒中提高患者抵抗力减轻患者症状发挥了重要作用。

尽管面临的巨大问题是目前名老中医很少，特别是偏远地区和基层医院。另一方面，培养一名优秀中医需要很长时间。再次，中医诊疗需要医生个人的丰富经验，很少有类似西医的智能诊疗装备。因此，目前对经验不足的中医医生，诊疗效率低，效果不好，急需智能中医诊断设备研发。

中医诊断病情采用望诊、闻诊、问诊、切诊，其中望诊居首，最为重要，发展得最早，其以观察病人形体、面色、舌头，根据形色变化确定病人的患病状况。由于舌像能比较准确地反映病人病情，实用价值较高，因而形成了舌诊这一中医独特的诊断法。

中医临床表明，舌的色泽、纹理、体型、舌像等能切实反映出病性的状态，医师根据舌像可以很好地得到病人的患病状况，从而对症开处方或进行进一步诊断，这表明舌诊对临床诊断具有非常重要的价值。作为中医临床诊断与治疗的另一大重要方向，问诊能够帮助医生快速地了解患者的身体，情绪，症候描述等信息，先对患者的疾病类型有一个大致的分类，很多情况下，通过基于问诊对于患者的初步分类，在为诊疗提供重要的病情描述依据的同时，也能避免患者出现盲目就医的情况。

与此同时，人工智能在近几年发展迅速，深度学习已在医学领域得到有效应用，特别是在对医学影像的病情识别领域，深度学习方法达到或超过人类顶尖医师的水平，例如卷积神经网络及其注意力模型等的应用在提取图像特征中有着巨大潜力，因此国内外都希望用人工智能方法来提高医疗水平、缓解医疗压力、辅助医师诊断以及让更多的社区群众获得高质量的医疗诊断。首先，自动化的问诊系统能够大致定位患者的疾病类型，对患者进行有效的分诊，对患者进行分流，为医生以及后续的辅助诊疗系统做准备，提高医院处理病患的效率。另外，因为不依赖于患者的主观感觉和回答，舌诊，以及望诊具有一定的客观性，人工智能系统不会受情绪等因素对诊断和治疗决策的制定产生影响，采用智能模型能够在一定程度上缓解人为观察和判断的不可靠、不一致性等问题。进一步将人工智能技术与中医结合，能让中医变得现代化国际化，促进中医智能化的发展，将中医作为华夏民族的一张名片推向世界。

（四）中医智能辅助诊断系统

目前中医药信息化研究是人工智能技术应用的重要领域之一，有学者提出了中医人工智能需要解决的三个主要问题有中医人才培养、临床辅助诊疗，健康监测与养生。辨证论治是中医学诊治疾病的核心思想，临床辅助诊疗的智能化应该非常重视辨证论治的模型化研究，辨证论治模型研究是中医智能辅助诊断研究的重点之一，现将目前国内外关于中医智能辅助诊断的研究现状进行简要的梳理，概述目前主要的研究方法与发展方向。

近些年来随着越来越多的新方法、新技术的出现，中医智能辅助诊断和辨证模型的研究也开始采用多种方法和技术进行实验和验证。现将近几年的研究现状总结如下：

第一，科学合理的智能辨证方案设计思路。有学者提出了中医人工智能需要解决的三个主要问题的基础上，认为构建中医人工智能模型，需要具备中医数据层、中医信息层、中医知识层和中医智慧层四个分层设计要素；数据层需要解决中医复杂多样的非结构化数据的处理，信息层需要解决对数据的信息化管理与利用，知识层需要对中医知识进行科学的知识表示，能够被计算机语音所识别和应用，智慧层则是在以上三层基础上的智能化实现。有学者从服务对象将现有的中医辅助诊疗系统分为家庭使用型，临床医疗型，科研分析型等三类。这有利于研究中在设计辅助诊断系统时以医疗活动的应用场景为导向进行研究，能够将最终的研究成果应用于实际医疗活动中。

第二，中医理论知识的知识表示方法和中医药数据处理的规范化是必要途径。知识表示是计算机技术与人类知识沟通的桥梁，因此，知识表示方法在中医智能辨证中的应用必不可少。有学者强调辨证模型的核心是辨证所需知识的表示与中医辨证方法的模型构建与推理实现，提出基于知识图谱技术研究中医数字辨证知识表示与推理应用的研究思路。有学者基于中医药学语言系统构建知识问答系统，从语义表达的角度用知识图谱的形式分析用户自然语言检索的语义逻辑关系，实现便捷的中医药诊疗知识获取，很好地实现了知识表示与计算机技术应用的衔接。

有学者设计构建了基于产生式表示法的中医辨证论治知识库逻辑结构、物理结构及中医辨证论治基本事实编码规则，为中医专家系统实现智能辨证和信息管理提供了技术方案。

第三，越来越重视中医四诊信息客观化研究。有学者利用图像识别、机器学习等人工智能技术研究出中医舌象、面象辅助诊疗系统，提高关于中医舌诊、面诊信息在大数据方面的利用能力和水平，同时也对中医四诊信息客观化研究提供了范例。有学者通过分析人工智能与中医结合研究发展现状，强调中医四诊信息的客观化是人工智能技术应用的前提。

第四，尝试应用多种人工智能技术。由于云计算、大数据以及人工智能和机器学习领域新技术的兴起，2014 年有学者实现了关于支持中医咨询过程的智能系统的设计，该系统可以为建立知识库和自动诊断提供帮助。有学者对中医远程医疗和知识表示方法进行了分析和探讨。有学者基于机器学习中的最大熵原理，应用基于最大熵的分类器对中医证型类别进行筛选，结果优于朴素贝叶斯的分类方法。有学者以证候的分级量化和属性偏序结构图算法为核心，构建了“证候—证素—证名—病名”的中医量化诊断模型。转化，力图模拟中医诊疗思维和贴近真实世界中医临床诊疗活动场景。

（五）智能中医中望诊和问诊技术

目前国内外对于中医辅助诊断的技术可以从两个方面来进行分类，从处理的数据类型的角度，智能中医中，问诊和望诊的辅助诊断技术涉及对于患者提问或自述的文本数据、患者舌像及面部的图像数据等各类患者体征数据的分析及处理。从应用技术的角度，智能中医辅助诊断系统分为两种，分别是基于传统数据分析及机器学习的方法和基于深度学习的方法。

1. 医疗在线咨询文本理解和分类技术

针对患者在线咨询提问文本的理解和分类，以及对于辅助诊疗技术的应用，其主要技术来源于传统的咨询问答系统（Question Answering System，QA）以及问题理解系统，这些系统作为自然语言处理（Nature Language Processing，NLP）的高级任务涵盖各类自然语言处理的研究内容，研究人员将该领域的技术应用到医疗文本领域，同时附加诸如对提问人群识别这样的问句分类工作。

不同于利用临床病历、处方等强专业性文本进行疾病分类，普通患者的求医问题通常仅包含患者自身体感的大致描述，不具备此类文本所带有的强专业性，表述随意，很多患者甚至无法描述体感症状的准确名称，整句提问中往往只有只言片语能够准确反应患者疾病的类别，它们被混杂在大多数的上下文中，使得从患者求医咨询类问题中判断所述疾病的类型相比从电子病历等文本中更加困难。而这恰恰是移动诊疗服务中急需解决的一个问题，即利用患者提供的自述性的咨询文本，进行分类，并预测患者所述的科室。随着神经网络语言模型和 Word2Vec 的提出，深度学习方法逐渐在众多自然语言处理任务中取得优秀的结果，这其中就包括文本分类。

2. 基于舌质及面部图像分析的辅助望诊技术

舌诊是中国医疗行为中最为重要，并且被广泛使用的诊断方法之一。一般是医生通过肉眼目视即可执行，这样的诊断方式为临床医学提供了简洁、直接、方便廉价并且无创伤的病情判断解决方案。

随着现代科学，尤其是人工智能技术的发展，使用计算机对舌头图像进行采集与分析逐渐被认为是辅助中医医生进行诊断和设计治疗方法的有效途径。计算机处理对图像细微特征的采集以及对图像特征的精准判定成为这一解决方案的特有优势，从一定程度上能够缓解人为观察和判断的不可靠、不一致性等问题。

在利用舌质图像进行辅助诊疗任务之前，传统方法通常要对舌质图片数据执行一些预处理的操作，按照处理内容的不同主要有以下两类方向，一类是舌质图像光照及颜色的矫正，另一类是舌质图像的切割。

对舌质图像光照及颜色的矫正主要是为了降低彩色成像上通常存在的噪声，尽可能地减少外界照明和不同设备的颜色渲染所造成的成像差异。尽管学术界已经有较多对于色彩校正算法的研究成果，但是专门用于舌质图像的色彩校正工作却不是太多。有学者在 2005 年提出了一种基于支持向量回归（Support Vector Regression, SVR）的色彩校准模型，有学者于 2014 年提出基于模拟退火（SA）—遗传算法（GA）—反向传播（BP）神经网络的颜色校正算法，1 年之后，其又提出了一种基于内部偏最小二乘回归的方法，通过减少其色斑的平均色差来获得一致的校正。

受益于图像分割算法的快速发展，先进图像分割算法在舌质图像分割中的应用也取得了不错的效果，能够帮助计算机将小范围的舌头图像从大块的人脸及其他杂乱背景中抽取出来。有学者提出了使用分水岭变换获得初始轮廓并与主动轮廓模型收敛以提取舌边缘的分割算法，有学者通过采用极边缘检测器作为初始轮廓发生器以实现舌质图像的切割，有学者通过充分考虑舌图像的颜色信息，将基于知识的初始舌体边界检测和颜色梯度引入到梯度向量流中，以提高舌质图像切割的鲁棒性，有学者提出了一种基于区域合并的自动舌段分割方法。

在对舌质图像进行预处理的基础上，也有一些学者致力于研究舌质图像对于辅助诊疗的一些应用，其中就包括对于一些设置定性特征的提取。

设置定性特征包括舌质图像中可以用于医学分析的：颜色、纹理、几何形状、局部物质等特征。韩国学者于 2014 年采集了一定时间间隔内病人舌苔上的图层厚度变化数据，工作从舌质图像中提取了类哈尔特征。有学者使用双椭圆可变形模板和主动轮廓模型来提取舌像的总体形状特征。有学者定义颜色范围的舌色域，12 种舌色类别的颜色中心和舌色典型图像特征的颜色分布三种新的舌色特征，提取并用于辅助诊断。

五、互联网与中医健康管理模式

中医健康模式是一种把服务和管理相结合的新型模式，其核心是帮助患者进行健康管理，其中涉及疾病的预防、保健以及病后管康复管理。在 2016 年的《全国卫生与健康》大会上，我国提出了要树立“大健康”的理念，牢牢把握卫生与健康的工作方针，促进健康事业与相关产业的衔接，将人民身体健康融入健康卫生管理全局。有学者应用中医健康管理模式对老年人进行管理干预，分析该管理模式对亚健康状态的改善效果，干预措施实施后两组患者的强迫症状恐怖、抑郁、焦虑，人际关系敏感，偏执，精神病性等评分均比干预前有积极改变，能改善老年人群生活满意度，老年孤独感等，使亚健康状态的老年人群生活状况得到了明显的改善。随着互联网与传统产业的日益融合，“互联网 +”中医健康管理模式经互联网、智能传感、大数据云计算等先进的信息技术与传统中医健康管理有机相结合，以实现个性化有针对性的生活方式指导、心理咨询、预防保健、教育普及等全方位的中医健康管理服务模式。在现代医学中，互联网 + 的健康管理已经得到广泛应用，有学者进行了互联网 + 冠心病的健康管理的干预，观察对照两组干预前后发现患者焦虑、抑郁、控制态度量表以及自我效能评分和两组临床治疗总有效率情况发现虽然两组均有改变，但试验组干预后焦虑、抑郁评分均比对照组要低，自我效能评分均高于对照组，且观察组临床治疗总有效率高于对照组。有学者对高血压患者应用了互联网 + 健康管理模式一个月，发现患者的平均收缩压 / 舒张压由 135.94/81.88mmHg 下降到 127.1/78.7mmHg，血压控制达标率从 53.0% 提高到 74.0%；而且有近九成的高血压患者人群认为这样的管理模式在帮助他们提升自己对高血压病知识的了解方面非常有用，其中还有近三成的患者通过健康管理模式改善了自身日常生活行为（饮食、运动）；且发现用药依从性从 53.2%

提高到 92.2%。经 SWOT 分析显示，此管理可提升高血压患者的依从性、自我管理和健康管理效率方面优势明显在出院康复方面，有学者用互联网 + 新型健康教育模式干预冠心病患者，对比通常宣教和健康管理模式，对照组给予常规护理和健康宣教，观察组应用其自行拟定的新型线上健康教育模式。患者出院后，随访 6 个月，发现观察组的健康促进生活方式量表中的营养、运动以及心理社交等 6 个方面总分皆比常规的对照组要高，效果更好，且在冠心病健康行为方面，在生活饮食行为以及用药依从性等几个方面均明显优于对照组。

随着“健康中国”、“治未病”、“互联网 +”等国家战略的逐步实施，对互联网 + 健康管理模式的研究逐渐深入，人民的健康水平逐渐提升，出院康复治疗得到很好的控制，同时在信息时代，人们的生命与互联网息息相关，所以当下运用互联网 + 中医健康管理模式干预患者显然是更符合时代特点的。运用好具有时代特点的事物与我们生活中的应用相结合不仅是时代发展的需要，更是适应时代发展的必须过程。国家在医疗卫生方面投入巨大，对人民“大健康”事业非常重视，所以要响应国家号召，充分发挥想象力和创造力，在学好作为一名中医本领的同时还要让自己和自己所学适应时代的发展，成为时代的需要。

第三节　中药临床应用的新探索

一、外敷中药在治疗癌症疼痛的临床新探索

疼痛是癌症患者的主要症状，会严重影响患者的身心舒适度，导致生活质量下降。统计数据显示，癌症患者出现疼痛的概率约为 25%，其中晚期癌症患者出现疼痛的概率高达 70% 左右。因此，探讨临床治疗癌症疼痛的一种有效疗法具有非常重要的现实意义。

已有的研究报道指出，癌症疼痛的发生和癌症对神经血管、淋巴管的压迫以及炎症反应加重、负性心理等有一定的相关性。癌症疼痛具有持续性、强烈性，会严重影响患者的心理状态、睡眠质量，如此出现恶性循环。吗啡是治疗癌症疼痛的常用药，具有良好的镇痛、抗炎、镇静效果。但长时间用药会引起较为明显的不良反应，导致患者依从性降低。中医理论中，癌症疼痛属“痛证”范畴，有持续性疼痛的特点或昼轻夜重、缠绵难愈的表现。其病因病机多和痰凝血瘀有关，“不荣则痛”、“不通则痛”，前者常表现为气滞血瘀痰凝，后者多见于脾肾阳虚、

肝肾阴虚的证型中。癌毒积于体内，邪实搏结，脏腑经络受损，继而出现气血双亏、运化失衡；同时邪伤正气，气血耗损加剧，血瘀络阻，日久则生病。因此该病治则益气通络、养血活血、散结止痛。

外用抗癌止痛为中医常用疗法，具有操作简单、效果显著、无副作用的特点。《理瀹骈文》“外治之理，即内治之理，外治之药，即内治之药，所异者，法尔。”[1]常见的中医中药外治法有针刺、自制膏药外敷等。自制膏药外敷是最常用的外治疗法。自制膏剂外敷膏药外敷是外治法中一个重要的组成部分，其将药物制成膏剂直接贴敷于患者皮肤表面，药物通过皮肤腠理直达病灶，从而起到止痛的效果。有学者采用乌香止痛膏治疗癌痛97例，并以盐酸羟考酮缓释片作为对照，发现乌香止痛膏组的便秘、呕吐等不良反应明显少于对照组，生活质量评分高于对照组。其认为癌痛主要与“毒”“瘀”“寒”有关，乌香止痛膏具有活血化瘀、温通经络、解毒止痛的作用，膏剂外敷因其操作简单、经济实惠、疗效可靠，被广泛应用于癌痛患者的治疗中，且中晚期癌痛患者脾胃功能大大减弱，膏剂外敷可以避免内服药物带给患者的消化道反应，减轻患者胃肠负担。

将中药抗癌止痛贴用于癌症疼痛患者的治疗中，可起到良好的镇痛效果，有助于提高患者的舒适度，改善睡眠，提高生活质量。有学者临床研究发现，中药外敷抗癌止痛贴联合针刺三阶梯药物止痛法治疗癌症疼痛的临床效果确切，可明显减轻患者疼痛，改善疼痛介质与炎性因子水平，提高患者舒适度与生活质量，且不良反应少，具有较好的安全性。中药止痛贴所用中药成分包括蟾酥、生川乌、蚤休、莪术、细辛、乳香、没药，其中蟾酥有破症结、解毒、止痛的作用，生川乌可祛风除湿、温经止痛，蚤休清热解毒，且有抗菌消炎之功效，莪术可破血逐瘀、行气止痛，细辛的主要功效是驱风散寒、行水开窍、止痛，乳香可活血行气、消肿止痛，没药有活血止痛、消肿生肌的作用，诸药合用，可发挥其协同作用，达到有效缓解疼痛、改善血液循环的治疗效果，因此可用于治疗癌症疼痛。

二、中药沐足治疗 NERD 伴焦虑症状的临床新探索

胃食管反流病（Gastroesophageal reflux disease，GERD）是指胃、十二指肠内容物因各种诱因反流入食管引起胃灼热、反酸、呃逆等为主要症状的临床综合征，同时还可伴有胸痛、吞咽困难及咽部异物感 / 堵塞感、咳嗽、哮喘、焦虑等食管外表现。GERD 是临床上常见的多发病，其中以非糜烂性胃食管反流病（Non-

[1] 吴师机 . 理瀹骈文 [M]. 清同治四年刻本，1865.

erosive gastroesophageal reflux disease，NERD）为主，且发病率呈逐年上升趋势，临床多有胸痛、吞咽困难及咽部异物感、堵塞感、咳嗽、哮喘、焦虑等食管外表现，内镜检查多无食管黏膜损伤。NERD 归属于中医学“吐酸”“嘈杂”“胸痹”“梅核气”等范畴。有学者根据陈无择《三因极一病证方论·胸痞证治》篇，将其定为“胸痞”，认为其基本的病机是胃气挟热上逆，病因常见有酒食所伤、情志失调和脾胃虚弱。有学者总结发现，在 NERD 的 14 个证型中，肝胃郁热证、肝胃不和证、脾胃虚弱证及痰气郁阻证为临床上常见的 4 大证型。有学者认为 NERD 病因为饮食不节、情致失调导致脏腑的功能失调，脾胃气机逆乱，升降失司，从而产生胃胀、胃痛、腹胀纳呆、反酸嗳气、口苦、心烦易怒、焦虑等临床症状。

有学者在 NERD 的临床研究中采用中药沐足治疗 NERD 伴焦虑症状，采用局部治疗对机体进行整体调节，可有效改善患者的焦虑、抑郁、失眠等症状，并有助于缓解胃灼热、反酸症状，提高临床疗效。自拟通络安神方具有行气通络，解郁安神功效，其中桂枝性辛甘温，温经通络；合欢花性甘平，归心、肝经，解郁安神；素馨花性平，舒肝解郁行气；夜交藤养心安神通络。诸药同用，使气舒则肝郁得解，络通则血行不瘀，气血和畅，心神则宁。现代研究发现合欢花、素馨花通过刺激中枢神经系统促进多巴胺的分泌，从而调节人体情绪，桂枝提取物可通过抑制胃酸、胃蛋白酶的活性，增加肠道黏膜蠕动速率，保护胃黏膜免于受到损伤以减轻胃肠炎症。NERD 伴焦虑状态为多种原因导致肝气郁结，疏泄不及，脾胃气机升降失调，肝气不顺，因此应从疏肝调枢、温经通络入手治疗本病，采用通络安神方取可得良好的疗效。现代医学认为，GERD 是由多种因素造成的消化系动力障碍性疾病。GERD 按照内镜下食管黏膜表现分为非糜烂性反流病、糜烂性食管炎和 Barrett 食管三型。其中 NERD 发病机制为食管黏膜高敏感性、食管收缩功能异常、黏膜屏障功能应激障碍、心理精神因素等在发病过程中起主要作用。现代医学采用抑酸、增强胃动力联合抗焦虑等药物治疗，可以有效缓解 NERD 患者的症状，改善焦虑抑郁状态，但多数患者停药后症状反复，研究发现 MLT 是一种兴奋胃肠运动的脑肠肽，主要作用于胃肠道，通过刺激肠道机械与电活动调节胃肠道移行，从而起胃肠排空的作用。通过不同手段提高血浆 MLT 水平，增加胃、肠道排空，从而可以改善胃食管反流病的临床症状及焦虑状态，因此通过检测血浆 MLT 水平有助于 NERD 的预后与治疗。综上，中药沐足治疗 NERD 伴焦虑状态比单纯西医治疗有良好的疗效，且在 HAMA 评分、临床症状改善情况、MLT、中医证候量表评分等方面效果良好，可以作为 NERD 伴焦虑状态的治疗方法之一，值得临床应用推广。

参考文献

[1] 刘昌孝，陈士林，肖小河，张铁军，侯文彬，廖茂梁 . 中药质量标志物（Q—Marker）：中药产品质量控制的新概念 [J]. 中草药，2016，47（09）：1443—1457.

[2] 陈士林，刘安，李琦，杉田享，朱广伟，孙奕，代云桃，章军，张铁军，友田健久，刘昌孝 . 中药饮片标准汤剂研究策略 [J]. 中国中药杂志，2016，41（08）：1367—1375.

[3] 李强，杜思邈，张忠亮，吕春明，周永全，赵燕，张宁 . 中药指纹图谱技术进展及未来发展方向展望 [J]. 中草药，2013，44（22）：3095—3104.

[4] 周媛媛 . 药食同源中药资源的综合开发与利用 [M]. 哈尔滨：黑龙江北方文艺出版社，2013.

[5] 陈士林，郭宝林，张贵君，严铸云，罗光明，孙素琴，吴和珍，黄林芳，庞晓慧，陈建波 . 中药鉴定学新技术新方法研究进展 [J]. 中国中药杂志，2012，37（08）：1043—1055.

[6] 颜永刚，雷国莲，刘静，刘贵洲 . 中药桃仁的研究概况 [J]. 时珍国医国药，2011，22（09）：2262—2264.

[7] 马驰 . 不同中药对 3 种细菌耐药质粒的消除作用研究 [D]. 成都：四川农业大学，2011.

[8] 肖小河，金城，赵中振，肖培根，王永炎 . 论中药质量控制与评价模式的创新与发展 [J]. 中国中药杂志，2007，（14）：1377—1381.

[9] 赵兴业 . 中药寒热药性生理生化评价指标的初步研究 [D]. 北京：北京中医药大学，2007.

[10] 王智民，高慧敏，付雪涛，王维皓 ."一测多评" 法中药质量评价模式方法学研究 [J]. 中国中药杂志，2006，（23）：1925—1928.

[11] 王喜军 . 中药血清药物化学的研究动态及发展趋势 [J]. 中国中药杂志，2006，（10）：789—792+835.

[12] 刘昌孝 . 中药药代动力学研究的难点和热点 [J]. 药学学报，2005，（05）：395—401.

[13] 王艳，张铁军 . 微波萃取技术在中药有效成分提取中的应用 [J]. 中草药，2005，（03）：470—473.

[14] 王玉荣，刘静，黄祥 .100 例中药注射剂不良反应分析 [J]. 药物不良反应杂志，2004，（01）：50—52.

[15] 袁久荣，王爱武，荆淑红，袁浩 . 中医经皮给药与中药透皮吸收研究进展 [J]. 中国医药学报，2003，（04）：243—246.

[16] 王龙星，肖红斌，梁鑫淼，毕开顺 . 一种评价中药色谱指纹谱相似性的新方法：向量夹角法 [J]. 药学学报，2002，（09）：713—717.

[17] 罗国安，王义明，曹进，杨学东 . 建立我国现代中药质量标准体系的研究 [J]. 世界科学技术，2002，（04）：5—11+79.

[18] 曾里，夏之宁 . 超声波和微波对中药提取的促进和影响 [J]. 化学研究与应用，2002，（03）：245—249.

[19] 王喜军 . 中药及中药复方的血清药物化学研究 [J]. 世界科学技术，2002，（02）：1—4+78.

[20] 谢培山 . 中药色谱指纹图谱鉴别的概念、属性、技术与应用 [J]. 中国中药杂志，2001，（10）：5—7.

[21] 徐辉碧，杨祥良，谢长生，杨亚江 . 纳米技术在中药研究中的应用 [J]. 中国药科大学学报，2001，（03）：3—7.

[22] 朱金照，冷恩仁，陈东风，史洪涛，桂先勇 .15 味中药促胃肠动力作用的筛选研究 [J]. 第三军医大学学报，2000，（05）：436—438.

[23] 肖培根，肖小河 .21 世纪与中药现代化 [J]. 中国中药杂志，2000，（02）：3—6.

[24] 雷铁池，朱文元，夏明玉，张美华，范卫新 .89 味中药乙醇提取物对酪氨酸酶活性的上调作用 [J]. 临床皮肤科杂志，1999，（03）：6—8.

[25] 王宇辉，周超凡 . 中药降脂研究进展 [J]. 中国中药杂志，1999，（03）：56—58.

[26] 朱浩，侯世祥，孙毅毅，毛声俊 . 大孔吸附树脂吸附纯化不同中药有效部位特性研究 [J]. 中国中药杂志，1998，（10）：32—34+64.

[27] 路又璐，秦建中 .17 味中药对培养的表皮细胞增殖的影响 [J]. 临床皮肤科杂志，1996，（04）：15—17.

[28] 张群豪，陈可冀 . 血清药理学在中药及复方研究中应用的评价 [J]. 中国中西医结合杂志，1996，(03)：131.

[29] 高淑娟，戴锡珍，要华民 . 几种清热解毒中药抗内毒素作用的比较实验 [J]. 天津中医，1992，(03)：42.

[30] 李满飞，徐国钧，平田义正，丹羽正武 . 中药石斛类多糖的含量测定 [J]. 中草药，1990，21(10)：10—12+46.